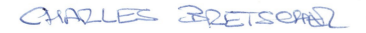

AUBREY T. WESTLAKE

MEDIZINISCHE
NEUORIENTIERUNG

D1665259

LEHRE UND SYMBOL

BAND 35

AUBREY T. WESTLAKE
B.A.M.B., B. Chir. (Cantab) M.R.C.S., L.R.C.P.

MEDIZINISCHE
NEUORIENTIERUNG

HEILKRAFT DER NATUR

*Von der Huna-Philosophie
zu den Orgon-Experimenten*

2. Auflage

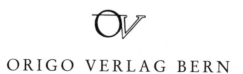

ORIGO VERLAG BERN

Originaltitel: «The Pattern of Health»
(Vincent Stuart, London)
Ins Deutsche übertragen: Hilda Maria Martens

Meiner Frau
für ihre jahrelange Hilfe
und Ermunterung

INHALTSVERZEICHNIS

«Ohne Übertreibung darf man behaupten, daß es im Laufe der Entwicklung der ärztlichen Kunst kaum je eine Epoche gab, die dem geschichtlich interessierten Arzt soviel Anregung bot im Hinblick auf die Vergangenheit. Niemals hat hat sich das Dichterwort 'Multa renasentur, quae iam cecidere' (Vieles, was starb, wird wiedergeboren werden) in einem derartigen Umfang bewahrheitet wie in unserer Zeit. Wir sind ständig Zeugen der Auferstehung alter Vorstellungen, die sich in den Lehren von den Krankheiten und ihren Heilungsmethoden spiegeln. Allerdings vollzieht sich ihre Wiedergeburt in neuem Gewand und auf wesentlich höherer Erkenntnisebene.»

Dr. Max Neuberger. «Die Lehre von der Heilkraft der Natur im Wandel der Zeiten.»

«Der Mensch ist, was er ist, durch Leib, Aetherleib, Seele (Astralleib) und Ich (Geist). Er muß als Gesunder aus diesen Gliedern heraus angeschaut; er muß als Kranker in dem gestörten Gleichgewicht dieser Glieder wahrgenommen; es müssen zu seiner Gesundheit Heilmittel gefunden werden, die das gestörte Gleichgewicht wieder herstellen.»

Dr. Rudolf Steiner. «Grundlegendes für eine Erweiterung der Heilkunst nach geisteswissenschaftlichen Erkenntnissen».

DANK

Ich möchte die Gelegenheit benutzen, um den vielen guten Freunden zu danken, die mir auf die verschiedenartigste Weise diese ‚Forschungsarbeit' ermöglichten. Die meisten von ihnen werden namentlich im Text angeführt werden. Sollte ich jedoch versehentlich den einen oder den anderen nicht erwähnt haben, so hoffe ich, die Unterlassung durch diese Danksagung wiedergutgemacht zu haben. Ganz besonders möchte ich die unschätzbare Unterstützung von Henry Finlayson hervorheben, denn ohne ihn wäre dieses Buch wahrscheinlich nie vollendet worden.

Ich fühle mich auch Mr. und Mrs. George Sandwith zu Dank verpflichtet. Ihre einzigartige praktische Forschertätigkeit auf dem Gebiet früher magischer Vorstellungen, die in ihrem Buch ‚The Miracle Hunters' ihren Niederschlag fand, hat mich nicht nur bei meiner eigenen Forschertätigkeit angeregt, es lieferte mir auch eine willkommene Bestätigung für das tatsächliche Vorhandensein der Lebenskraft.

Ebenso schulde ich Max Freedom Long, J. E. R. McDonagh und dem verstorbenen Wilhelm Reich Dank für die Erlaubnis, aus ihren Büchern zitieren zu dürfen, ferner Miss Nora Weeks, die gestattete, Sätze aus den Schriften des verstorbenen Dr. Edward Bach anzuführen, sowie der Rudolf-Steiner-Nachlaßverwaltung für die verschiedenen Zitate aus den Werken des verstorbenen Rudolf Steiner, und nicht zuletzt dem Verlag Peter Davies, Ltd,. für die Stellen aus 'Modern Miraculous Cures' von François Leuret und Henri Bon, sowie dem Verlag Hodder and Stoughton, Ltd., für die Zitate aus 'A Scientist of the Invisible' von A. P. Shepherd.

EINLEITUNG

Dieses Buch ist ein Rechenschaftbericht über das Bemühen um ein tieferes Verständnis der wahren Natur von Gesundheit und Krankheit, vor allem aber der Natur der Gesundheit. Eine Art Pilgerfahrt zu den noch unerforschten Regionen der Medizin und den ihr verwandten Disziplinen, wobei es schwierig war, den Richtungssinn zu bewahren, sowie den richtigen Weg einzuschlagen und stets zwischen Wahrheit und Irrtum zu unterscheiden.

Bei fortschreitender Forschungsarbeit stellte es sich heraus, daß meine bisherige Auffassung von Gesundheit und Krankheit anscheinend eine Wandlung durchmachte, denn der Weg führte mich schließlich zu Regionen, wo meine vorgefaßten Meinungen nichts mehr nützten und ich mich gedanklich ganz neu orientieren mußte. Aber gerade an diesem Punkt lichtete sich der ganze Fragenkomplex, ein folgerichtiges, zusammenhängendes Bild von Gesundheit und Krankheit dämmerte allmählich auf.

Wie man noch später sehen wird, war die übergeordnete Kraft, die VIS MEDICATRIX NATURAE (Heilkraft der Natur) der rote Faden, der es mir ermöglichte, mich durch den gedanklichen Irrgarten hindurchzufinden. Die Heilkraft der Natur ist in der Vergangenheit und Gegenwart in ihren verschiedenartigen Auswirkungen immer wieder von einer beträchtlichen Zahl von Forschern neu entdeckt und mit den verschiedensten Namen belegt worden, obwohl es meiner Auffassung nach stets ein und dieselbe Vitalkraft war, oder wenigstens ein Teil von ihr.

Während meiner Forschungsarbeit habe ich von Zeit zu Zeit Berichte über den jeweiligen Stand der Arbeit abgefaßt.

Dies sind die Vorträge, die vor den verschiedensten wissenschaftlichen Gesellschaften gehalten wurden, und die zusammen, mehr oder minder, eine chronologische Schriftenreihe bilden, wie sie im Anhang zu finden ist. Die vorliegende Darstellung fußt weitgehendst auf diesen 'Originalaufzeichnungen', nur daß sie so angeordnet wurde, daß man die Entwicklung meiner Vorstellungen von Gesundheit und Krankheit chronologisch verfolgen kann, wie sie sich im Zusammenhang mit vielen anderen interessanten, zusätzlichen Erkenntnissen ergaben.

Zweifelllos sind die verzwickten Benennungen an mancherlei Verwirrung und Mißverständnissen auf diesem Gebiet schuld. Die Notwendigkeit, sich in neuer Weise mit materiellen Problemen und Begriffen zu befassen, führte zwangsweise dazu, Ausdrücke zu verwenden, die nicht nur unzulänglich, sondern häufig auch unbeabsichtigter Weise zweideutig sind. Diese Schwierigkeit kann erst in Zukunft überwunden werden.

In unserem strengwissenschaftlichen Zeitalter wird das ungeheure menschliche Erfahrungswissen, das außerhalb der exakten wissenschaftlichen Erkenntnismethoden liegt, leichthin als Aberglauben oder Wunschtraum abgetan, sogar als völlige Spitzfindigkeit verurteilt. Dazu gehören vor allem die gesamten parapsychologischen und okkulten Gebiete, die von Anbeginn an die fröhlichen Jagdgründe für Scharlatane, Quacksalber, Gutgläubige und zum Teil auch überskeptische Menschen waren. Auch auf medizinischem Gebiet wird die Erforschung neuer Theorien und Heilmethoden, die irgendwie den Beigeschmack des Magischen oder Übernatürlichen haben, doppelt schwierig, sobald man über die rein orthodoxe Einstellung hinausgeht. Außerdem wird man tatsächlich leicht das Opfer von Selbsttäuschungen und nebelhaften Vorspiegelungen, wenn man nicht fest in der Wirklichkeit verankert ist.

Um sich davor zu schützen, ist es absolut notwendig, mit beiden Füßen buchstäblich fest auf dieser Erde zu stehen. In meinem eigenen Fall beschäftigte ich mich deshalb mit

Landwirtschaft, der Leitung eines Ferienlagers, sowie mit aktiver Kommunalpolitik und setzte mich damit mit den sehr konkreten und festumrissenen Problemen auseinander. Nebenbei fand ich trotzdem Zeit für wichtige Forschungsarbeiten, da die moderne Medizin unbedingt wieder den Anschluß an Religion und Philosophie finden muß.

Denn die Medizin wurzelte in der langanhaltenden indischen, chinesischen, griechischen und arabischen Kultur, die ihren Höhepunkt in dem großen persischen Arzt Avicenna (980–1037) fand, in der Religion, wie auch in der Philosophie. Sie blieb mit den übrigen Wissenschaften innig verbunden. Dem Phänomen der Krankheit aber rückte man geradewegs vom Standpunkt der Gesundheit aus zu Leibe. Erst in der Renaissance entfernte man sich immer weiter von der Religion und zwei Jahrhunderte später auch von der Philosophie. Das Ergebnis war: je wissenschaftlicher, desto materieller wurde die Einstellung.

Wahrscheinlich war dies eine unvermeidliche und notwendige Entwicklung, um einen Fortschritt zu erzielen. Leider aber führte das bloße Sammeln von Tatsachen und die beständig zunehmende Aufspaltung der Wissenschaften zu einem derart unfruchtbaren Denken, daß man kaum mehr irgendwo leitende Grundgedanken findet. Das bedeutet trotz aller enormen technischen Errungenschaften für die Medizin die Gefahr des materialistischen Nihilismus, bei dem die moderne Medizin anscheinend angelangt ist.

Die Zeit ist daher überreif für eine *integrierende Philosophie der Medizin*, die von dem Begriff der Gesundheit ausgeht. Dementsprechend würde dann die Krankheit, genau wie früher, als Abweichung von der Norm oder als gestörtes Gleichgewicht angesehen werden.

Ich glaube daher bestimmt, daß das neuerwachte Interesse an der VIS MEDICATRIX NATURAE und besonders ihrer Meßbarkeit und Kontrolle durch die *Radiesthesie* (Ruten- und Pendelkunde) auf der Tatsache beruht, daß dies ein neuer Weg zum Zusammenschluß der Wissenschaften ist, durch den die Medizin wiederum nicht nur wissenschaftlich, sondern auch philosophisch und religiös fundiert würde.

In der Physik sehen wir bereits, wie sich dieser Umschwung vollzieht, und auch in der Medizin beginnt man, sich von der Pathologie und Chemie abzusetzen, die im letzten Jahrhundert das medizinische Denken absolut beherrschten, und man wendet sich dafür der Welt des Funktionellen und der Strahlung und vielleicht sogar noch unfaßlicheren Reichen zu, die noch bis vor kurzem gänzlich außerhalb der wissenschaftlichen Betrachtungweise standen. Diese Umorientierung hätte sich noch schneller vollzogen, wenn nicht ausgerechnet jetzt die Antibiotika entdeckt worden wären.

Wirklich interessant an dieser sich neu abzeichnenden medizinischen Einstellung ist die Tatsache, daß sie auch das *Metaphysische* berücksichtigen muß, falls sie das Physische mit immer größerer Zuständigkeit ergründen will. Es wird immer offensichtlicher, daß ein echtes Verstehen psychologischer Vorgänge nur mit Hilfe metaphysischer Begriffe möglich ist und umgekehrt. Dies aber führt zu einer gewaltigen Revolution des modernen Denkens.

Nach diesen Vorbemerkungen kann ich nur hoffen, daß der Leser geneigt sein wird, mir bei meinen wissenschaftlichen Streifzügen zu folgen und zuzugeben, daß es mir mit Hilfe der VIS MEDICATRIX NATURAE gelang, mich durch das Labyrinth der wissenschaftlichen Voreingenommenheit hindurchzufinden, bis ich wieder eine solide Grundlage des Verstehens und des Gesamtüberblicks fand, ohne dabei allzuoft vom Wege abzukommen und das innere Gleichgewicht zu verlieren oder gar zu sehr ‚in den Wolken zu schweben' und übersinnlich daherzureden.

ERSTES KAPITEL

WIE ES BEGANN

Vielleicht klingt es erstaunlich, daß ich in einer Zeit, in der man sich meist schon früh spezialisiert, mit achtzehn Jahren, nach Beendigung der Schulzeit, noch immer nicht genau wußte, was ich werden wollte. Ich empfand lediglich unklar, daß ich mich irgendwie mit der Erforschung der Gesundheit beschäftigen müßte.

Dies schien zunächst ganz vielversprechend zu sein. Als ich mich jedoch näher damit befaßte, erkannte ich genau wie Dr. J. T. *Wrench* – der Verfasser des berühmten Buches 'Wheel of Health' (Rad der Gesundheit) – daß ein solches Studium im Jahre 1911 nicht nur unmöglich, sondern gewissermaßen gotteslästerlich war. Wollte man das Wesen der Gesundheit studieren, schien das nur über das Studium der Krankheit möglich zu sein, was zum mindesten in der Terminologie einen Widerspruch bedeutete.

Wenn sich aber nicht einmal die Ärzte mit der Gesundheit befaßten, wer sollte es dann wohl tun?

Etwa die Befürworter der Naturheilkunde? Anscheinend kamen sie meinem Ziel am nächsten. Als ich mich jedoch damit beschäftigte, stellte ich fest, daß für sie die Gesundheit im wesentlichen nur als Ergebnis einer ausgefallenen Ernährungsweise interessant war, ohne daß sie ihre Thesen wissenschaftlich befriedigend begründen konnten.

Ihr bekanntester Vorkämpfer war seiner Zeit Estace Miles mit seinem berühmten Restaurant in der Chandos Street. Es hätte nicht viel gefehlt, daß ich sein Assistent geworden wäre. Glücklicherweise kam es jedoch anders, denn sonst wäre nicht viel aus meinem Studium der Gesundheit geworden, wie sich später zeigte.

Prof. Sims Woodhead, Professor für Pathologie in Cambridge, überzeugte schließlich meinen Vater, daß das Medizinstudium für mich zunächst das Richtigste sei. Er sagte: «Wenn er erst einmal das Staatsexamen bestanden hat, kann er studieren, was er will, und hat wenigstens eine solide Berufsausbildung und exakte Kenntnisse von dem, was die Gesundheit nicht ist.» Wirklich – ein vernünftiger Rat!

So wurde beschlossen, daß ich 1913 als Medizinstudent in das St. John's College in Cambridge einziehen sollte, womit meine wissenschaftliche Pilgerfahrt begann.

Während meiner Studienzeit in Cambridge, genauso wie während des Kriegsdienstes im 1. Östlichen Allgemeinen Militär-Lazarett und dem anschließenden Stationsdienst im St. Bartholemew's Krankenhaus in London versuchte ich bis zum Staatsexamen 1918 alles in mich aufzunehmen, was ich über die Krankheit und ihre Behandlung erfahren konnte. Dabei blieben notwendigerweise die sich oft widersprechenden Lehrauffassungen ungelöst, selbst dann noch, als ich nach Kriegsende als Arzt für die Kriegsopfer-Fürsorge-Kommission der Quäker in Frankreich tätig war.

Nach Friedensschluß wußte ich wieder einmal nicht recht, was ich anfangen sollte. Ich hatte mein ursprüngliches Interessengebiet zwar nicht vergessen, sah aber ein, daß es offensichtlich erst einmal notwendig war, meinen Lebensunterhalt zu verdienen. Ich fuhr deshalb nach London, um mich dort nach einer Assistentenstelle an einem Kinderkrankenhaus umzusehen. Daraus wurde allerdings nichts. Dafür beteiligte ich mich an einer Ärztepraxis in Bermondsey, wo ich achtzehn Jahre blieb, mich verheiratete und eine fünfköpfige Familie ernährte.

Wie das zustandekam, ist erwähnenswert, denn es zeigt die ungewöhnlichen Wege, die das 'Schicksal' zu gehen beliebt.

Wie von der Vorsehung getrieben, mußte ich ein oder zwei Tage vor meiner Bewerbung den Sekretär des Quäker-Friedensrates aufsuchen und teilte ihm im Verlauf der Un-

16

terhaltung mit, daß ich auf Stellungssuche sei. Am Tag darauf bekam der Sekretär den Besuch eines Kriegsdienstverweigerers, dem er zufällig erzählte, daß ich mich nach einer Beschäftigung umsähe. Als dieser Mann dann am nächsten Tag an Blinddarmentzündung erkrankte, ließ er den bekannten Bermondsey Arzt, Dr. Alfred Salter, kommen, da er der Betreuer der Kriegsdienstverweigerer war. Dr. Salter lehnte zunächst ab, weil er sich bei seiner Arbeitsüberlastung zur Regel gemacht hatte, außerhalb von Bermondsey keinen Patienten anzunehmen. Da der Mann jedoch seinem Freundeskreis angehörte, suchte er ihn schließlich trotzdem auf.

Während der Untersuchung erwähnte der Patient beiläufig, daß ich mich nach einer Stellung umsähe und fragte Dr. Salter, ob er etwas für mich wisse. Salter erwiderte, er suche für seine Praxis einen vorübergehenden Vertreter und würde sich deshalb gern mit mir in Verbindung setzen.

Im Lichte späterer Ereignisse wurde es mir ganz klar, warum ich die Stellung im Krankenhaus nicht bekommen hatte. Das Schicksal hatte in seiner besonderen und etwas umständlichen Art dafür gesorgt, daß ich eine mich ausfüllende und befriedigende Lebensaufgabe als Kassenarzt in einem der dichtbevölkerten Bezirke von Süd-Ost-London fand, einer denkbar günstigen Vorbereitungsstätte für die Erforschung der letzten Fragen über Leben und Tod, wie auch über Gesundheit und Krankheit. Auf eine andere Weise hätte ich kaum derartig reiche klinische Erfahrungen sammeln können, die die Voraussetzung für das Studium noch unerforschter Gebiete der Medizin sind.

Leider blieb mir hier, in der großen Praxis, nur wenig oder überhaupt keine Zeit, um über das Problem der Gesundheit nachzudenken. Dazu war ich viel zu sehr mit der Krankheit und ihren vielseitigen Erscheinungsformen beschäftigt. Trotzdem fühlte ich von Zeit zu Zeit, wie auch schon damals während des Studiums, daß es in der landläufigen ärztlichen Wissenschaft Dinge gab, die keineswegs befriedigend gelöst waren. Denn die Ärzte versuchten meistens, nur die Symptome zu beseitigen, anstatt zu den wahren Leidensursachen selbst vorzudringen.

So bildeten sich bereits damals in mir gewisse Vorstellungen, die dann später ihre Formulierung und Bestätigung in dem fanden, was man am besten mit einer vorbeugenden medizinischen Betreuung bezeichnet.

Schon während des Studiums war mir bei vielen medizinischen Erkenntnissen das Moment des Zufälligen aufgefallen. Es kam mir vor, als ob die medizinische Diagnose häufig so verfährt, wie einer, der die Stalltür erst dann schließt, nachdem das Pferd gestohlen wurde. Mit anderen Worten: Die Diagnose war erst dann möglich, wenn im Körper bereits krankhafte Veränderungen stattgefunden hatten. Die Behandlung muß sich demnach im besten Falle auf die Verringerung der Symptome oder die Entfernung des erkrankten Körperteils beschränken. Über die Krankheitsursachen schien nur wenig bekannt zu sein. Es war offensichtlich unmöglich, Abweichungen vom Normalzustand schon frühzeitig zu erkennen. Der Durchschnittsarzt beschäftigte sich vielmehr im wesentlichen damit, das Wasser aus dem leck gewordenen Boot herauszuschöpfen.

Meiner Meinung nach ließen sich exaktere und differenziertere Methoden finden, um genau festzustellen, was dem Patienten fehlte, und wie man ihm schon frühzeitig helfen konnte. Als ich dann, etwa 1925, auf die Arbeiten von Dr. Abrams stieß, empfand ich sofort, daß hier war, was ich schon lange suchte. Ich las deshalb alles über ihn, was ich irgendwie bekommen konnte.

Dr. Albert *Abrams*, geboren 1863, war ein bekannter Arzt in San Franzisko. Nachdem er in Amerika das medizinische Staatsexamen bestanden hatte, studierte er in Europa unter Kapazitäten wie Virchow, Wassermann und von Helmholtz. Anschließend spezialisierte er sich auf Nervenkrankheiten und galt als der hervorragendste Neurologe seiner Zeit. Sir James Barr nannte ihn sogar 'den überragendsten Genius, den die Medizin seit einem halben Jahrhundert hervorgebracht hatte'.

Da die gesamte Materie ständig Strahlen aussendet – was sowohl für das normale menschliche Gewebe wie auch für alle anderen Formen der Materie gilt – kam ihm der Gedanke, es müsse möglich sein, die veränderte *Strahlung* eines durch Krankheit oder Unfall verletzten Gewebes festzustellen.

Die Schwierigkeit dabei war, die Strahlung überhaupt zu messen, da kein Instrument empfindlich genug war, um diesen Anforderungen zu genügen. Obwohl er keineswegs mit Zeit und Geld geizte, um ein derartiges Instrument zu finden, war alles vergebens. Erst eine zufällige Beobachtung lieferte ihm den gesuchten Schlüssel, als er ein ganz bestimmtes Gebiet des Unterleibs eines krebskranken Patienten abklopfte, aber auch dann nur, wenn dieser nach Westen schaute. Diese Reaktion wurde seitdem unter der Bezeichnung E. R. A. (Elektronische Reaktion von Abrams) bekannt.

Dies wurde für ihn zum Ausganspunkt einer langen Reihe gründlicher Experimente, denen der Gedanke zugrundelag, daß sich der gleiche Reflex auch bei einem gesunden jungen Mann ergeben müsste, wenn man ihn in engste Berührung mit Krebszellen brächte. Und so verhielt es sich auch. Diese Beobachtung führte nach langem Experimentieren zusammen mit der Tatsache, daß Strahlen sich durch einen Draht leiten lassen und anstelle des Patienten auch ein Blutstropfen von ihm genügt, zur Konstruktion eines Instruments, das er 'Reflexoskop' nannte. Unter Heranziehung eines gesunden Menschen als Detektor konnte man damit zwischen Krebs, Syphilis und Tuberulose unterscheiden, da die charakteristischen Reaktionen in jedem Fall klar und eindeutig waren.

Da seiner Ansicht nach 'der Beginn der Krankheit durch eine Störung des elektronischen Gleichgewichts innerhalb des Moleküls verursacht wurde', versuchte er, Mittel zu finden, um das verlorene Gleichgewicht wiederherzustellen. Deshalb bat er den Erfinder des Zeppelin Detektors, Herrn

Hoffmann, ihm ein diesbezügliches Behandlungsinstrument anzufertigen, dem er den Namen *Oscilloklast* gab.

Dieses Instrument ist die berühmte *Abrams Box*, die das Horder Komitee 1925 prüfte, ohne zu einer Entscheidung zu kommen. Immerhin hieß es in dem Bericht des Komitees, daß 'die Richtigkeit der Ausgangsbasis für das sogenannte E. R. A. mit einem hohen Grad von Wahrscheinlichkeit nachgewiesen worden sei'.

Aus der Abrams Box wurde folgerichtig die *Drownsche Diagnostik* und das Drownsche Behandlungsinstrument entwickelt und später auch das von de la *Warr*, sowie die gesamte Lehre und Kenntnis der *Radionik* (Strahlungskunde) wie man diesen Wissenschaftszweig nennt. Ich lernte dies alles erst sehr viel später kennen, wie ich an geeigneter Stelle noch berichten werde.

Als ich damals fühlte, daß Dr. Abrams irgendwie auf dem richtigen Weg sein müsse, trug ich mich ernstlich mit dem Gedanken, mir zu Behandlungszwecken einen Oscilloklast anzuschaffen. Um mir dies zu ermöglichen, verkaufte meine Frau einige ihrer besten Aktien. Aber, ach, es wurde nichts daraus! Bei meiner riesigen Kassenpraxis und den vielen Privatpatienten, die nie mehr als zweieinhalb Shilling pro Konsultation bezahlten, waren ausgedehntere Forschungen auf diesem Gebiet ein Ding der Unmöglichkeit. So blieb es bis 1937. Selbst zwanzig Jahre nach meiner Approbation war ich mit dem Studium der Grundprobleme von Gesundheit und Krankheit nicht viel weitergekommen als damals mit meinen achtzehn Jahren.

Trotzdem gelangte ich durch meine Tätigkeit als praktischer Arzt in Bermondsey zu einer Menge anderer Erkenntnisse, wie ich bereits erwähnte. Die Einwohner von Bermondsey erweckten in mir Bewunderung und Zuneigung. Sie gehörten dem gesunden, unverdorbenen englischen Typ an, den man mit Recht das Salz der Erde nennt. Zweifellos war dies, körperlich gesehen, durch den Umstand bedingt, daß sie den größeren Teil ihres Einkommens für frische, billige und gute Nahrungsmittel auf den Straßenmärkten ausgaben. Man hatte daher das Gefühl, daß sich die ärztliche Betreuung bei ihnen durchaus lohnte. Ihr blindes Vertrauen, daß man für sie das Menschenmögliche tat, ermunterte mich, wirklich mein Bestes zu geben. Sie waren rücksichtsvoll wie auch dankbar. Unter solchen Umständen konnte man Erfolge erzielen, die über die gewöhnliche Wirkung der verabreichten Medizinen weit hinausgingen.

Damals herrschte in Bermondsey, obwohl es ein Elendsviertel im wahrsten Sinne des Wortes war, ein ausgesprochener Gemeinschaftssinn. Erst viel später, als die Leute durch die Parteipolitik demoralisiert und die ehemalige soziale Gemeinschaft durch die neuen Mietskasernen und das Leben in ihnen* zerstört wurden, fingen auch sie an, die guten Eigenschaften zu verlieren, die die ärztliche Praxis unter ihnen so lohnend und befriedigend sein ließen.

Bermondsey lehrte mich, was es für den praktischen Arzt bedeutet, zugleich auch Hausarzt zu sein. Dadurch war man viel mehr als nur ein ärztlicher Berater, denn man wurde – zuweilen sogar unter den widrigsten Umständen – zum Freund, Vorbild und Ratgeber der Familie. Ich muß offen gestehen, daß ich diese Erfahrungen und diese Fühlungsnahme um alles in der Welt nicht missen möchte. Allerdings bin ich dankbar, daß ich all dies in den Jahren zwischen den beiden Kriegen erleben durfte, denn ich zweifle sehr, ob ich in dem heutigen Bermondsey unter den Auswirkungen des Nationalen Gesundheitsdienstes und den Segnungen eines falschverstandenen Wohlfahrtsstaates zu der gleichen Einstellung gekommen wäre.

Aber schließlich kann es auch des Guten zuviel werden, und so ergriff ich 1938 – wenn auch mit gewissem Bedauern – dankbar und hoffnungsvoll die Gelegenheit, meine Praxis in Bermondsey aufzugeben und mich auf mein Gut am Rande des New Forest zurückzuziehen.

* Siehe meinen Aufsatz über ,Mietskasernen, der Ruin der engl. Arbeiterbevölkerung' (Flats: the destruction of the English Working People) in: Town and Country Planning, Febr. 1961

Das Schicksal hat es sehr gut mit mir gemeint, da sich im Grunde nur wenigen Ärzten Zeit und Gelegenheit bietet, solide praktische medizinische Erfahrungen – wie ich sie mir in Bermondsey erwarb – mit der Möglichkeit zu Forschungen auf ungewöhnlichen und wenig beackerten Gebieten zu verbinden.

Diese Umstellung, die zunächst große finanzielle Einschränkungen erforderte, gewährte mir reiche Möglichkeiten, meine Jugendträume zu erfüllen, wenn auch nicht genauso, wie ich es mir vorgestellt hatte.

Ich konnte mich jetzt ungehindert daranmachen, die Medizinische Wissenschaft vom Gesichtspunkt der Gesundheit her zu erforschen und mich zu bemühen, die grundlegenden Ursachen für das Auftreten von Krankheiten zu entdecken.

Wenn man die Dinge vom Gesundheitsstandpunkt aus betrachtet, kommt man, wie ich sehr bald feststellen mußte, zu der Erkenntnis, daß die Gesundheit des Bodens, der Tiere, der Pflanzen und des Menschen untrennbar miteinander verbunden ist. Das hatte auch schon Dr. J. E. R. *McDonagh* ausgezeichnet formuliert, der mir jedoch damals nur als der Entdecker von S. U. P. 36 (ein Heilmittel der ICC: arabenzoyl–paraaminobenzoyl–aminonaphtol 36 sodium sulphonale – der Übersetzer) bekannt war, einer Arznei, mit der man ausgezeichnete Erfolge bei schweren Infektionen erzielte, und die erst später durch die Antibiotika übertroffen wurde. Sein großer Beitrag zur medizinischen Forschung sei in Kap. 11 besprochen.

Dr. Mc Donagh drückte sich folgendermaßen aus: ‚Bisher hat man sich dem Problem der Relation von Gesundheit und Krankheit nur durch die Hintertür anstatt durch den Haupteingang genähert. Sonst würde man längst erkannt haben, daß die Gesundheit der Pflanzen von der Bodenbeschaffenheit abhängig ist und diejenige der Tiere und des Menschen von der Qualität der pflanzlichen und tierischen Nahrung, die sie zu sich nehmen. Man hätte auch gewußt, in welcher Weise das Protein sich aufbaut, und wie es mit der Nahrung verfährt, ehe es sie zu den Organen, Geweben und Aufbauelementen des Körpers weiterleitet. Dies Erkenntnis würde zu der Anerkennung der Tatsache geführt haben, daß das *Protein* seinen Gastgeber, den Körper, nur dann vor feindlichen Eindringlingen schützen kann, wenn die Harmonie zwischen Boden, Pflanze, Tier und Mensch gewahrt bleibt. Die natürliche Folgerung daraus wäre gewesen, daß Nahrung minderer Qualität der Hauptanlaß für Erkrankung ist.'

Nach McDonaghs Darlegungen hätte man ferner schließen müssen, daß der Zweig der Naturwissenschaften, die sich mit der Umweltforschung befaßt, nicht in einzelnen, streng voneinander getrennten Gebieten betrieben werden darf – wie menschlicher Behaviourismus (im Kindesalter) Bodenbearbeitungslehre, Veterinärskunde und Medizin – sondern von einer Gesamtschau her.

Oder, wie anderseits Dr. Innes Pearse und Miss Crocker dank des berühmten *Peckham Experiments* feststellten, daß ,Gesundheit sich grundlegend von Krankheit unterscheidet. Denn das kranke Individuum gehorcht den Gesetzen der Pathologie, da sein Zustand in Unordnung (verminderte Gesundheit) geraten ist. Der gesunde Mensch aber folgt einem andern Naturgesetz, dem Gesetz der Betätigung, denn Gesundheit bedeutet eine in jeder Weise tätige Existenz, bei der sich die Entwicklung auf Grund der inneren Kraft vollzieht'.

All dies lernte ich jedoch erst nach und nach zu schätzen dank meiner Betätigung in der Boden-Gesellschaft (The Soil Association, Ltd., gegründet 1946 – der Übersetzer), zu deren Gründern ich gehöre, und außerdem durch die Bemühungen meines Sohnes, unser kleines Landgut von 12,15 ha mit organischer Düngung zu bearbeiten.

Die Erforschung der anderen Seite des Problems – die Entdeckung der grundlegenden Krankheitsursachen – sollte mich jedoch tief in sehr reizvolle und gedanklich und praktisch weitausgedehnte Gebiete führen, zu denen besonders das fruchtbare Betätigungsfeld der Medizinischen *Ruten- und Pendelkunde* gehört.

Ehe ich aber meine Streifzüge auf diesem neuen Gebiet der Medizin im einzelnen darlege, dürfte es angebracht sein, zunächst einmal den bereits erwähnten Lebensabschnitt meiner ärztlichen Existenz zu Ende zu beschreiben.

Vor einigen Jahren war ich Mitglied der Sozialen Kredit Partei (Social Credit Party) geworden. Ich schloß mich ihr aus der Überzeugung an, daß das Individuum allmählich auch noch die letzte persönliche Freiheit verliert, wenn wir in England nicht zu einem gesunden Wirschaftssystem kommen, wie es die Soziale Kredit Partei durchsetzen wollte. Andernfalls müßten wir von einer Krise in die andere schlittern und immer mehr vom Staat abhängig werden. Ich darf wohl behaupten, daß das, was damals galt, heute erst recht zutrifft. Denn alles, was seitdem geschah, hat mich nur noch mehr darin bestärkt, daß ein vernünftiges Geldsystem eine Lebensnotwendigkeit ist.

John Hargrave, der Leiter der Sozialen Kredit Partei, bat mich 1941, die Forderungen eines Nationalen Gesundheitsdienstes im Rahmen der Sozialen Kredit Partei schriftlich für ihn zu skizzieren. Diese umfassende Aufgabe schien mir weit über meine Kräfte zu gehen. Anderseits aber war ich fest davon überzeugt, daß sowohl meine medizinischen, wie auch meine allgemeinen Erfahrungen ausreichten, um das Thema zummindesten genau zu umreißen. Deshalb machte ich mich an die Arbeit – gespannt, was dabei herauskommen würde.

In gewisser Hinsicht stand reichlich Material zu meiner Verfügung. Denn es war eine Zeit, in der das Sanitätswesen außerordentlich ausgebaut wurde und bei den zuständigen Stellen größte Beachtung fand – sogar bei der Regierung, die 1948 in ihrem berühmten Weißbuch die Grundlagen für den geplanten Nationalen Gesundheitsdienst darlegte. Meiner Ansicht nach verfehlten diese Bemühungen insgesamt ihr Ziel, weil sie ausnahmslos einen Nationalen Gesundheitsdienst forderten, der sich vorwiegend mit der Diagnose und Behandlung von Krankheiten beschäftigte, während von einer echten Vorbeugung oder der Gesundheit als etwas Positivem, der Krankheit diametral Entgegengesetztem, kaum die Rede war.

Wie es mir schon 1912 aufgefallen war, wußte vermutlich kaum einer über die Gesundheit selbst Bescheid oder konnte auch nur angeben, worin sie eigentlich bestand. Sogar ich selbst war gerade erst dabei, wirklich in dieses Problem einzudringen. Dennoch fand ich, daß man bereits genug wisse, um den Fragenkomplex wenigstens oberflälich zu skizzieren, was durch meine Veröffentlichungen von 1942 geschah. Ich hatte unerwarteten Erfolg damit, so daß 1944 im Rahmen der Sozialen Kredit Partei eine erweiterte und völlig überarbeitete zweite Auflage davon erschien mit dem Titel ‚Health Abounding' (Gesundheit im Überfluß).

In dieser Broschüre wurde unter anderem dargelegt, daß ein Gesundheitsdienst zu fordern sei, der folgende Aufgaben hatte: Zu heilen, Krankheiten zu verhüten und die Gesundheit aufzubauen. Hinsichtlich des letzteren wurde angedeutet, wie man nach damaliger Ansicht zu einer strahlenden Gesundheit kommen konnte.

Obwohl ich weiß, daß es unmöglich war, bedauerte ich es doch sehr, daß die Labour-Regierung ihren vier Jahre später eingeführten Nationalen Gesundheitsdienst nicht auf dem von der Sozialen Kredit Partei veröffentlichten aufbaute, denn dann hätte man für das Volk einen echten *Gesundheits*-Dienst geschaffen. Leider war jedoch das Volk für einen derartigen Gesundheitsdienst noch nicht reif. Ob meine Veröffentlichungen auf offizielle Kreise irgend welchen Einfluß hatten, weiß ich nicht; ich kann nur hoffen, daß sie einige zum Nachdenken anregten. Auf jeden Fall verschafften sie mir selbst einen Überblick über den Stand meiner damaligen Erkenntnisse und einen guten Ausgangspunkt für meine zukünftigen Streifzüge auf diesem Gebiet. Ich war mir völlig klar darüber, daß es weiterer intensiver Forschung bedurfte, um Näheres über die wahre Natur der Gesundheit zu erfahren und damit zugleich auch Grundlegendes über die wahre Natur der Krankheit.

So folgte ich in den nächsten zwanzig Jahren der Vis Medicatrix Naturae wie einem roten Faden, wohin auch immer sie mich führte. Die kommenden Kapitel werden von den aufregenden und mannigfachen Dingen berichten, mit denen ich dadurch in Berührung kam, sowie von den hervorragenden Persönlichkeiten, die ich vorzugsweise in diesem Zesammenhang kennen lernen durfte.

ZWEITES KAPITEL

DR. BACH UND SEINE PFLANZLICHEN HEILMITTEL

Meine erste nähere Fühlungnahme mit den neuen Gebieten der Medizin, die ich schicksalsgemäß erforschen sollte, kam folgenderweise zustande. In einem der Ferienhäuschen auf meinem Landgut lebte Mrs. Olive Wilson mit ihrem Söhnchen. Eines Tages erwähnte sie im Verlaufe unseres Gesprächs, daß ein ganz ungewöhnlicher Arzt, ein gewisser Dr. Bach, ihren Sohn von einer Hirnhautentzündung geheilt habe. Er benützte ausschließlich Medizinen, die er auf bestimmte Weise aus selbst gesammelten Wildblumen hergestellt habe.

Das erregte natürlich meine Neugier; denn nach meinen damaligen medizinischen Kenntnissen war es mir unvorstellbar, daß eine so schwere Krankheit wie Hirnhautentzündung durch ein pflanzliches Heilmittel gebessert oder gar geheilt werden könnte. Ich ließ mir daher Näheres von ihr erzählen.

Zufällig hatte sie mit diesem Arzt zusammengearbeitet und war von ihm angeleitet worden, derartige Heilmittel herzustellen, und hatte sie später selbst sehr erfolgreich bei der Behandlung Kranker angewendet.

Die Geschichte von Dr. Bachs Leben und seinen Entdeckungen, über die sie mir berichtete, ist kaum glaubhaft und dennoch wahr.

Dr. Edward Bach – Jahrgang 1880 – war ein bekannter Harley-Street*-Bakteriologe und ein hervorragender For-

* Straße, in der die besten Londoner Fachärzte praktizieren, der Übersetzer.

scher. Aus keinem erfindlichem Grund ließ er plötzlich seine Arbeit im Stich, gab seine einträgliche Praxis auf und zog sich in die Wildnis von Wales zurück, um dort, einer Eingebung folgend, nach Blumen und Bäumen zu suchen, die eine besondere vitale Heilkraft besaßen.

Wenn man diese Blumen in geeigneter Weise bei starkem Sonnenlicht dörrte oder sie abkochte, vermochten sie, wie er behauptete, auf die Disharmonien des Patienten samt den emotionellen Komplikationen einzuwirken, die die Ursachen für die körperlichen waren. Dadurch wurde bei den Kranken und Leidenden der Friede und das innere Glücksgefühl wieder hergestellt und somit auch alle Krankheiten auf einfachste, aber gründlichste Weise geheilt.

Gegen Angstzustände nimmt man Mimulus; hat jemand einen Schock erlitten, bekommt er Ornithogalum umbellatum; von Unentschlossenheit wird man durch Scleranthus befreit; Enzian behebt mangelndes Zutrauen; weiße Kastanie erlöst von Zwangsvorstellungen, während Zistrose (Helianthum nummularium) gegen Panikzustände und alle Arten innerer Bedrängnis gut sein soll.

Wie bei allen Vorkämpfern, war auch Dr. Bachs Weg kein leichter. Seine medizinischen Kollegen hielten ihn für leicht verrückt, und seine Freunde bedauerten, daß er seine glänzenden Gaben ihrer Ansicht nach für absolut Sinnloses verschwendete.

Aber Dr. Bach empfand weder Zweifel noch Bedauern. Denn er wußte, daß er auf dem richtigen Weg war. Von Wales aus ging er nach Norfolk und von dort nach Sotwell, in die Nähe von Wallingford, wo er sich für den Rest seines Lebens niederließ, zusammen mit seinen Mitarbeitern, Miss Nora Weeks und Mr. Bullen, die auch heute noch dort sein Werk weiterführen.

Im ganzen entdeckte er schließlich achtunddreißig Heilpflanzen. Es waren fast ausnahmslos gewöhnliche Blumen und Bäume, die er in den Hecken am Wege fand. Es gehörte jedoch harte Arbeit dazu, die Heilkraft in ihnen zu entdecken, da er zuvor gründlichst alle körperlichen und emotionellen Umstände erforschte, für die die Pflanze das Gegengift lieferte. Dadurch wurde seine Gesundheit derartig angegriffen, daß er bereits 1936 verhältnismäßig jung im Alter von sechsundfünfzig Jahren starb.*

Mrs. Wilson ließ keinen Zweifel darüber, daß für sie Dr. Bach ein außergewöhnlicher Mensch und ein überaus begabter Arzt sei und seine Heilung auf dem Gebiet allumfassenden Heilens einen gewaltigen Fortschritt bedeuteten.

Dies war für mich zunächst schwer hinzunehmen. Dr. Bachs Behauptung, daß man eine Heilung von Grund auf allein durch die Behandlung des emotionellen Zustands erreicht oder nach seinen Worten: ‚daß ein menschliches Wesen nur durch geistiges und seelisches Zur-Ruhe-Kommen körperliche Gesundheit erlangen könne‘, schien mir zunächst reichlich übertrieben zu sein. Ich hielt daher nicht mit meinen Einwänden zurück, worauf Mrs. Wilson meinte, ich brauchte weder ihre noch Dr. Bachs Behauptungen hinzunehmen, sondern könnte ja selbst seine Methoden ausprobieren und mich durch die Ergebnisse von der Wahrheit seiner Thesen überzeugen.

So begann ich, mit seinen Heilmitteln zu experimentieren. Um meine Versuche so eindeutig wie möglich zu gestalten, verzichtete ich auf alle anderen zusätzlichen therapeutischen Mittel. Da ich mich allein auf die Bachschen Heilmittel beschränkte, mußte jede eventuelle Heilwirkung vermutlich allein auf sie zurückzuführen sein. Nachdem ich die verschiedenartigsten Fälle auf diese Weise behandelt hatte, kam ich zu der festen Überzeugung, daß die Heilmittel tatsächlich so wirkten, wie Dr. Bach es behauptete – wenigstens bei akuten Fällen.

Im folgenden möchte ich einige der auffälligsten und dramatischsten Wirkungen anführen, die sich im Verlaufe meiner Experimente ergaben:

* vgl. «Dr. Bach — Physician» (Der Arzt Dr. B.), eine Biographie über Dr. Bach von Miss Nora Weeks.

1. Ein Neunundzwanzigjähriger: Aus Furcht und Sorge, beruflich nicht seinen Mann zu stehen, entwickelte er Symtome, die auf Zwölffingerdarmkrebs hinwiesen. Nach Verabreichung von Mimulus und Agrimonia trat innerhalb von vierundzwanzig Stunden Besserung ein. Alle körperlichen Symptome waren nach einer Woche verschwunden. Nach vierzehn Tagen war kein Anlaß mehr zu erneuter Behandlung. Der Patient blieb wohlauf.

2. Einundfünfzigjährige Frau: Sie klagte darüber, daß sie gegen Abend in Panikstimmung geriet und fürchtete, sterben zu müssen, weil ihr der Atem wegblieb. Sie wagte deshalb nicht mehr zu schlafen. Nach einiger Zeit empfand sie das Bedürfnis, zu jeder Tages- und Nachtzeit und bei jedem Wetter das Haus zu verlassen und so lange herumzulaufen, bis sie völlig erschöpft war. Nach etwa sechs Monaten war sie halb wahnsinnig. Jede Behandlung blieb wirkungslos. Ich gab ihr Zistrose, Ornithogalum umbellatum, Prunus cerasifera und Walnuß. Abgesehen von kurzen Unterbrechungen schlief sie schon in der ersten Nacht nach Verabreichung dieser Mittel durch. Eine Woche lang verliefen die Nächte normal, worauf die Symptome leicht wiederkehrten. Als ich zur Verabreichung von Ornithogalum umb. Prunus ceras. zusammen mit Mimulus überging, wurden sie schon nach kurzem beseitigt. Es traten keine weiteren Beschwerden auf. Sie blieb völlig normal.

3. Mädchen von Zweieinviertel Jahren: Die Mutter konnte keine Nacht durchschlafen, weil das Kind die ganze Zeit herumkriechen wollte und anscheinend nie zu ermüden war. Auch am Tag schlief es nicht. Das Kind ist sehr dreist und bestimmt und weiß genau, was es will. Ich gab Agrimonia und Ornithogalum umb. Dadurch erst sichtliche Besserung, dann Rückfall. Daher gab ich zusätzlich Vinea und Impatiens gladulifera. Vierundzwanzig Stunden später wurde das Kind plötzlich krank: Fieberanfall, erhöhter Puls und Übelkeit. Es lag wie leblos im Arm der Mutter. Die Eltern waren sehr besorgt. Kurz darauf trat

jedoch Besserung ein. Als ich sie anderthalb Stunden später wiedersah, war sie lebendig und voller Energie. Es muß eine Art Krise gewesen sein. Auf jeden Fall begann das Kind seitdem ganz normal zu schlafen und gab keinen weiteren Anlaß zu Besorgnis.

4. Zweijähriges Mädchen: Es fiel hin und schnitt sich in die Lippe, die genäht werden mußte. Während des restlichen Tages war sie hungrig und durstig, wollte aber nichts zu sich nehmen. Sie war sehr unruhig. Als ich sie abends besuchte, verschrieb ich Mimulus und Ornithogalum umb. Da sie den Aufguß nicht trinken wollte, goß man ihn zu dem Wasser, mit dem ihr Gesicht und Hände gewaschen wurden. (Nach Dr. Bach sollte dies dieselbe Wirkung wie das Einnehmen haben.) Fast unmittelbar darauf schlief das Kind ein und erwachte erst am Morgen. Beim Erwachen fühlte sie sich nicht ganz wohl, wollte aber trotzdem essen. Die Mutter versuchte, ihr Milch zu geben. Als sie aber den Löffel sah, weinte sie bitterlich und stieß die Milch zurück – offensichtlich verängstigt und voller Furcht. Darauf wurde sie nochmals mit den Heilkräutern gebadet. Zehn bis fünfzehn Minuten später bat sie um Essen und verzehrte zum Erstaunen der Mutter ein normales Frühstück, ohne daß man ihr zureden mußte. Anscheinend hatte sie die Lippenwunde vergessen und ängstigte sich nicht mehr vor Schmerzen. Um 12.30 Uhr erhielt sie eine weitere Dosis der gleichen Heilkräuter und aß darauf kräftig zu Mittag. Keine weiteren Beschwerden. Die Fäden wurden fünf Tage später entfernt.

5. Siebzigjährige Frau: Ich wurde halb elf Uhr abends zu ihr gerufen, da ihr Zustand besorgniserregend zu sein schien. Sie war ganz durcheinander, niedergeschlagen, unruhig und schreckhaft. Nach ihren Worten hatte sie das Gedächtnis verloren und fürchtete, sich auch weiterhin an nichts mehr erinnern zu können. Da ich die Medizinen bei mir hatte, gab ich ihr Helianthum nummularium, Clematis vitalba und Ornithogalum umb.; das letztere, weil ich an-

nahm, daß ihr Zustand durch irgendeinen Schock hervorgerufen sein müßte, obwohl davon nichts bekannt war. Ein paar Minuten später wandte sie sich an ihre Tochter und sagte: ‚Habe ich das nicht getan?' worauf sie allmählich – genau wie bei der auflaufenden Flut – ihr Gedächtnis zurückkehrte, abwechselnd ebbend und aufflutend. Bei jeder Flutwelle wurde es jedoch klarer, bis sie sich nach einer Viertelstunde an den ursprünglichen Schock erinnerte, der der Anlaß zu allem war. Sie wurde schließlich – soweit ich das beurteilen kann – wieder ganz normal, selbstbeherrscht, ruhig und vernünftig. Angesichts der kurzen Zeitspanne war es eine äußerst dramatische Wandlung. Als sie zu Bett ging, schlief sie gut und war am Morgen völlig wiederhergestellt und normal, und das blieb auch so.

6. Achteinhalbjähriger Knabe: Er hatte morgens, am Tag zuvor, bei einer Boxerei einen bösen Treffer an der linken Stirnseite erhalten. Den ganzen Tag über lag er blaß und teilnahmslos da. Nach einer unruhigen Nacht klagte er über seinen Kopf, begann zu brechen und konnte nichts bei sich behalten. Ich suchte ihn am Nachmittag auf, sechsunddreißig Stunden nach dem Unfall. Er war sehr erregt und sah fiebrig aus, obwohl die Temperatur normal war. Er klagte über schwere Kopfschmerzen, war schläfrig und schlief immer wieder zeitweilig ein. Allerdings weckten ihn die Kopfschmerzen nach zwanzig Minuten stets wieder auf. Obwohl das Erbrechen aufgehört hatte, sah er krank und beunruhigt aus. Meine Diagnose lautete: leichte Gehirnerschütterung. Ich gab ihm Helianthum nummularium, Clematis vitalba, Ornithogalum umb. und Buche. Angesichts eines ähnlichen Falles, den ich zufällig vor ein oder zwei Tagen behandelte, wagte ich zu behaupten, er würde am Morgen wieder wohlauf sein. Offensichtlich glaubte man mir nicht. Er legte sich um fünf Uhr nachmittags schlafen und schlief friedlich drei volle Stunden. Später schlief er von neuem ein und verbrachte eine ruhige Nacht. Beim Erwachen fühlte er sich ausgezeichnet, wenn man von einer gewissen Reizbarkeit und Empfindlichkeit absah, wofür

ich ihm Impatiens, Hafer und Buche gab. Auch nach dem Aufstehen blieb sein Zustand befriedigend, ohne daß sich weitere Nachwirkungen zeigten.

7. Sechs Monate altes Baby: Das Baby war stets brav gewesen, schrie nur selten und machte keine Mühe. In letzter Zeit verhielt es sich jedoch zu brav. Es lag teilnahmslos in seiner Wiege und interessierte sich nicht einmal für seine Nahrung. Ein Spezialist hatte es sorgfältig untersucht, aber keinen Anlaß für diesen Zustand gefunden. Trotzdem nahm es offensichtlich immer mehr ab und schien aus irgendwelchem Grund kein Interesse mehr am Leben zu haben. Die Mutter ängstigte sich umso mehr, da das Baby ihrer Freundin trotz aller ärztlichen Kunst in ganz ähnlicher Weise immer schwächer wurde und schließlich ohne sichtlichen Anlaß starb. Ich gab dem Kind Helianthum nummularium und Clematis vitalba. Das Baby reagierte fast unmittelbar darauf. Man konnte geradezu beobachten, wie es dem Leben wiedergewonnen wurde. Innerhalb von wenigen Tagen war es wieder ein normales, gesundes Baby, das gut aß und für alles Interesse zeigte und gelegentlich vor Lebenslust krähte. Kein Rückfall.

8. Vierundvierzigjährige Frau: Sie litt an sehr schwerer Migräne, die gewöhnlich vierundzwanzig Stunden anhielt. Während dieser Zeit war sie unfähig, auch nur das geringste zu tun. Es begann in ihrem vierzehnten Lebensjahr und stellte sich alle zwei bis drei Monate ein, in letzter Zeit sogar ein- bis zweimal wöchentlich. Nach zwei Monaten Behandlung mit den Bachschen Heilmitteln war sie frei von jeglichen Anfällen und wie verwandelt. Ich muß noch hinzufügen, daß in diesem Fall eine sehr schwierige psychologische Situation bestand, die gleichzeitig mitbehandelt wurde. Sie blieb gesund.

So stieß ich bereits am Anfang meiner wissenschaftlichen Streifzüge auf die erstaunliche und unbestrittene Tatsache, daß in gewissen Pflanzen eine Kraft und Energie steckt, die in *grundlegender* Weise zu heilen vermag. Aber was für eine Kraft war das wohl? Wenn irgendmöglich, mußte ich das herausfinden.

Bei diesen ersten Fällen wählte ich auf Dr. Bachs Anregung hin die Heilmittel durch einfaches Abschätzen der emotionellen Verfassung des Patienten aus. Später fand ich jedoch, daß besonders bei komplizierteren und chronischen Zuständen die Beurteilung der emotionellen Lage des Patienten große Schwierigkeiten machte. Zum Teil liegt das wahrscheinlich an der Tatsache, daß unsere ärztliche Ausbildung uns dabei geradezu hinderlich ist, weil wir zuviel wissen. Einem Laien bereitet es dagegen wenig oder kaum Schwierigkeiten.

Ich fand daß ich darüber hinwegkommen konnte, wenn ich mich selbst zum Indikator machte. Dabei wandte ich folgende Technik an. Ich nahm die Linke des Patienten in meine rechte Hand und ergriff – nach einer kurzen Einstimmungspause – mit meiner Linken blindlings nacheinander alle achtunddreißig Bachschen Heilmittel. Bei einigen empfand ich eine Reaktion, das heißt ich hatte ein prikkelndes Gefühl, das an der hinteren Kopfhaut begann und dann am ganzen Körper zu spüren war, sobald es sich um eine starke Reaktion handelte. Jedes Medizinfläschchen, bei dem ich derart schaltete, stellte ich beiseite. Am Schluß überzeugte ich mich, was ich auf diese Weise ausgesondert hatte und nahm an, daß es das war, was der Patient brauchte. Die Anzahl der erwählten Medizinen schwankte meist zwischen eins und sechs; nur selten waren es mehr. Inwieweit diese Methode zuverläßig war, konnte ich natürlich nicht mit Sicherheit sagen. Auf jeden Fall schien sie zu funktionieren, da sich anhand der gewählten Medizinen eine Diagnose des emotionellen Zustandes des Patienten ergab, die merkwürdigerweise genau stimmte – sozusagen ein Beweis vom anderen Ende her.

Mir erschien und erscheint auch heute noch diese indikatorische Methode in zahlreichen Fällen eine große Hilfe zu sein. Denn die herausgefundenen Bachschen Heilmittel geben gleichzeitig Aufschluß über die emotionelle Situation des Patienten, die mir sonst vielleicht verborgen geblieben wäre, besonders wenn der Patient nur ungern Farbe bekennt, obwohl sein Geständnis von großer Wichtigkeit für die weitere Behandlung ist.

Am auffälligsten zeigte sich die Wirkungsweise dieser Methode bei einem etwa sechs Jahre alten Mädchen, das die Eltern mir mit der Bemerkung brachten, ‚sie sei ein seltsames kleines Wesen’. Anscheinend war sie geistig und körperlich zurückgeblieben, obwohl sie geistig bestimmt nicht minderwertig war. Ich ‚bachte’ sie zunächst, wie ich es nannte, und erhielt eine Bombenreaktion bei Clematis vitalba. Als man es ihr daraufhin eingab, begann sie, in jeder Weise normal zu werden und hatte nie wieder einen Rückfall. Es war der Wendepunkt in ihrem Leben. Ich habe sie nur dieses eine Mal gesehen, aber das genügte.

Ich kam leider nicht immer zu einem Ergebnis. Gelegentlich schien ich ‚tot’ zu sein, da sich keine Reaktion ergab. Es gelang mir auch nicht herauszufinden, welche Umstände zu einer positiven Reaktion führten. Bei einem derartigen Versagen versuchte ich es anschließend mit der intuitiven Einschätzung.

Ich benütze die Bachschen Heilmittel seit dieser Zeit bis zum heutigen Tage und halte sie für eine unschätzbare und stets anwendbare therapeutische Bereicherung. Nachdem ich jedoch mehr Erfahrungen damit gesammelt habe, bin ich nicht mehr hundertprozentig davon überzeugt, daß der Patient allein durch sie geheilt wird.

Es scheint dagegen einigermaßen erwiesen zu sein, daß sich damit wohl die emotionelle Verfassung heilen läßt, aber zusätzlich noch eine spezielle Behandlung des körperlichen Leidens notwendig ist, wenn die pathologischen und physischen Veränderungen schon so weit fortgeschritten sind, daß sie sich nicht ohne weiteres rückgängig machen lassen. Außerdem nahm ich von der einfachen Anwendung der Bachschen Heilmittel, wie Dr. Bach selbst sie gelehrt hatte, Abstand und führte eine etwas kompliziertere Methode ein, wie ich später im Kapitel ,Grundformen' beschreiben werde. Allerdings würde ich keinem Anfänger raten, mit meiner Methode zu arbeiten, ehe er nicht Dr. Bachs viel einfachere Anwendung seiner Heilmittel meistert.

Miss Nora *Weeks* und ihr Mitarbeiter, Mr. *Bullen*, die zusammen in Mount Vernon, Sotwell, Dr. Bachs Werk in der ursprünglichen Form weiterführen, wie ich bereits erwähnte, stellten im Juni 1960 in dem ,Bach Remedy Newsletter' (Informationsbrief über die Bachschen Heilmittel) eindringlich folgendes fest: ,All die Jahre seit Dr. Bachs Tod 1936 haben wir uns bemüht, sein Prinzip der absoluten Einfachheit beizubehalten. Immer und immer wieder schlug man uns vor, die Zahl seiner Heilmittel zu vergrößern oder dieses oder jenes abzuändern. Einfalt und Harmonie könnten dadurch jedoch leicht verdorben werden, sobald die Sache kompliziert und verfälscht wird. Wir hielten es daher für einen Vorzug, sein Werk so weiterzuführen, wie es anfänglich gedacht war, damit die Leute voller Vertrauen sagen können: ,Ich habe Angst, deshalb nehme ich Mimulus, oder ich bin reizbar und greife daher zu Impatiens glandulifera."

Da ich bereits seit zwanzig Jahren mit seinen Heilmitteln arbeite, kann ich durchaus bestätigen, daß die Anwendung, allgemein gesprochen, wirklich derartig einfach und zuverlässig ist, auch wenn es noch so überraschend klingen mag.

DRITTES KAPITEL

WIE ICH ZUR MEDIZINISCHEN
PENDELKUNDE KAM

Seltsamerweise brachte mich 1938 eine Lebensmittel-
vergiftung, von der ich mich gar nicht recht erholen konnte,
von neuem auf die Spur. Nachdem ich vergeblich die üblichen Mittel der Schulmedizin angewandt hatte. versuchte
ich es mit Hilfe eines vernünftigen Heilpraktikers mit der
Naturheilkunde, doch ebenfalls ohne Erfolg. Dieser Mann
wies mich jedoch auf Dr. Hector *Munro* hin, der, wie er
sagte, ganz ungewöhnliche Methoden der Diagnose anwen-
de.

Deshalb suchte ich Dr. Munro auf und fand, daß er
nichts weiter mit mir anstellte, als daß er – ohne mich
tatsächlich zu berühren – seine Hände über die Stelle meines Unterleibes gleiten ließ, an der das Übel saß. Es schien,
als ob er mit seinen Händen das Leiden «erfühlen» wollte.
Denn nach einer Weile sagte er mir, daß ich mich nicht zu
beunruhigen brauche und bei geeigneter Behandlung bald
wieder gesund würde, obwohl mein Zustand unterdessen
chronisch geworden war. Als er mein Erstaunen bemerkte,
fragte er mich, ob ich gern mehr über seine Methode wissen
wolle und mich, falls dies der Fall sei, einer Gruppe von
Ärzten anschließen möchte, die sich mit Radiesthesie oder
medizinischer Pendelkunde befaßten.

Neugierig erklärte ich mich begeistert bereit und wurde
nach der üblichen Zeit als Mitglied zugelassen und begann,
die monatlichen Versammlungen der ‚Medizinischen Gesellschaft zum Studium der Radiesthesie' (Medical Society
for the Study of Radiesthesia) zu besuchen. Auf diese Weise

lernte ich nicht nur wunderbare und anregende Heilmethoden kennen, sondern auch Ärzte, die auf diesem neuen medizinischen Gebiet Pionierarbeit leisteten.

Jahre später, als ich selbst der Herausgeber von ‚Radiesthesia', der Zeitschrift dieser Gesellschaft, geworden war, hatte ich die betrübliche Aufgabe, ihre Lebenserinnerungen zusammenzustellen, da alle Mitglieder dieser ursprünglichen Gruppe zwischen 1946 und 1952 starben. Einen umfassenden Bericht über Leben und Werk der Gesellschaft findet man in ‚Radiesthesia IV' (zu beziehen durch Miss Bernard, 3 Wimpole Mews, London W. 1).

Doch damals hatte ich den großen Vorzug, jeden von ihnen persönlich kennen zu lernen und sie bei den verschiedensten Gelegenheiten bei ihrer Arbeit zu beobachten. Es war wirklich eine Gruppe außerordentlich begabter Forscher.

Zunächst war da Dr. Ernest *Jensen,* ein Arzt aus der berühmten Harley Street, ein freundlicher, gelehrter, aufgeschlossener Mann mit viel Sinn für Humor und großer Hingabe an sein Werk; dann Dr. Ernest *Martin,* der erste englische Arzt, der das Pendel für die Diagnose und die Behandlung verwendete und ein hervorragender Forscher auf dem Gebiet der äußeren Manifestation der Strahlung war; ferner Dr. Dudley *Wright,* Chirurg, Arzt Diätetiker, Landwirt und Gärtner – stets für neue Ideen zu haben, duldsam und einfühlend; außerdem Dr. Hector *Munro,* der von Natur aus medial veranlagt war, und dem für seine Patienten keine Mühe zuviel war. Dazu kamen noch viele andere, mit denen es ein Vergnügen war, bekannt zu sein.

Der leitende Kopf aller war zweifellos Dr. Guyon *Richards,* der nicht nur der Gründer und Vorsitzende der Gesellschaft war, sondern auch bedeutende selbständige Forschungsarbeit auf dem Gebiet der Radiesthesie leistete, deren Ergebnisse er in seinem Hauptwerk ‚The Chain of Life' (Die Kette des Lebens) veröffentlichte. Übrigens stellte er für mein chronisches Leiden eine erfolgreiche Diagnose und behandelte es entsprechend, wozu kein anderer in der Lage gewesen wäre. Rückschauend ist es mir unvorstellbar, wie ein anderer es ohne die Hilfe der Radiesthesie je hätte richtig erkennen können.

Was entdeckte und lernte ich nun von diesen Vorkämpfern? Und was hat man sich unter Radiesthesie vorzustellen, mit der ich so unerwartet bekannt wurde? Ich fand, daß ich wieder einmal mit einer Kraft oder Energie in Berührung kam, die sich mit der vergleichen ließ, die ich bereits in den Bachschen Heilmitteln festgestellt hatte. Allerdings wurde hier das Pendel benutzt, um die das Krankheitsbild bewirkende Kraft zu analysieren und zu messen, das heißt für die Gewinnung der Diagnose und außerdem für die Behandlung, indem für das Auspendeln die Heilmittel festgestellt wurden, die das Krankheitsbild korrigieren sollten.

Ich erfuhr so, daß vor allem die Franzosen vor etwa vierzig bis fünfzig Jahren entdeckten, daß das Pendel nicht nur - wie ursprünglich - zur Auffindung von Wasser, Mineralien und Erdöl benutzt werden konnte, sondern auch zu medizinischen Zwecken, wie zur Diagnose pathologischer Zustände und zur Bestimmung der dafür geeigneten Heilmittel. So kam es zu dem Ausdruck ‚Medizinisches Pendeln‘.

Diese ersten Forschungsergebnisse wurden später durch die Untersuchungen anderer, wie die von Turenne, Lesourd, etc. vervollständigt, die viel zur Vervollkommnung der Spezialtechnik des medizinischen Pendelns beitrugen. Darauf bauten dann die englischen Vorkämpfer auf, die die Begründer der ‚Medizinischen Gesellschaft zum Studium der Radiesthesie‘ wurden. Als ich dieser Gesellschaft beitrat, fand ich, daß in ihr zwei Hauptgedankenrichtungen vertreten waren, die radiesthetische und die radionische, die beide auf der gleichen Gabe der äußersten Feinfühligkeit fußten. Der Hauptunterschied lag nicht in den Phänomenen, die der Gegenstand ihrer Forschung waren, sondern in den angewandten Techniken.

Die Radiesthesie verwendet vor allem ein Pendel und

stellt die Abweichungen von der Norm mit einem einfachen Meßstab fest. Die Radionik benutzt dagegen Instrumente oder Apparaturen, wie sie in Amerika Dr. *Drown* und hier in England de la *Warr* aus der bereits erwähnten Abrams Box weiterentwickelten.

Beide gehen von ‚Zahlenverhältnissen' (rates) aus, das heißt von Zahlengruppen, die auf den zehn mit Zahlen versehenen Drehscheiben der Instrumente so angeordnet sind, daß man dank ihrer die verschiedenen pathologischen Umstände erkennen kann. In beiden Fällen wird für gewöhnlich ein Bluttropfen oder ebenso auch etwas Speichel oder Urin des Patienten verwendet.

Ich will hier nicht versuchen, die benutzten Techniken zu beschreiben, da man sie entweder in ‚Radiesthesia IV' oder in Büchern wie ‚An Introduction to Medical Radiesthesia and Radionics' (Einführung in die medizinische Radiesthesie und Radionik) von Dr. V. D. Wethered nachlesen kann. Dafür aber möchte ich kurz etwas über Bovis und sein Biometer sagen.

Monsieur *Bovis* behauptete, daß es möglich sei, die Strahlung verschiedener Stoffe – und ganz besonders des menschlichen Körpers – zu messen. Um dies zu ermöglichen, fertigte er einen Spezialmeßstab mit einer aufgetragenen Skala und einem beweglichen Schieber an. Dieses Instrument nannte er Biometer. Damit kann man an der Spitze des Daumens mit dem Pendel die allgemeine körperliche Vitalität eines Menschen messen. Der normale Stand variiert zwischen 120 und 140 Grad Bovis. Außerdem kann man damit psychische Messungen vornehmen, indem man dafür jedoch den Ballen des Daumens benutzt. Anstelle des Daumens genügt auch ein Blutstropfen des Patienten.

Ich hatte Erfolg damit, daß meine Frau eine ungewöhnliche Sensibilität besaß und so fähig war, mit dem Pendel genaue Resultate zu erzielen. Dadurch wurde meine mangelnde Sensibilität wettgemacht. Ihre radiesthetische Begabung war für mich von unschätzbarem Wert, da ich ohne ihre stets bereite Mitarbeit besonders bei meiner späteren

Forschungsarbeit niemals so weit gekommen wäre, wie es tatsächlich der Fall ist.

Ein richtiges Bovis Biometer stand mir allerdings nicht zur Verfügung. Dafür fertigte mir ein im Pendeln bewanderter Physiker, Mr. Benham, ein sehr einfaches Modell an, womit meine Frau in der Lage war, die Bovisschen Messungen durchzuführen. Sie stellte außerdem fest, daß sie es auch für andere radiesthetische Zwecke benutzen konnte, wie zum Beispiel für das Herausfinden der richtigen Bachschen Heilmittel, sowie die Bestimmung einfacher, für die Patienten benötigter Medizinen und die Entscheidung, ob eine verabreichte Nahrung zuträglich ist oder nicht.

Die körperlichen, wie auch die psychischen Messungen nach Bovis kamen mir bei meiner klinischen Arbeit sehr zustatten, da mir die körperlichen nicht nur das Maß der körperlichen Energie des Patienten verrieten, sondern mich auch in die Lage versetzten, zwischen körperlicher und seelischer Erschöpfung zu unterscheiden. Beklagt sich ein Patient beispielsweise über Schwäche und Ermüdungserscheinungen, so nehme ich an, daß es ein Fall tatsächlicher körperlicher Erschöpfung ist, sobald die körperlichen Messungen einen niedrigen Grad ergeben, während ich auf seelische oder psychologische Faktoren tippe, wenn die körperliche Messung einen normalen Stand anzeigt.

Bei den psychischen Messungen stellte ich fest, daß sie im wesentlichen dazu dienten, einen Hinweis auf die Art der empfehlenswerten Behandlungsmethode zu geben. Las ich über 250 Bovis ab, so wußte ich, daß der Patient überempfindlich war und homöopathische oder ähnliche Heilmittel wahrscheinlich Erfolg haben würden, insofern ich mich nach Dr. Bach richtete.

Um jedoch wieder auf die Radiesthesie zurückzukommen, so schien mir die Hauptschwierigkeit in der Ausdeutung des ermittelten Befunds zu liegen. In dieser Hinsicht besaß jeder, der auf diesem Gebiet tätig war, seine eigene Technik, und es war daher fast unmöglich, die Ergebnisse zu vergleichen.

Diese Schwierigkeit wurde bei der Radionik nahezu überwunden, da alle eine festgelegte Technik benutzten, obwohl die ‚Zahlenverhältnisse' (rates) von einander abweichen, je nachdem, ob man mit dem Drownschen oder dem de la Warrschen Instrument arbeitet.

Ich brannte genauso darauf, mich mit diesem neuen, reizvollen Gebiet zu befassen, wie seinerzeit mit den Bachschen Heilmitteln. Leider mußte ich jedoch zu meinem Kummer und meiner Enttäuschung feststellen, daß ich anscheinend nicht die Gabe besaß, erfolgreich zu pendeln und deshalb bei meiner Arbeit auf das Pendel und die radionischen Instrumente verzichten mußte.

Dafür hatte ich das große Glück, erst als Patient und dann als Kollege Dr. *Guyon Richards* Technik und Methoden aus erster Quelle zu studieren. Später hatte er sogar die Freundlichkeit, mir bei der Untersuchung von Patienten zu helfen, falls eine radiesthetische Diagnose und Behandlung angezeigt war. Auf diese Weise lernte ich viel von diesem begabten Vorkämpfer und war in mancher Hinsicht in der Lage, seine hervorragende Arbeit auf diesem Gebiet richtig zu würdigen.

Vor allem lernte ich durch ihn die radiesthetische Anwendung homöopathischer Heilmittel kennen, die zwar etwas von den strengen Grundsätzen der Homöopathie abwich, mir aber trotzdem sehr große Vorteile zu haben schien.

Vor vielen Jahren hatte ich mich gründlich mit der *Homöopathie* beschäftigt, weil ich sie gern in meiner Praxis anwenden wollte. Ich fand jedoch, daß ich auf Grund meiner Einstellung nicht erfolgreich mit ihr zu arbeiten vermochte. So gab ich es wieder auf. Jetzt aber entdeckte ich, daß man dank der Radiesthesie nicht nur die richtigen Heilmittel feststellen konnte, sondern auch ihre richtige Dosierung (dies war sogar einfacher, als die Krankheit selbst zu ermitteln). Bisher ließ sich dieser wichtige Punkt nur intuitiv erraten oder ergab sich erfahrungsmäßig durch langes, oft mit Irrtümern verbundenes Ausprobieren. Die

Radiesthesie ergab weiterhin, daß es nur äußerst selten ein ‚similimum' im klassisch homöopathischen Sinne gibt, dafür aber eine Gruppe von Heilmitteln, die in ihrer Gesamtheit genau wie ein ‚similimum' wirken. Homöopathisch gesehen war dies Polypharmazie und somit Ketzerei. Trotzdem stellte sich heraus, daß sich damit arbeiten ließ.

In der ersten Welle der Begeisterung glaubte ich, endlich die Antwort auf mein Forschen nach einer genaueren und verfeinerten Methode der Diagnose und Behandlung gefunden zu haben, da in den Händen von Dr. Richards und anderen ausgezeichneten Pionieren auf diesem medizinischen Gebiet alles absolut folgerichtig und geradlinig aussah. Leider erlitt jedoch mein naives Anfangsurteil bei weiterem Experimentieren manche Korrektur. Es war in der Tat nicht so einfach, wie es aussah.

Nehmen wir zum Beispiel einmal folgenden Fall, über den ich in der ‚Medizinischen Gesellschaft zum Studium der Radiesthesie' 1945 berichtete.

Das Interessante an diesem Fall war:

1. Daß er ganz unbeabsichtigt einen Vergleich der verschiedensten diagnostischen radiesthetischen Methoden lieferte, da im Verlauf der Krankheit drei voneinander unabhängige Radiesthetiker aufgefordert wurden, Hand in Hand zu arbeiten. Alle drei waren zuverlässige, geschickte und erfahrene Praktiker. Der eine, den wir A nennen wollen, benutzte ein de la Warrsches Instrument, die anderen beiden, B und C, verwendeten das Pendel, allerdings auf sehr verschiedene Weise.

Leider wich ihre Diagnose nicht nur voneinander ab, sondern – was vielleicht noch schlimmer war – ich konnte sie zuweilen überhaupt nicht mit dem klinischen Befund in Einklang bringen.

2. Fast während des ganzen Verlaufs der Krankheit zeichnete ich die körperlichen Bovis-Messungen (von meiner Frau festgestellt) auf, die fast genau mit dem klinischen

Befund übereinstimmten und mir eine große Hilfe für die richtige Beurteilung der Lage waren.

Lassen Sie mich den Schluß meines Berichts über diesen Fall zitieren: ‚Zu einem gewissen Zeitpunkt hielt ich es für aufschlußreich festzustellen, was die Untersuchungen mit dem de la Warrschen Instrument ergaben, und erbat mir dementsprechend am 13. September einen Bericht von A. Dem Bericht zufolge hatte sich der Zustand des Patienten kaum verändert, nur daß jetzt von offener Tuberkulose anstatt nur von Tb-Toxinen die Rede war.'

‚Da es dem Patienten immer schlechter ging, hielt ich es für angezeigt, von C ein drittes radiesthetisches Gutachten (mit Hilfe des Pendels) einzuholen. Danach handelte es sich um Krebs in den Bronchien und Lymphdrüsen der Brust.'

‚Ein abschließender Test, der von B mit dem Pendel durchgeführt wurde, ergab dagegen keinen besorgniserregenden Zustand! Trotzdem schwanden die Kräfte des Patienten zusehends dahin, obwohl ein Test seitens C am 24. September trotz des fortschreitenden Krebses eine leichte Besserung im Allgemeinbefinden verzeichnete!'

‚Auf jeden Fall ging es mit dem Patienten immer weiter bergab, obwohl ein abschließender Test von C am 5. Oktober noch immer die gleiche Situation anzeigte und der Ärmste am 6. Oktober ganz plötzlich verstarb.' Leider konnte keine Leichensektion vorgenommen werden, weshalb sich nicht feststellen ließ, welcher der drei Radiesthetiker recht gehabt hatte. Meine eigene klinische Untersuchung hatte Carcinome ergeben, und ich sah keinen Anlaß dafür, meine Ansicht zu ändern.

Ich regte an, aus diesem Fall die Lehre zu ziehen, daß man erst dann von Fortschritten sprechen und sich der skeptischen Einstellung der Zweifler und Kritiker erwehren könne, wenn es möglich wäre, eine größere Übereinstimmung zwischen den verschiedenen Instrumenten, Methoden, Testen und vor allem dem klinischen Befund zu erzielen.

Ein weiterer Fall, der mir einen ziemlichen Schock versetzte, war der einer Krebskranken im fortgeschrittenen Stadium. In der letzten Verzweiflung setzte sie ihre Hoffnung auf eine Behandlung, die durch ein de la Warrsches Instrument ermittelt werden sollte. Die Patientin starb jedoch zwischen dem Einschicken des Bluttropfens und dem Eintreffen des diesbezüglichen Bescheids. Diese Tatsache war dem Testenden unbekannt, während ich davon wußte. Man kann sich daher sicher meine Überraschung vorstellen, als ich folgenden Bericht erhielt: ‚Im Befinden der Patientin ist eine Besseung zu verzeichnen.'

Ich nahm dazu in einem Brief, in dem ich um weitere Aufklärung dieser ungewöhnlichen Situation bat, folgendermaßen Stellung:

1. ‚Wie ist es überhaupt möglich, daß man noch einen Befund erhält, wenn der Patient bereits tot ist, und obendrein einen Befund, der von einer Besserung des Zustands spricht?'

2. ‚Wenn man aber einen Befund wie den obigen erhält, dürfte er jeder gesicherten Grundlage entbehren, da der Patient ja nicht mehr am Leben ist.'

3. ‚Aber auch wenn der Patient noch leben sollte – wie weiß man da, daß der Befund wirklich zuverlässig ist?'

4. ‚Die einzigen Schlüsse, die man berechtigterweise daraus ziehen kann, sind: a) daß man mit den Testergebnissen wenig anfangen kann, denn selbst wenn sie genau sein sollten, weiß man in keinem Fall, ob sie es sind oder nicht; b) daß es sich überhaupt nicht um einen Befund körperlicher Zustände handelt.'

Die Antwort auf diese Feststellungen war: ‚In manchen Fällen handelt es sich bei der radionischen Analyse nicht um den physischen Körper, sondern um den Ätherleib oder Astralleib. In einem derartigen Fall hat der Tod daher keine Einwirkung auf den Befund, außer daß man eine Besserung oder jedenfalls keine Verschlechterung des Zustands feststellt.'

Dieser Fall schien mir in theoretischer und praktischer

Hinsicht Probleme von grundlegender Wichtigkeit aufzuwerfen. Wie außerordentlich wichtig sie waren, merkte ich erst später, als ich allmählich begriff, was damit alles verbunden ist.

Aber noch ein weiteres Beispiel aus der gleichen Zeit, das ermutigender ist, da durch einen reinen Zufall eine günstige Testsituation gegeben war.

Es geschah, daß ich einen Tropfen meines eigenen Bluts an jemand eingeschickt hatte, der mit dem de la Warrschen Instrument operierte. Am gleichen Abend hatte ich einen Autounfall, bei dem ich zwei Leute anfuhr, von denen der eine schwer verletzt wurde, was mir persönlich einen furchtbaren körperlichen Schock versetzte. Als mein Blutstropfen am nächsten Tag durch das Instrument getestet wurde, machte sich unter anderem der Schock sehr stark bemerkbar. Das Heilmittel dafür sollte Vanadium sein. Die Testenden meinten, daß sie nur selten eine derartig starke Reaktion verspürt hätten und machten sich Gedanken über ihre Stärke und den Anlaß dafür, denn sie erfuhren erst später von der wahren Ursache ihres durchaus korrekten Befunds. Meiner Ansicht nach ist dies ein ausgezeichnetes Testergebnis.

Diese Erlebnisse standen am Anfang meiner Beschäftigung mit dem Neugier erweckenden Geheimnis der Radiesthesie.

Wenn ich rückschauend darüber nachdachte, was ich gesehen und erfahren hatte, wurde es mir klar, daß ich vorläufig die Richtigkeit aller radiesthetischen und radionischen Befunde nicht einfach hinnehmen konnte, obwohl ich gern bereit war, vieles davon anzuerkennen. Dank meiner eigenen Erfahrungen und Beobachtungen mit derartig tüchtigen Versuchsleitern, wie ich sie in der Medizinischen Gesellschaft kennen gelernt hatte, war ich beispielsweise überzeugt, daß wohl bei vielen Anlässen hervorragend genaue Ergebnisse erzielt wurden, aber daß es auch ebenso feststand, daß man in anderen Fällen keineswegs ans Ziel gelangte. Trotzdem hielten natürlich alle Testenden ihre Befunde in gleicher Weise für korrekt, was wahrscheinlich eine psychologische Notwendigkeit war. Denn wenn sie erst einmal begannen, die Richtigkeit ihrer Messungen und Befunde in Frage zu stellen, würden sich dadurch Zweifel einstellen, die ihrer Arbeit Abbruch täten. Dies scheint mir übrigens in gewisser Hinsicht auf alle Versuchsleiter zuzutreffen.*

Es bleibt somit die Frage offen, wie ein Versuchsleiter zwischen korrekten und fehlerhaften Befunden unterscheiden kann – vor allem bei dem Frühstadium der Krankheit, bei dem die radiesthetische Diagnose besonders wertvoll ist. Offensichtlich gibt es keine wirksame Methode der Nachprüfung, wie etwa in den späteren Stadien, in denen objektive körperliche Anzeichen vorhanden sind, die durch Laboratoriums-, Röntgen-, Operations- und Leichenschaubefunde erhärtet werden können oder – wie bei der gewöhnlichen Rutengängerei – durch das Auffinden von Wasser, Metallen oder Erdöl an der durch die Rute bezeichneten Stelle. Dennoch war ich davon überzeugt, daß die erhaltenen Ergebnisse – gleich mit welcher Pendeltechnik sie erreicht wurden – in der Mehrzahl der Fälle zuverlässig und korrekt waren. Nur – wie konnte man sich darüber Gewißheit verschaffen?

Alle diese und noch viele andere Probleme sollten in den nächsten Jahren einen großen Teil meiner Zeit und Arbeitskraft in Anspruch nehmen, besonders aber die Faktoren, die für die Zuverlässigkeit und Genauigkeit der radiesthetischen Diagnose und Behandlung ausschlaggebend sind. Zu gegebener Zeit werde ich in einem späteren Kapitel berichten, was ich über diese fraglichen Punkte ermittelte, denn ich stand erst am Anfang meiner radiesthetischen Erfahrungen und mußte noch vieles dazulernen.

* Im Lichte späterer Erkenntnisse stimmt dies wahrscheinlich für all das, was man als die untere Stufe der Pendel-Diagnose bezeichnen könnte. Für die höhere ergibt sich dagegen dieses Problem nicht.

VIERTES KAPITEL

VIS MEDICATRIX NATURAE:
VON HIPPOCRATES ZU DR. REICH

Etwa zu diesem Zeitpunkt lieh mir Dr. Munro sein Exemplar der sehr seltenen Ausgabe von Prof. Gregorys Übersetzung der berühmten ‚Untersuchungen des Barons von Reichenbach' (Researches). Ich war begeistert davon und fühlte mich wahrhaftig wie Keats, als er zum ersten Mal Chapman's Homer zu Gesicht bekam und möchte mit ihm in leichter Abänderung sagen:

‚Noch nie verspürt ich des Erhabnen Hauch,
bis Gregory ich hört es künden kühn und laut',

denn auch hier traf ich wieder auf die so schwer zu erfassende Vitalkraft – allerdings diesmal in der Darstellung eines hervorragenden Forschers.

Beim Lesen fiel mir *Reichenbachs* außergewöhnliche wissenschaftliche Genauigkeit und Sorgfalt auf – seine bewundernswerte Art, mit seinem Versuchsmaterial umzugehen und die sich daraus ergebenden Probleme mit genialem Scharfsinn anzupacken. Ein wahrhaft schöpferischer Wissenschaftler stellte er bei jedem Problem immer die richtigen Fragen und ersann stets die richtige Versuchsanordnung, worauf er demgemäß auch die richtige Antwort erhielt. Dies gelingt nur ganz hervorragenden Wissenschaftlern, die tatsächlich zur Wahrheit vordringen.

Dieses Buch regte mich zum Nachdenken an, und ich fühlte, daß es höchste Zeit war, mich selbst ein wenig an die Erforschung dieser Kraft zu machen, die offensichtlich nicht in das Bild der modernen Wissenschaft hineinzupas-

sen schien. Bedeutete sie etwas gänzlich Neues oder war sie
nur eine noch nicht bekannte Form der elektro-magnetischen Phänomene? In dieser Hinsicht herrschte unter uns
allen eine merkwürdige Verwirrung.

Es schien mir daher angebracht, mich eingehender mit
diesem Thema zu befassen. Ich erinnerte mich in diesem
Zusammenhang an den wohlbekannten Ausdruck ‚Vis Medicatrix Naturae' – die Heilkraft der Natur. In alten
Zeiten hielt man sie für diejenige Kraft, die wahrhaft heilte
und die die Grundlage der Medizin bildete. Schon der
größte mittelalterliche Chirurg, Ambrose *Paré,* brachte
dies in seiner berühmten Feststellung folgendermaßen zum
Ausdruck: ‚Ich behandle, Gott heilt.' Bestand da etwa tatsächlich ein Zusammenhang zwischen ihr und Reichenbachs Odyl sowie Dr. Bachs Vitalkraft der Blumen und
den radiesthetischen Phänomenen?

Die Gelegenheit zur Erforschung dieser Probleme ergab
sich zwanglos durch die Aufforderung, den Eröffnungsvor-
trag auf dem naturwissenschaftlichen und technischen Kongreß für Radionik und Radiesthesie im Mai 1950 in London zu halten. Ich brauche wohl nicht zu erwähnen, daß
ich dabei nicht nur die Ehre, sondern auch die große Verantwortung empfand. Trotzdem – hier war die Chance,
auf die ich schon lange wartete, und welches Thema wäre
geeigneter gewesen als die Vis Medicatrix Naturae?

So machte ich mich daran, alles nur erdenkliche Material zusammenzutragen. Zu meinem Kummer schien niemand etwas darüber zu wissen, und keiner konnte mir raten, wie ich dem Problem beikommen könnte. Eine merkwürdige Sache, wenn man bedenkt, daß jeder Arzt – in
den Augenblicken echter Demut – erkennen muß, daß er
nichts weiter tun kann, als diese geheimnisvolle Kraft zur
Heilung des Patienten zu Hilfe zu rufen. Aber im Zeitalter der Wissenschaft scheinen wir diese elementare Tatsache ganz vergessen zu haben, da wir allzu sehr durch den
modernen ‚Fortschrittsglauben' verwirrt wurden.

Trotzdem ließ ich mich nicht davon abbringen. Nach langem, nutzlosen Umhersuchen riet man mir, mich doch einmal in der ,Library of the Royal College of Physicians' (Bibliothek der Königlichen Ärztekammer) umzusehen. Leider mußte ich feststellen, daß sie nur Mitgliedern offenstand, während ich nur ein einfacher Lizentiat war. Erfreulicherweise war dafür das ,Royal College of Surgeons' (Königlicher Chirurgen-Verband) entgegenkommender und ihr Bibliothekar mir sehr behilflich. Er fand schließlich sogar die einzige Abhandlung heraus, die anscheinend über dieses Thema geschrieben worden war. Sie stammte von Dr. Max Neuberger aus dem Jahre 1943: ,The Doctrine of the Healing Power of Nature throughout the Course of Time' (Die Lehre von der Heilkraft der Natur im Wandel der Zeiten). Aber nicht einmal das schien ganz dem zu entsprechen, was mir vorschwebte. So blieb mir schließlich nichts anderes übrig, als mir über das ganze Thema meine eigenen Gedanken zu machen, was möglicherweise nicht das schlechteste war.

Was ich dabei herausfand und einem ausgewählten Hörerkreis am 16. Mai 1950 vortrug, möchte ich hier kurz umreißen:

Die Vorstellung von der Vis Medicatrix Naturae geht zweifellos bis auf Hippokrates zurück, also bis auf das Jahr 400 v. Chr. Er scheint als erster eine Vorstellung von den großen Heilkräften der Natur besessen zu haben, und seine ausgedehnten Erfahrungen machten ihn zum überzeugten Anhänger dieser Kräfte. Nach Neuberger schien ihm ,die Krankheit nicht lediglich ein Tiros, ein Leiden, zu sein, sondern im wesentlichen ein Toros, eine Anstrengung, ein ,Sich-Bemühen des Körpers, das gestörte Gleichgewicht in seiner normalen Betätigung wiederherzustellen. Die Genesung erweist sich danach als ein Werk der Natur, deren Heilkräfte allein – oder durch ärztliche Hilfe ergänzt – dieses Ziel erreichen, womit die Natur selbst zur Heilerin der Krankheiten wird.'

Dies ist die Lehre, die in den Medizin-Schulen aller Zeiten so hoch in Ansehen stand, und diese Auffassung ist seit dreiundzwanzig Jahrhunderten niemals ganz aus dem Blickfeld entschwunden. Sobald sie jedoch zu gewissen Zeiten stark in den Hintergrund trat, zeigte die Medizin die Tendenz, rein materialistisch-dogmatisch zu werden.

Andererseits aber neigte sie – wie es mehrfach der Fall war, wenn sie in das gegenteilige Extrem umschlug – zu einem gefährlichen Laissez-faire und zu einer skandalösen Vernachlässigung des Patienten.

Aber was soll man sich wohl unter dieser Heilkraft oder Naturkraft, die dem Organismus innewohnt, vorstellen? Ich möchte dafür zweierlei Stellen anführen, zunächst eine aus dem berühmten Buch von Prof. William *McDougal*, ‚Body and Mind' (Körper und Geist) das bei Methuen erschien:

‚Die wesentliche Vorstellung, die die gemeinsame Grundlage aller Arten des Animismus bildet, ist die, daß alle oder wenigstens gewisse Äußerungen der Lebenskraft und des Geistes, die den lebendigen Menschen von der Leiche und den anorganischen Gebilden unterscheiden, auf die innere Betätigung von etwas zurückgehen, das von völlig anderer Natur ist als der Körper. Es ist – allgemein gesprochen – ein belebendes Prinzip, das keineswegs notwendigerweise oder immer als ein immaterielles individuelles Wesen oder als Seele verstanden wird.'

Ferner Prof. James *Ward:* ‚Der grundlegende Unterschied zwischen Lebendigem und Nicht-Lebendigem ist der, daß in dem Lebendigen, zusätzlich zu den Eigenschaften des Nicht-Lebendigen, stets noch irgendetwas anderes anwesend ist (das wir zum besseren Verständnis als ‚*Vitalkraft*' bezeichnen wollen). Dieses zusätzliche ‚Etwas' verleiht lebendigen Körpern die Tendenz, das vorhandene Gleichgewicht zu stören, den Auflösungsprozeß, der in der gesamten nicht-lebendigen Welt vorherrscht, umzukehren sowie aufzubauen und zu speichern, wo auf der anderen Seite zerstört und niedergerissen wird. Es ist sozusagen die Tendenz, die individualistische Existenz den antagonistischen Kräften gegenüber zu sichern, ein Wachstum und einen Fortschritt zu verzeichnen und nicht nur den bequemeren Weg einzuschlagen, sondern offensichtlich nach dem besten Weg zu suchen, wobei jeder erlangte Vorteil gewahrt und weitere angestrebt werden.'

Seine Idee ist, daß in jedem Organismus eine vitale Macht oder Kraft existiert, die nicht nur das Leben schützen, sondern es den zahllosen feindlichen und zerstörerischen Faktoren gegenüber erhalten möchte. Der Besitz dieser Lebenskraft macht den Unterschied zwischen organischem und anorganischem Leben aus.

Es ist jedoch angebracht, die Frage aufzuwerfen, ob diese anzunehmende Lebenskraft wirklich mehr ist als die Endsumme der bereits wohlbekannten physikalischen und chemischen Kräfte, die sich in der übrigen Welt auswirken. Die Materialisten würden dies bestimmt verneinen, und ich nehme an, daß die wissenschaftliche Welt ihnen im allgemeinen beipflichtet, obwohl das heutzutage nicht mehr ganz feststehen dürfte.

Der Verfasser des Biologie-Artikels in der Encyclopaedia Britannica (dem englischen Brockhaus. Der Übersetzer) betont beispielsweise diesen Punkt nachdrücklichst und sagt: «Es mag vorteilhaft erscheinen, die Ausdrücke ‚Vitalität' und ‚Vitalkraft' anzuwenden, um damit die treibenden Kräfte gewisser größerer Gruppen von Naturvorgängen zu bezeichnen, so wie wir die Namen ‚Elektrizität' und ‚elektrische Kraft' für andere gebrauchen. Sie hören jedoch auf, eine angemessene Bezeichnung zu sein, sobald diese Ausdrücke die abwegige Vorstellung einschließen, daß ‚Elektrizität' und ‚Vitalität' Daseinsformen sind, die die Rolle ursächlich wirkender Kräfte für elektrische und vitale Phänomene übernehmen. Eine Ansammlung lebenden Protoplasmas ist nichts weiter als eine höchst komplizierte molekulare Maschinerie, deren Gesamtarbeitsleistung, genau wie die ihrer vitalen Phänomene, einerseits von ihrem

Aufbau und andererseits von der angewandten Energie abhängt.'

Ich behaupte jedoch – und das ist meine Arbeits-Hypothese – daß wir es mit etwas ‚Noch-darüber Hinausgehendem' zu tun haben, und ich möchte daher meine weiteren Ausführungen dem Bemühen widmen, dieses ‚Darüberhinausgehende' nachzuweisen.

Diese Frage nach dem ‚Darüberhinausgehenden' dürfte davon abhängig sein, wie man an dieses Problem herantritt. Man kann – wie die Materialisten es tun – annehmen, daß bei einer bestimmten Stufe komplizierter Verflechtungen eine kritische Veränderung stattfindet. Eine Analogie dazu wäre der kritische Punkt, an dem Wasser zu Eis wird oder andererseits zu Dampf. In gleicher Weise könnte eventuell ein anorganisches Gebilde, wie etwa eine Ansammlung von Großmolekülen, beim Erreichen eines gewissen kritischen Punktes komplizierter Verflechtungen zu einem lebendigen Ganzen werden.

Wenn man jedoch die gleichen Phänomene von einem übersinnlichen Gesichtspunkt aus betrachtet, könnte man ebensogut behaupten, daß ein anorganisches Gebilde erst bei der Erreichung eines gewissen Punktes komplizierter Verflechtungen die richtigen Vorbedingungen für die Auswirkung der Lebenskraft (d. h. der ätherischen Bildekräfte Rudolf Steiners) zeigt und damit für den Akt des ‚Lebendig-Werdens'.

Zweckdienlicherweise möchte ich hier einmal annehmen, daß der zuletzt angeführte Standpunkt der richtige ist. Um seine Richtigkeit zu beweisen, erscheint es ratsam, geschichtlich die Entwicklung dieser Kraft zurückzuverfolgen. Wir haben es hier mit der Überlieferung einer Kraft zu tun, die eine biologische Energie von ungewöhnlich intregrierender und heilender Wirksamkeit ist, und die uns unter sehr vielen Namen bekannt wurde, von denen der rätselhafteste der von den mittelalterlichen Alchimisten benutzte Ausdruck Lebensflüssigkeit oder Himmlisches Wasser ist.

Der italienische Philosoph *Regnano* sagt: ‚Gleich, ob man

es klar erkennt oder nicht – die Erforschung der Natur der vitalen Grundkräfte ist auf jeden Fall der Hauptgegenstand und das Endziel aller allgemeinen biologischen Studien.'

Paracelsus war der Ansicht, daß es zweierlei Typen von Ärzten gibt: ,Die, die mit Hilfe des Übernatürlichen und die, die durch Medikamente heilen. Der Arzt muß das zustandebringen, was Gott auf übernatürliche Weise erreicht hätte, wenn der Glaube des Kranken stark genug gewesen wäre.' Das scheint mir ein wertvoller Anhaltspunkt zu sein. ,Die, die durch Medikamente heilen,' kennen wir – dazu gehört die gesamte moderne Medizin, die uns leider in der Erkenntnis der übernatürlichen Heilkraft nicht weiterbrachte. Aber wie steht es mit der übernatürlichen Heilkraft – anscheinend ist sie die n-te Potenz der Naturkraft! So betrachtet, könnten wir vielleicht von der Naturkraft noch einiges lernen. Ich möchte in einem späteren Kapitel näher darauf eingehen.

Zunächst jedoch zurück zu Paracelsus, dem berühmten Arzt des Mittelalters (1490–1541), der seit seinen Lebzeiten bis auf den heutigen Tag im Mittelpunkt heftiger Kontroversen stand. Nachdem man ihn jahrhundertelang für einen Erzscharlatan hielt, beginnt man jetzt endlich seine Erkenntnisse zu schätzen und zu verstehen. Er ist somit ein gutes Beispiel für den Satz: ,multa renascentur, quae iam caecidere.'

In der Encyclopaedia Britannica heißt es: ,Paracelsus begründete das ,sympathetische System' der Medizin, nach dem die Sterne und anderes, besonders die Magneten, den Menschen durch eine feine Emanation oder ein Fluidum, das den gesamten Weltenraum durchdringt, beeinflussen (Zitat aus Sir William Oslers Buch ,The Evolution of Modern Medicine', Die Entwicklung der modernen Medizin, S. 140). Osler sagt, daß ,Paracelsus den Heilvorgang der Natur mit dem Wort ,munia' bezeichnet, worunter er eine Art magnetischen Einfluß oder Kraft versteht und glaubt, daß jeder, der sie besitzt, bei anderen Menschen Krankhei-

ten zum Stillstand und zur Heilung bringen könnte.'
,Wie die Lilie unsichtbar Düfte ausströmt, können heilende
Einflüsse von einem unsichtbaren Körper ausgehen.'

Nach Paracelsus eigenen Worten ist diese ,Lebenskraft
nicht im Menschen eingeschlossen, sondern strahlt von innen her und umgibt ihn wie eine leuchtende Sphäre, die sogar aus der Entfernung wirksam werden kann. Sie vermag
den Lebenssaft (Blut) zu vergiften und Krankheiten hervorzurufen, kann aber auch ebensogut reinigend und hei-
lend wirken.'

J. B. van *Helmont* (1577–1644) ein Schüler des Paracelsus, erweiterte seine Lehre, indem er dozierte, daß ein ähnliches magnetisches Feld vom Menschen ausstrahlt und von
ihm durch seinen Willen gelenkt werden kann, um Geist
und Körper anderer auf direktem Wege zu beeinflussen.

Nach van Helmonts eigenen Worten ist es das ,Magnale
Magnum, mittels dessen diese besagte geheime Eigenschaft
eine Person befähigt, auf eine andere Person einzuwirken... Es ist jedoch keine körperliche Substanz, die wir
kondensieren, messen oder wiegen können, sondern ätheri-
scher Geist, reine Lebenskraft, die alles durchdringt und die
Masse des Universums in Bewegung hält.' Seine Archeus-
Theorie setzt eine außergewöhnliche Kraft voraus, eine eigene vitale Bildekraft, die praktisch in ihren ordnenden
Einflüssen unbegrenzt ist.

Die Überlieferung dieser magnetischen Kraft wurde von
anderen weiterentwickelt, besonders von dem englischen
Mystiker und Arzt Robert *Fludd*, der erklärte, daß jeder
Körper durch eine unsichtbare Kraft belebt wird, und· daß
der Mensch die Eigenschaften des Magneten besäße. Ferner
von dem Naturphilosophen Pater *Kircher*, von Valentine
Graterakes, einem Iren, der in England als Heilmagnetiseur
bekannt wurde und dessen Gegenspieler ein Jahrhundert
später der österreichische Priester *Gassner* war. Auch der
berühmte *Swedenborg* befürwortete den Magnetismus und
bediente sich beim Heilen dieser Kraft.

Vielleicht ist es gut, noch eine nähere Erklärung der Bedeutung des Wortes ‚magnetisch' zu geben. Es stammt von der Anwendung der Magneten zu Heilzwecken; d. h. man strich mit Magneten über die kranke Körperstelle, worauf in einigen Fällen Heilung erfolgte. Man folgerte daraus, daß von dem Magneten etwas Magnetismus auf den Kranken überging, daher der Ausdruck ‚magnetisches Fluidum'. Die Erklärung war falsch, aber der Gedanke richtig, wie Reichenbach einige Jahrhunderte später bewies.

Mit *Mesmer* kommen wir zu der modernen Auffassung und dem ersten Versuch, das Heilen mit magnetischen Kräften wissenschaftlich zu unterbauen. Wie Ennemoses in seiner ‚History of Magic' (Geschichte der Magie) sagt, ist ‚Franz Anton Mesmer (geb. 1734) der erste, der eine klare Definition des Magnetismus als besondere Naturkraft aufstellte. Dadurch wurde er tatsächlich in der Geschichte des Magnetismus zum Entdecker und Mittelpunkt zwischen Vergangenheit und Neuzeit'.

Nach der Encyclopaedia Britannica ‚entwickelte er die Lehre von dem magnetischen Fluidum, indem er eine spezielle Abart davon als gegeben voraussetzte, die er tierischen Magnetismus nannte. Er behauptete, damit viele Krankheiten heilen zu können und lehrte außerdem, daß man diese Kraft auf leblose Gegenstände übertragen und in ihnen speichern könne, wodurch diese befähigt würden, Krankheiten zu heilen'.

Dr. *D'Eslon*, Mesmers Hauptschüler, formulierte die Gesetzte des tierischen Magnetismus folgendermaßen:

1. Tierischer Magnetismus ist ein universelles, beständig aktives Fluidum, das die ganze Natur erfüllt und als Medium für den gesamten Einfluß der Sterne untereinander und den zwischen der Erde und den tierischen Körpern dient.

2. Es ist das feinste Fluidum in der Natur, das zugleich auffluten und abebben und alle Arten von Bewegung aufnehmen, weiterleiten und fortsetzen kann.

3. Der menschliche Körper besitzt, wie der Magnet, Pole und andere analoge Eigenschaften.

4. Die Kraft und Wirksamkeit des tierischen Magnetismus kann von einem Körper auf den anderen übertragen werden, gleich ob es sich um einen belebten oder unbelebten Körper handelt.

5. Er wirkt auch auf große Entfernungen, ohne daß dazu irgend ein Vermittler benötigt wird.

6. Er wird durch Spiegel verstärkt und reflektiert, durch Töne mitgeteilt, weitergeleitet und verstärkt und kann angehäuft, konzentriert und transportiert werden.

Mesmer selbst beschließt das Vorwort zu seiner ‚Abhandlung über die Entdeckung des tierischen Magnetismus', die 1799 veröffentlicht wurde, mit den Worten: ‚Ich weiß wohl, daß diese kleine Schrift auf mancherlei Schwierigkeiten stoßen wird, denn man darf nie vergessen, daß die Probleme nur dann zu lösen sind, wenn gründliches Nachdenken mit praktischer Erfahrung Hand in Hand geht. Nur die Erfahrung kann das Nebelhafte aufhellen und diese allgemein gültige Wahrheit in das rechte Licht rücken, daß die Natur uns ein universelles Mittel für die Heilung und Erhaltung des Menschen gewährt.' Genau wie Paracelsus war er der Ansicht, daß es nur *eine* Krankheit und dementsprechend nur *eine* Art der Heilung gibt'.

Mesmers Ideen stießen auf den erbittertsten Widerstand auf medizinischem und allgemein naturwissenschaftlichem Gebiet, und so wurde 1784 eine Königliche Kommission eingesetzt, um seine Behauptungen zu prüfen. Obwohl sie manche Tatsachen nicht abstritt, lautete ihr Bericht, der im folgenden Satz zusammengefaßt wurde, nicht günstig: ‚Die Einbildungskraft tut alles, der Magnetismus nichts.' Dieses Urteil führte zusammen mit allerlei Humbug, den man über Mesmer und seine Anhänger verbreitete, zu einer Verächtlichmachung der ganzen Angelegenheit, obwohl sie einst so aussichtsreich begann.

Seine berühmte Klinik zum Beispiel, die bei der haute volée von Paris des Jahres 1775 große Mode war, schien den Höhepunkt des Hokuspokus zu bedeuten mit ihrer luxuriösen Einrichtung, den kostbaren Teppichen, den musikalischen Darbietungen, den Spiegeln und nicht zuletzt mit Mesmer selbst im seidenen Gewand, die Wünschelrute schwingend, sowie vor allem dem berühmten *baquet*, einem großen mit Wasser, Eisenspänen und anderen Dingen gefüllten Bottich.

Aber war es wirklich nur Hokuspokus? Der Bottich zum Beispiel mit seinem sich langsam vollziehenden chemischen Prozeß muß, wie Reichenbach später nachwies, Odyl erzeugt haben, wodurch eine starke Heilwirkung ausgeübt wurde, genau wie Mesmer behauptete. Ebenso dürfte es mit dem übrigen Drum und Dran bestellt sein, wenn man nochmals alles exakt überprüfen würde, was wahrhaftig an der Zeit wäre.

Doch mag sich dies verhalten, wie es will, auf jeden Fall wurde der Mesmerismus später mit dem Hypnotismus identifiziert. Als Braid jedoch 1842 zeigte, daß Hypnotismus* durch geistige und psychische Manipulationen erreicht werden konnte, geriet der tierische Magnetismus völlig in Mißkredit trotz der kräftigen Unterstützung durch Dr. John *Elliotson*, Professor für Praktische Medizin am University College (1832). Seine Begeisterung für Mesmers Lehre kostete ihm die Professur, ganz abgesehen davon, daß er es sich fünfzehn Jahre gefallen lassen mußte, daß ‚seine Professorenkollegen ihn grundlos verfolgten und ihn beständig

---

* Angesichts dieser späteren Indentifikation dürfte es wichtig sein, festzustellen, daß Mesmer selbst weniger an der Mesmerschen ‚Trance' als an der Mesmerschen ‚Krisis' lag — etwas völlig anderem, das jedoch äußerst bedeutsam für ein gründliches Verständnis von Mesmers Werk ist, ganz besonders, da dieser wichtige Faktor selbst von modernen Kommentatoren, wie zum Beispiel Goldsmith in ihrem Buch 'Mesmer — the History of an Idea' (Mesmer — die Geschichte einer Idee) übersehen wurde.

beschimpften und in der denkbar entwürdigendsten Weise angriffen'. Ein weiterer Befürworter war Dr. *Esdaile* in Indien, der 1845 viele schmerzlose und erfolgreiche größere Operationen dank des Mesmerismus durchführte, was ihn allerdings nicht vor ähnlichen Angriffen und Schmähungen bewahrte.

Die Entdeckung des Chloroforms gab leider diesem höchst ergiebigen Seitenzweig der Forschung den Gnadenstoß.

Heftige und sinnlose Vorurteile zusammen mit der Beschuldigung einer tatsächlichen oder nur vermuteten Verbindung zu Mesmer waren 1861-62 die Hauptgründe für den völligen Mißerfolg des Barons Karl von *Reichenbach*, des berühmten Chemikers und Entdeckers des Kreosots, als er versuchte, die führenden deutschen Wissenschaftler von dem wirklichen Vorhandensein der Od-Kräfte zu überzeugen.

Diese ganze betrübliche Geschichte wird in aller Breite von *O'Byrne* in seiner Einleitung zu den ‚Briefen über das Od und den Magnetismus' (Letters on Od and Magnetism; Vlg. Hutchinson) berichtet – ein weiteres Kapitel über die unwissenschaftliche Haltung von Wissenschaftlern, wenn es um unorthodoxe und vor allem irgendwie transzendente Vorstellungen geht. Wie O'Byrne sagt: ‚Bis zu den letzten Tagen seines Lebens quälte ihn der Gedanke, daß er sterben müsse, ohne Anerkennung für seine Arbeit gefunden zu haben. Und tatsächlich war dies das tragische Geschick, das ihm zuteil wurde.' Auch jetzt noch – hundert Jahre später – bleibt ihm die volle Anerkennung versagt!

Mit seinem Tode schien nicht nur die Od-Theorie, sondern auch der Begriff des tierischen Magnetismus begraben und vergessen zu sein. Er wird höchstens noch in entstellender Weise erwähnt, wie in Garrisons ‚Geschichte der Medizin' (History of Medicine) wo es heißt: ‚Das gesamte Thema wurde von Baron von Reichenbach für verschiedene mystische Gedankengänge ausgeschlachtet, wobei seine Vorstellung von der Od-Energie nur noch in den Ouija-Tafeln und dem Od-Telephon überlebte.*

Die fortschreitende Entwicklung des wissenschaftlichen Denkens und Gestaltens hatte keinen Platz für den mutmaßlichen Hokuspokus eines vitalen und magnetischen Fluidums oder des tierischen Magnetismus etc., genauso wenig wie sie Verständnis für die Vitalkraft oder den Animismus hatte. Die Wissenschaft hatte die Natur verdrängt, ja sie tatsächlich übertroffen und diesen gesamten Vorstellungskomplex der Rumpelkammer der Volkskunde und des Aberglaubens überwiesen.

Daß man im letzten Jahrhundert Reichenbachs Werk auf diese Weise abtat, war verständlich. Seine Thesen stimmten nicht mit dem Zeitgeist überein, während Elektrizität und Magnetismus ausgezeichnet zu der materialistischen Entwicklung des neunzehnten Jahrhunderts paßte. Sein Schaffen war vom Standpunkt dieser Ideen aus vollkommen abwegig. Was mich jedoch immer wieder überrascht, ist die Tatsache, daß seine grundlegenden Forschungsarbeiten ein Jahrhundert später fast vergessen sind und kaum Beachtung finden, obwohl wir uns jetzt gerade für die Phänomene interessieren, mit denen er sich damals beschäftigte.

Reichenbach verdient wahrhaftig nicht, daß man sein Werk totschweigt. Meiner Ansicht nach sind seine Überlegungen von grundlegender Wichtigkeit und sollten von allen, die sich mit der Erforschung der Radionik und der Radiesthesie beschäftigen, eingehend studiert werden, denn er war der erste, der diesen ganzen Fragenkomplex auf wissenschaftlicher Ebene bearbeitete.

Dr. *Gregorys* Eintreten für Reichenbachs wissenschaftliche Befähigung ist sehr eindrucksvoll. Er sagt: ‚Er besitzt in seltenem Ausmaß eine geistige Haltung, die ihn zum absolut genauen, geduldigen und ausdauernden Beobachter

---

* beides Hilfsmittel bei spiritistischen Sitzungen; d. Übers.

machte. Alle seine bisherigen Untersuchungen bezeugen das. Sie beweisen gleichzeitig auch, daß er sehr genial und geschickt versteht, Experimente zu planen und durchzuführen, und daß er großen Scharfsinn bei der Auslegung ihrer Ergebnisse zeigt, und – was noch wichtiger als alles andere ist – daß er nur mit äußerster Vorsicht irgendwelche Schlüsse zieht und sich großer Zurückhaltung bei der Aufstellung von Theorien befleißigt und sehr gewissenhaft in der Berichterstattung hinsichtlich seiner Beobachtungen ist.'

Ich kann nicht begreifen, wie jemand, der sorgfältig seine detaillierten Experimente studiert hat, die in seinem von Dr. Gregory 1850 übersetzten Buch aufgezeichnet sind*, immer noch an der tatsächlichen Existenz der Od-Kraft oder des Odyl zweifelt und nicht begreift, daß wir es hier mit einer Kraft zu tun haben, die außerhalb des chemischen, elektrischen und magnetischen Bereichs zu suchen ist.

Reichenbach ließ über diesen letzten Punkt keinerlei Zweifel aufkommen, indem er sagt: ‚Unter dem Ausdruck *Odyl* fasse ich alle physikalischen Phänomene zusammen, die im Laufe dieser Untersuchungen vorkamen, und die sich unter keine der bisher festgestellten unwägbaren Kräfte und die sie erzeugende Vis Occulta (Geheimkraft) einordnen lassen. Die Entscheidung bleibt künftigen Forschungen überlassen, ob und in welchem Ausmaß diese Phänomene unter die oben erwähnten Kräfte eingeordnet und zugerechnet werden können. Auf jeden Fall wird es niemals möglich sein, ohne den Ausdruck Odyl oder einen anderen entsprechenden, über dessen Festlegung man sich einigen muß, auszukommen. Denn ein derartiger Ausdruck wird stets notwendig sein, um eine Menge von Phänomenen zusammenzufassen, die man der Genauigkeit wegen gebührenderweise nur in einer Sondergruppe verzeichnen kann.'

* Der volle Titel heißt: ‚Researches on Magnetism, Electricity, Light, Crystallization and Chemical Attraction in their Relation to the Vital Force' (Physikalisch-physiologische Untersuchungen über die Dynamik des Magnetismus, der Elektrizität, der Wärme und des Lichts).

Es ist mir hier unmöglich, einen detaillierten Beweis zu erbringen. Reichenbach wies aber für jeden unvoreingenommenen Forscher zur Genüge nach, daß Odyl nichts mit Hitze, Elektrizität oder Magnetismus zu tun hat, sondern eine von Anfang an selbständige, neue Kraft ist, die allerdings einen sehr alten Stammbaum besitzt, wie wir bereits sahen.

Einen wichtigen Punkt muß ich jedoch noch erwähnen: Odyl kann unabhängig von Magnetismus entwickelt werden, während Magnetismus niemals ohne Odyl vorkommt. Diese Tatsache scheint mir von größter Wichtigkeit zu sein, da ich mit Sicherheit annehme, daß sie der Anlaß zu vielerlei Mißverständnissen wurde. Wenn die Empfindlichkeit gegenüber Odyl – wie ich glaube – einer der beim Rutengehen und Pendeln mitspielenden Faktoren ist – denn fließendes Wasser erzeugt im Gegensatz zu stehenden Gewässern Odyl – so möchte ich mit großer Wahrscheinlichkeit annehmen, daß die in künstlichen elektromagnetischen Feldern* mit Rutengängern und Pendlern erzielten Ergebnisse nicht auf den Elektromagnetismus, sondern auf das erzeugte Odyl zurückzuführen sind. Über diesen Punkt ließe sich leicht eine Entscheidung herbeiführen, wenn man feststellen würde, wie es sich mit Odyl verhält, das rein und aus sich selbst erzeugt wird, indem man alle anderen Kräfte abschirmt.

Ich bin überzeugt, daß wir bisher die Tatsache zu wenig beachteten, daß es bei der Radionik und der Radiesthesie nicht nur um chemische und elektromagnetische Phänomene geht, sondern notwendigerweise auch um Odyl. Bestimmt sind wenigstens gewisse Schwierigkeiten bei unseren derzeitigen Untersuchungen darauf zurückzuführen. Wir übersehen einen der daran maßgeblich beteiligten Faktoren – wie Reichenbach mit einer überwältigenden Anzahl von experimentellen Ergebnissen nachwies – und vergessen, daß wir

* siehe Prof. Tromp, «Psychial Physics» (Psychische Physik).

es hier nicht nur mit einem Spezialphänomen wie dem tierischen Magnetismus zu tun haben, sondern mit einer Urkraft des Weltalles.

Seine Ergebnisse lassen sich folgendermaßen zusammenfassen:

1. Odyl ist eine universelle Eigenschaft der Materie und tritt in veränderlicher und ungleicher Verteilung gleichermaßen in Zeit und Raum auf.

2. Es durchdringt und erfüllt das gesamte Universum. Es läßt sich von nichts in der Natur eliminieren und isolieren.

3. Es durchdringt und zirkuliert schnellstens in allem.

4. Es entströmt in konzentrierter Form aus besonderen Quellen wie Hitze, Reibung, Ton, Elektrizität, Licht, dem Mond, der Sonnen- und Sternenstrahlung, den chemischen Prozessen, der organisch-vitalen Aktivität der Pflanzen und Tiere und besonders des Menschen.

5. Es besitzt Polarität. Es gibt sowohl negatives Odyl, das ein Gefühl von Kälte und Annehmlichkeit verleiht, wie auch positives, das ein Gefühl von Wärme und Unbehaglichkeit erzeugt.

6. Es ist leitungsfähig: Metalle, Glas, Harz, Seide und Wasser sind insgesamt ausgezeichnete Odylleiter.

7. Es wird bis zu einer gewissen Entfernung ausgestrahlt, wobei die Strahlen durch Kleidung, Bettwäsche, Bretter und Wände hindurchdringen.

8. Man kann Stoffe mit Odyl aufladen oder auch Odyl von einem Körper auf den anderen übertragen. Dies geschieht durch Kontakt und bedarf einer gewissen Zeit.

9. Odyl leuchtet entweder wie ein aufleuchtendes Glühen oder wie eine Flamme; blau am negativen und gelb-rot am positiven Pol. Man kann diesen Flammen jede beliebige Richtung geben.

10. Die Menschen sind Träger polaren Odyls und leuchten an der gesamten Oberfläche, daher die sogenannte Aura, die den Körper umgibt. Innerhalb vierundzwanzig Stunden vollzieht sich im menschlichen Körper ein periodisches Ansteigen und Abnehmen der Odylkraft.

Bis Ende des neunzehnten Jahrhunderts war man nicht weiter mit der Erforschung des Odyls gekommen, da erst dann ein Umschwung eintrat. Er ging einesteils auf die Arbeit der ‚Society for Psychical Research' – (Gesellschaft für psychische Forschung) zurück, die 1882 gegründet wurde, und im übrigen auf den Fortschritt im wissenschaftlichen Denken selbst, der von den Physikern ausging. Emil *Boirac* ist typisch für diesen Zeitabschnitt. Er widmete einen ansehnlichen Teil seines Buches ‚Psychic Science' (Wissenschaft von der Psyche) seinen eigenen Experimenten mit dem Mesmerismus und dem tierischen Magnetismus. Auch Dr. *Richardson*, F.R.S., trägt dazu bei durch seine Vorstellung vom ‚Nervenäther' – einem unendlich fein verteilten Stoff, der den ganzen Körper durchdringt und ihn mit einer einhüllenden Atmosphäre umgibt.

Auch die beiden großen Kriege erschütterten das wissenschaftliche Dogma und ermöglichten die Wiedergeburt vieler Dinge, die anscheinend von der Wissenschaft ein für allemal totgesagt worden waren – so auch die wachsende Bedeutung der Radionik und Radiesthesie in den letzten dreißig Jahren.

Trotz des Zwanges, alles mit Ausdrücken bekannter physikalischer Kräfte zu erklären – ein Vermächtnis des neunzehnten Jahrhunderts – darf man wohl sagen, daß die Forscher auf diesen Gebieten notwendigerweise die Anerkennung von Kräften fordern, die von der strenggläubigen Wissenschaft bisher nicht ernst genommen wurden.

Im Augenblick behauptet jedoch die Elektromagnetische Theorie, wie sie in typischer Weise durch Lakhovsky und Prof. Tromp vertreten wird, noch immer das Feld.

So nimmt *Lakhovsky* beispielsweise in seinem sehr bekannten Buch ‚The Secret of Life' (Das Geheimnis des Lebens) an, daß das Leben zwar nicht befriedigend auf mechanisch-chemische Weise zu erklären sei, dafür aber durch das Phänomen der Auto-Elektrifikation im menschlichen Körper. Es heißt bei ihm: ‚Meine Theorie zeigt, daß der organische Zellverband in allen Lebewesen weiter nichts ist als ein elektromagnetischer Resonator, der in der Lage ist, Strahlungen einer sehr hohen Frequenz auszusenden und zu absorbieren. Dieses Grundgesetz gilt für das gesamte Gebiet der Biologie.'

Auch Prof. *Tromp* bemüht sich in seinem kürzlich veröffentlichten gelehrten Monumentalwerk ,Psychical Physics (Psychische Physik) vor allem eine ,Erklärung der Rutengängerei, der Radiesthesie etc. auf Grund einer Analyse des Einflusses der externen elektromagnetischen Felder auf psychische und physische Phänomene im lebenden Organismus zu geben'. Obwohl er nicht verhehlt, daß der ganze Fragenkomplex unglaublich kompliziert ist, geht doch aus seinen Worten hervor, daß seiner Meinung nach alle diese Phänomene durch den Einfluß der elektrostatischen, elektromagnetischen und magnetischen Felder auf, in und rings um die lebenden Organismen erklärt werden können. Seine Bemühungen sind in jedem Fall zu begrüßen, auch wenn man nicht damit einverstanden ist, denn gründliche Forschungsarbeit, wie sie Tromp in seinen Laboratorien für psychische Physik vorschlägt, werden endlich klarstellen, was sich bisher noch der Erklärung in Ausdrücken bekannter Größen entzieht.

Drei zeitgenössische Forscher haben in direkter Anknüpfung an Mesmer – von dem ich bereits sprach – die ganze Angelegenheit sehr gefördert. Ich denke dabei an die Arbeiten von *Eeman, Brunler* und *Reich*.

Eemans Forschungsergebnisse werde ich in einem späteren Kapitel besprechen. Die Arbeiten von Dr. *Brunler* bilden dagegen ein Bindeglied zwischen Reichenbachs und Reichs Thesen, denn Brunler behauptet auf Grund seiner experimentellen Ergebnisse, daß alles Strahlen aussendet, und daß mit diesen Strahlen die bio-elektrische Strahlung oder biokosmische Energie gekuppelt ist, wie er sich ausdrückt. Diese Energie ist leitfähig, wobei gerade Elektrizität nicht-leitende Stoffe gute Leiter sind, wie zum Beispiel Glimmer, Baumwolle und Seide. Sie kann auch gespeichert werden und ist dasjenige, was die Pflanzen für ihr Wachstum brauchen. Beim Menschen treten diese bi-elektrischen Ströme in den Körper ein und bilden nach Verlassen des Körpers die Aura. Es ist die gleiche Energie, die von den Rutengängern und Pendlern sowie den Heilmagnetiseuren entdeckt wurde und bei ihrer Tätigkeit Anwendung findet. Nach Brunler hängen die biokosmischen oder die bi-elektrischen Wellen von der kinetischen Energie der Neutronen ab – $1/2$ m V², wobei die Neutronen nicht elektromagnetisch geladen sind.

Er setzt diese Kraft mit dem Raumäther gleich, der alles durchdringt, unsere Atmosphäre erfüllt und allem Stofflichen zugrunde liegt und es durchsetzt. Es ist die Vitalkraft oder Lebensenergie, das Alpha und Omega im Leben und im Tode.

Abschließend möchte ich auf das Schaffen von Dr. Wilhelm *Reich* zu sprechen kommen. Dr. Reichs Werk ist besonders interessant, da er, im Gegensatz zu allen anderen Forschern, von einem ganz anderen Standpunkt ausging, nämlich von der Psychoanalyse. Er gehörte zu den Schülern Sigmund Freuds. Von der Psychoanalyse kam er über die Sexualökonomie, die Orgasmustheorie, die Charakteranalyse, die Vegetotherapie, die biologische Grundlage der Neurosen, schließlich zu dem, was er die medizinische Orgontherapie nennt – eine Behandlungsmethode, die unterschiedslos für Neurosen wie für Krebs die gleiche Grundenergie, die kosmische Orgonenergie, anwendet. In dieser Hinsicht nähert er sich dem Standpunkt der mittelalterlichen Ärzte wie Paracelsus und van Helmont oder dem im achtzehnten Jahrhundert lebenden Mesmer, die alle aus philosophischen Erwägungen zu dem Begriff des Vitalen Fluidums kamen und an ein Universalheilmittel – das Himmlische Wasser – glaubten.

Ich stelle mich weder hinter Dr. Reichs Ansichten noch hinter die Ergebnisse seiner Untersuchungen. Sie mögen wahr sein oder unwahr oder, wie Tromp anscheinend denkt, andere Auslegungen zulassen, auf jeden Fall aber sind sie vom Standpunkt unserer augenblicklichen Überlegungen aus äußerst interessant, da sie alles, was bisher zur Diskussion stand, zu einem zusammenhängenden Ganzen zusammenfassen.

In der Dezemberausgabe des ,Orgone-Energy-Bulletin' von 1949 regt Reich – genau wie Brunler mit seiner biokosmischen Energie – an, den Äther der klassischen Naturwissenschaften als dasselbe wie die kosmische Orgonenergie zu betrachten. Er sagt: ,Es ist erstaunlich, feststellen zu müssen, daß die meisten Merkmale des Äthers, der niemals unmittelbar beobachtet wurde, mit den Merkmalen des Orgon übereinstimmen, das unmittelbar beobachtet und experimentell hergestellt wurde.'

Und damit möchte ich diese Abhandlung über die Vis Medicatrix Naturae zum Abschluß bringen, da Dr. Reichs Forschungen so wichtig sind, daß ich sie in einem besonderen Kapitel darstellen muß.

An dieser Stelle möchte ich jedoch mit den Worten meines Vortrags auf dem Kongreß von 1950 enden:

,Es scheint ein weiter Abstand zwischen der Kosmischen Orgonenergie und dem Vitalen Fluidum zu bestehen, von dem wir ausgingen. Trotzdem fand meines Erachtens die Frage nach der Beschaffenheit des ,Darüber-Hinausgehenden', die ich zu Beginn stellte, hier ihre Antwort, wenn es auch nur eine vorfühlende, vorläufige sein kann. Wir haben es hier, wie ich zu bedenken geben möchte, mit ein und derselben Kraft zu tun. Es ist die Vis Medicatrix Naturae der medizinischen Wissenschaft, die Munia des Paracelsus, das Vitale Fluidum der mittelalterlichen Alchimisten, der tierische Magnetismus von Mesmer, die Od-Energie von Reichenbach, der Nervenäther Richardsons, die X-Kraft von Eeman, die Bio-Kosmische Energie Brunlers, die Orgonenergie von Reich und – um hier eine östliche Auffassung einzuflechten – das Prana der indischen Metaphysik – und die Manifestation des Glaubens der Vitalisten – mit einem Wort, es ist die Lebenskraft selbst.'

‚Wenn sich beweisen ließe, daß sie dasselbe ist wie der Raumäther, so wäre das bestimmt eine erstaunliche Tatsache! Denn das würde bedeuten, daß das Universum nicht nur eine Verkettung von blinden chemisch-physikalischen Kräften ist, in dem das Leben wie ein verlorener und gefährdeter Fremdling vegetiert, sondern daß es sich um ein *lebendiges Universum* handelt, in dem man als Mensch ebenso gut wie als Amöbe durch dieses Lebendigsein beheimatet ist, und daß wir buchstäblich in einem Meer lebendiger Energie leben, uns bewegen und Gestalt annehmen.'

‚Dies war von jeher die mystische Überlieferung. Warum sollte es jetzt nicht zur wissenschaftlichen Wahrheit werden?'

FÜNFTES KAPITEL

DR. REICH UND DIE KOSMISCHE
ORGONENERGIE

Dr. Wilhelm Reich, einer der bedeutendsten Psychoanalytiker der Wiener Ärztegruppe, wurde 1897 in Österreich geboren. Er immatrikulierte 1918 in der Medizinischen Fakultät der Universität Wien und bestand 1922 sein medizinisches Staatsexamen.

Er spezialisierte sich in Psychiatrie und arbeitete eng mit Freud zusammen, bis er davon Abstand nahm und sich ganz seinen eigenen, höchst originellen Forschungen widmete, deren Gegenstand die bio-energetische Funktion der Reizbarkeit und Beweglichkeit lebendiger Substanz war.

Von 1934 bis 1939 hielt er in Norwegen Vorlesungen und betätigte sich als Forscher auf dem Gebiet der Orgon-Bio-Physik, bis er sich 1942 endgültig in Amerika, im Staate Maine, niederließ, wo er an einem Ort, den er Orgonon nannte, seine eigenen Laboratorien errichtete sowie ein Forschungszentrum zur Erforschung der Lehre von der Lebensenergie.

Als ich 1948 zum ersten Mal auf seine Veröffentlichungen stieß, fand ich, daß er eine sehr umstrittene Persönlichkeit war, die weder bei den Laien noch bei den medizinischen Kollegen Anerkennung fand. Als ich sein Hauptwerk las: ,The Discovery of the Orgone' (Die Entdeckung des Orgons) mit seinen beiden Teilen: 1. ,The Function of Orgasm (Die Funktion des Orgasmus) und 2. ,Cancer Biopathy' (Biopathie des Krebs) verstand ich schon bald die Gründe dafür. Denn das Buch mußte jedem, der nicht bereits mit der Hauptthese vertraut war, nicht nur unverständlich bleiben, sondern auch äußerst verschroben vorkommen, besonders da sein Standpunkt in vielen Dingen – besonders auf sexuellem Gebiet – zu einem heftigen Zusammenstoß mit der orthodoxen Anschauung und der konventionellen Moral führen mußte.

Trotzdem ließen sich seine Forschungsergebnisse nicht einfach totschweigen, besonders angesichts ihres achtungsgebietenden Umfangs. Physiologie, Pathologie, Bakteriologie, Psychologie, Biologie, Krebsforschung, Physik, Meteorologie und Pädagogik waren nur einige der Gebiete, auf denen er neue und revolutionäre Ideen zu bringen wußte.

Davon interessierte mich besonders seine Behauptung, daß er eine Grundenergie entdeckt habe, die er Ur- oder Kosmische Orgonenergie oder auch einfach *Orgon* nannte. ,Damit wird', wie er es ausdrückt, ,gleichzeitig die Geschichte seiner Entdeckung mit Hilfe der Orgasmusformel wie auch seine biologische Wirkung, nämlich die Veränderung organischer Substanz, bezeichnet.'

Die Entdeckungsgeschichte ist äußerst interessant. Zwischen 1936 und 1939 führte Reich eine große Reihe von Experimenten durch und beobachtete und entdeckte dabei, was er mit dem Ausdruck *Bion* bezeichnete. Bion-Elemente wurden, wie er fand, unweigerlich erzeugt, wenn ein Stoff bis zum Weißglühen erhitzt und zum Aufschwellen gebracht wurde; ebenso fand man sie – jedoch auf Grund eines sehr viel langsameren Prozesses – wenn sich irgendein Stoff auflöste und völlig zerfiel. ,Bion-Elemente sind', um Reich zu zitieren, mikroskopisch erkennbare Bläschen tätiger Energie und Übergangsformen vom unlebendigen zum lebendigen Stoff. Das Bion ist die elementare Funktionseinheit jedes lebendigen Stoffes. Es besitzt eine gewisse Menge von Orgon-Energie, die es biologisch in einer bestimmten Weise funktionieren läßt. Es ist eine Energieeinheit, die aus einer Membran, flüssigem Inhalt und Orgon-Energie besteht, und die man auch Orgon-Energie-Bläschen nennen kann. Bion-Elemente werden beständig erzeugt und können sich zu

Protozoen entwickeln oder zu Kokken und Bazillen degenerieren. Ihre Farbe ist blau. Jeder lebendige Organismus ist ein membranumschlossenes Gebilde, das in seiner Körperflüssigkeit eine gewisse Menge Orgon enthält; es ist ein Orgonsystem.'

Daran lassen sich zweierlei Beobachtungen anknüpfen: 1. Sollten seine Feststellungen stimmen, müßten wir uns mit der aufsehenerregenden Lehre von der spontanen Entstehung des Lebens auseinandersetzen – eine verblüffende Tatsache, die, wie man annahm, von Pasteur ein für allemal geklärt worden war. Meiner Ansicht nach wäre das allerdings eine falsche Auslegung von Reichs Behauptungen. 2. Anscheinend erhalten wir dadurch eine befriedigende Erklärung für unsere These von der Vis Medicatrix Naturae in bezug auf die einzelne Zelle.

Obwohl Reich die obigen Reaktionen der Bions und Bionkulturen lange beobachtet hatte, war ihm bisher noch nicht klar geworden, daß er es mit einer spezifisch biologischen Energie zu tun hatte. Erst, als er 1939 mit Meeressand arbeitete, fand er durch seine Technik, mit Hilfe stärkster Hitzegrade und Aufschwellen zu einer Zersetzung zu kommen, daß er eine Reinkultur von speziellen blauen Bions zu erzeugen vermochte. Er gab ihnen später den Namen Sapa-Bion; sie entfalteten eine Energie mit einem ungewöhnlich intensiven biologischen Feld.

Auf Grund langer Reihen von Experimenten identifizierte er sie mit der Sonnenenergie, die allgegenwärtig ist. Die Sonnenenergie ist dieselbe Energie wie die des lebendigen Organismus, der sie der Atmosphäre auf direktem Wege von der Sonne entnimmt, oder – wie er es formuliert – ‚Die Energie, die alles Lebendige lenkt, ist notwendigerweise identisch mit der atmosphärischen Energie.' Er folgert daraus, daß es möglich sein müßte, sie nachzuweisen, da sie ja überall in der Atmosphäre vorhanden ist. Zu diesem Zweck erfand Reich das *Orgonoskop* und andere Apparaturen, um das Orgon sinnfällig nachzuweisen.

Damit erhob sich die Frage, ob es möglich sei, das atmosphärische Orgon in konzentrierter Form darzustellen. Er fand, daß dies zu bejahen sei, indem er zwei Eigenschaften des Orgons auswertete: 1. daß es durch organische Stoffe angezogen und absorbiert wird und 2. daß es von Metallen, besonders von Eisen angezogen und schnellstens wieder abgestoßen, d. h. reflektiert wird. Er baute deshalb einen Behälter mit einer Außenseite aus organischem und einer Innenseite aus metallischem Material und erklärte dazu: ‚Da das erstere die Energie absorbiert, während das letztere sie reflektiert, muß eine Anhäufung von Energie entstehen. Die organische Hülle nimmt die Energie aus der Atmosphäre auf und überträgt sie auf das Metall im Innern. Das Metall dagegen strahlt einerseits die Energie wieder nach außen, in das organische Material, und andererseits nach innen, in den Akkumulatorenraum. Die Bewegung der Energie nach innen ist ungehindert, während sie nach außen gestoppt wird.' Mit anderen Worten: Wir haben hier einen Orgon-Akkumulator.

Ehe ich den Zweck und die Anwendung des Akkumulators besprechen möchte, will ich zunächst die Haupteigenschaften oder Funktionen der Kosmischen Orgonenergie zusammenstellen. Es empfiehlt sich, sie mit denen des tierischen Magnetismus und des Odyls zu vergleichen (s. S. 30 u. S. 34).

1. Orgonenergie ist allgegenwärtig und bildet ein ununterbrochenes *Kontinuum*. Sie durchdringt alles, wenn auch mit verschiedener Geschwindigkeit. Sie unterscheidet sich grundsätzlich von elektromagnetischer Strahlung.

2. Was das Leben anbelangt, so ist der lebende Organismus ein geformter Teil des Kosmischen Orgons und besitzt besondere Eigenschaften, die wir als ‚lebendige' bezeichnen. Er besitzt ein orgonomisches Potential, das von der Tatsache hergeleitet wird, daß Orgonenergie von dem schwächeren und niedrigeren zu dem stärkeren und höheren System strömt. Jeder Typ oder jede Art hat ein spezifisches

Energieniveau, d. h. eine orgonotische Kapazität. Alle über-
flüssige Energie entlädt sich, wodurch es zu dem Orgon-
energie-Metabolismus kommt.

Reich selbst sagt darüber: ‚Die physikalischen Orgonfunktionen haben enge gegenseitige Beziehungen und sind
häufig identisch mit den bio-energetischen Orgonfunktionen.
Es ist tatsächlich nicht möglich und auch nicht zulässig,
sie zu trennen, da die bio-energetischen Funktionen der Orgonenergie in einem lebenden Organismus nur Abwandlungen der Orgon-Energiefunktionen der Atmosphäre und des
gesamten Universums sind.'

3. Orgon ist jederzeit und überall in Bewegung. Bewegung, Dynamik, Funktionalismus und Veränderungsfähig-
keit stellen seine spezifischen Eigenschaften dar. Angesichts
dieser Beweglichkeit kann man von drei Hauptbewegungen
sprechen: a) Wellenbewegungen, b) pulsierende Bewegungen und c) West-Ost-Bewegungen der atmosphärischen Or-
gonhüllen.

4. Dadurch werden mit Lichtgeschwindigkeit die orgonotischen Erregungen übertragen; allerdings ist das Licht selbst
nur eine Erscheinung der orgonotischen Leuchtkraft und hat
deshalb nur lokalen Charakter. Die Orgonenergie ist fähig,
ihre Leuchtkraft selbst zu erzeugen. Man kann das in einem
völlig verdunkelten Raum beobachten, in dem sie bläu-
lich-grau erscheint oder in einer Druck-Vakuumröhre, wo
sie tiefviolett oder blau getönt ist.

5. Orgonenergie existiert unter den verschiedensten Bedingungen und Formen; alle Typen sind beweglich-dyna-
misch und unterscheiden sich nur hinsichtlich der Geschwindigkeit. Sie sind jedoch niemals statisch-mechanisch.

6. Eine Konzentration von Orgonenergie in einem orgonotischen System widerspricht der allgemeinen, uneinge-
schränkten Gültigkeit des zweiten thermodynamischen Gesetzes. Bei Erhitzung tritt nicht nur ein Energieabbau ein,
sondern auch das Gegenteil – nämlich Energieaufbau.

7. Schließlich besitzt die Orgonenergie eine motorische Kraft, die in der Lage ist, einen Motor in Bewegung zu setzen.*

Ich möchte hier nochmals auf den Orgon-Akkumulator zurückkommen: Reich behauptet, daß er bei sehr vielen Krankheiten für therapeutische Zwecke verwendet werden könnte, und daß er die gewaltigste Heilkraft besäße, die je entdeckt wurde. Orgonenergie kann in drei verschiedenen Formen dienstbar gemacht werden. 1. Mit Hilfe des großen Akkumulators, in dem der Patient ein- oder zweimal täglich bis fünfundvierzig Minuten bekleidet oder unbekleidet sitzt; 2. durch örtliche Anwendung, wobei die Orgonenergie von einem kleine Akkumulator durch einen biegsamen Schlauch weitergeleitet wird, der oben aus dem Behälter herauskommt und an seinem freien Ende einen Trichter hat, der über der Stelle angesetzt wird, die bestrahlt werden soll, ohne sie dabei tatsächlich zu berühren; 3. durch lokale Bestrahlung mit Erd-Bions – die althergebrachte Schlammpackung, wobei allerdings besonders präparierte bionhaltige Erde verwendet wird.

In den beiden letzten Jahren behandelte Reich Krebs im fortgeschrittenen Stadium mit seinem Orgon-Akkumulator und erzielte nach seinen Worten eindrucksvolle Erfolge. Der Übersetzer seiner Bücher (Dr. Wolfe) geht sogar noch weiter und behauptet: ‚Reich hat die Ursachen des Krebses entdeckt und einen Weg zu seiner Heilung und Verhütung gewiesen', während Reich selbst sagt: ‚Die Orgontherapie von Krebs hat nunmehr einen Punkt erreicht, an dem sie über das experimentelle Stadium hinausgewachsen ist und verdient, auf breitester Grundlage praktisch angewendet zu

* Reich verriet dieses Geheimnis, das er den Y-Faktor nannte, niemals, da er der Ansicht war, daß eine derartig gewaltige, unbegrenzte Kraft nicht in die Hände von gewissenlosen Politikern fallen dürfe. Alle seine übrigen Entdeckungen überließ er der Welt jedoch kostenlos zum Segen der Menschheit.

werden.' Warum das niemals geschah, werde ich in einem späteren Kapitel erläutern.

Angesichts der vielversprechenden und Neugierde erregenden Möglichkeiten, die die Reichsche Forschungsarbeit zu bieten schien, fühlte ich mich bemüßigt, mir den großen Orgon-Akkumulator zu beschaffen und damit selbst zu experimentieren. Erfreulicherweise gelang es mir, mir sogar einen dreifachen Orgon-Akkumulator zu besorgen, d. h. daß er drei Schichten von organischem und metallischem Material besaß. Dazu konstruierte ich mir zwei ‚Ausstrahler' für die lokale Anwendung, von denen der kleinere überallhin mitgenommen werden konnte, was eine große Annehmlichkeit war, wenn ich Patienten besuchte. Später fertigte ich noch einen kegelförmigen Akkumulator von 60 cm Durchmesser an, an dessen Spitze ich einen Draht oder eine Seidenschnur befestigte, die in jeden beliebigen Stromkreis eingeschaltet werden konnte, mit dem ich gerade experimentierte – denn der Theorie nach konzentrierte sich die Orgonenergie an der Spitze und soll von dort an dem Draht ‚entlangfließen'.

In bezug auf körperliche Befunde waren die Behandlungsergebnisse mit dem großen Akkumulator enttäuschend, dagegen fand ich, daß ich hervorragende Resultate erzielte, wenn ich ihn zu psychologischen Zwecken verwendete, da dadurch auf die Seele des Patienten eine ‚lösende' Wirkung ausgeübt wurde. Im übrigen konnte ich nichts von dem erreichen, was Reich und seine Mitarbeiter behauptet hatten.

Ich teilte daher Dr. Reich meine negativen Ergebnisse mit, der darüber sehr erstaunt zu sein schien. Als mögliche Erklärung für diesen Mißerfolg wies er darauf hin, daß in England ein zu feuchtes Klima herrsche und deshalb ein fünf-, ja zehnfacher Akkumulator anstatt meines dreifachen nötig sei, um Resultate zu erzielen, die denen in trockenem Klima gleichkämen. Ich weiß nicht, ob diese Erklärung stimmt, da ich mir niemals einen fünf- oder zehnfachen Akkumulator für meine Experimente besorgen konnte.

In anderer Hinsicht waren die mit dem ‚Ausstrahler‘ (dreifach) erzielten Erfolge sehr befriedigend und bestätigten durchaus Reichs Behauptung, dadurch Schmerzen lindern zu können sowie die Heilung zu beschleunigen und Verbrennungen und Verbrühungen rasch und schmerzlos und ohne Narben zu beseitigen.

Auch glaube ich, daß es angebracht ist, als Hilfe für zukünftige Forschungen eine Reihe von Beobachtungen anzuführen.

Ich hatte bei einem Tb-Patienten – darüber später noch mehr – eine Heilbehandlung durchgeführt. Da kam mir der Gedanke, daß – wenn meine Überlegungen richtig waren – hier die gleiche Grundkraft mitspiele wie bei meiner eigenen Heilmethode und ich somit den Akkumulator gegen sie austauschen könne. Ich wußte von früher – nach dem Biometer gemessen – daß durch die Behandlung der körperliche Zustand um etwa 20 cm (100 Grad Bovis) ansteigen würde und erwartete nun von dem Akkumulator das gleiche Ergebnis. Zu meinem Erstaunen passierte jedoch gerade das Umgekehrte: es schien Energie abgezogen zu werden. So ergab zum Beispiel die Messung, ehe der Patient in den Akkumulator ging, 24 (120 Grad Bovis), aber nur 23, nachdem er etwa zwanzig Minuten behandelt worden war. Nach einer Stunde waren es sogar nur noch 22 und am nächsten Morgen 21^1/$_2$. Gegen Abend hatte er dann wieder ziemlich aufgeholt und war wieder auf 23^1/$_2$ gekommen – immerhin noch ^{1}/$_2$ cm unter dem ursprünglichen Stand.

Ich dachte erst, daß dieses merkwürdige Ergebnis speziell an dem Patienten lag oder etwas mit seinem Leiden zu tun hatte. Deshalb wiederholte ich den Versuch mit drei freiwilligen, gesunden Versuchspersonen. Es folgen hier die Ergebnisse nach zwanzig Minuten Behandlung jedes Einzelfalles:

	vorher	nachher	3 Stunden später	am nächsten Morgen
Nr. 1	28	26 1/2	–	–
Nr. 2	27	25 1/2	25	27
Nr. 3	29	26	25	28

Daraus ergibt sich, daß – mit dem Biometer gemessen – ein Energieverlust eintritt, der nach Verlassen des Akkumulators anhält und bei gesunden Personen erst nach zwölf Stunden oder mehr wieder normal wird. Ich weiß im Augenblick nicht, was diese Entdeckung zu bedeuten hat, es sei denn, daß die Orgon-Behandlung anfänglich die umgekehrte Wirkung einer Heilbehandlung hat, was ein merkwürdiges Ergebnis wäre.

Nach allem, was mir bei meinen wissenschaftlichen Streifzügen – ganz besonders bei Reich – aufgefallen war, hatte ich das Empfinden, wie sich der Leser sicher vorstellen kann, daß ich unmittelbar vor einer Entdeckung über jeder Vorstellungskraft stand. Es mochte sogar das echte Lebenselixier sein. Ein neues Reich schien sich meiner Erfahrung zu erschließen, dessen Beschaffenheit im Augenblick nur schwer mit den üblichen Ausdrücken zu beschreiben war. Die Ergebnisse, von denen ich im nächsten Kapitel berichten möchte, waren in der Tat äußerst überraschend.

SECHSTES KAPITEL

DAS ORANUR-EXPERIMENT UND SEINE TRAGISCHEN FOLGEN

Nach der Entdeckung von Reichs Arbeiten nahmen meine wissenschaftlichen Streifzüge eine bestimmtere Richtung an. Die von Dr. Reich so energisch und zielbewußt durchgeführte Untersuchung der Kosmischen Orgonenergie schien auf so vielen Forschungsgebieten gewaltige Möglichkeiten zu eröffnen, daß ich es für ratsam hielt, auf diesem Wege weiterzugehen. Ich tat dies, soweit es mir möglich war und abonnierte das ‚Orgone Energy Bulletin', eine von Reich herausgegebene Vierteljahrsschrift, die sehr interessante und anregende Artikel über die umfassende Orgon-Forschungsarbeit auf jeglichem Gebiet enthielt. Ferner experimentierte ich weiter mit der medizinischen Verwendung des Orgon-Akkumulators und vor allem mit dem ‚Ausstrahler' für lokale Anwendung.

Die weitgesteckten Ziele und das riesige Forschungsgebiet, das sich dank Dr. Reich vor mir ausbreitete, beeindruckten mich immer mehr, besonders da es eine Parallele zu der Erforschung der Atomenergie zu sein schien. Offenbar war hier das Gegen- und Ausweichmittel zu finden, auf das die ganze Welt wartete.

An einem Oktobertag des Jahres 1951 brachte mir die Post eine ungewöhnlich umfangreiche Ausgabe der Vierteljahrsschrift des ‚Orgone Energy Bulletin'. Ich machte mich sofort an seine Lektüre. Der Morgen dämmerte schon, ehe ich damit fertig war und zu Bett ging. Was darin beschrieben war, war interessanter als alle wissenschaftlichen Zukunftsromane und hatte obendrein den Vorteil, wahr zu sein. Es war kaum zu glauben und erschien mir wie eine Botschaft aus einer anderen Welt.

Ich war so beeindruckt von dem faszinierenden und doch grauenvollen Bericht und so überzeugt, daß die fraglichen Probleme angesichts der Bedrohung durch die Atombomben von einer derartigen Dringlichkeit waren, daß ich meine Kollegen von der Medical Society bat, zu ihnen über dieses Thema sprechen zu dürfen. Im Januar 1952 hielt ich dann den folgenden Vortrag über das Oranur-Experiment.*

Während die vorbereitenden Experimente bereits in den Jahren zwischen 1947–50 durchgeführt wurden, lag die geschilderte Hauptperiode im Dezember 1950, als das Oranurprojekt oder Hauptexperiment verwirklicht wurde. Es begann mit der durchaus praktischen Frage: ‚Kann Orgonenergie nukleare Energie beeinflußen? Könnte man möglicherweise in der Orgonenergie ein Gegenmittel gegen die zerstörende Wirkung nuklearer Strahlung auf alle Lebewesen finden?' Auf Grund von Dr. Reichs mehr als fünfzehnjähriger Forschungsarbeit schien man mit gutem Recht annehmen zu dürfen, daß Orgon tatsächlich nukleare Strahlungen neutralisiert oder zumindest in ihrer Wirkung mildert. Das Projekt fußte auf drei Überlegungen:

1. Daß die Atomenergie Energie darstellt, die durch Zertrümmerung des Atoms von der Materie befreit wurde, d. h. eine *sekundäre* Energie, die *nach* der Materie existent wird – eine sekundäre Abwandlung der ursprünglichen Energie. Wo hingegen Orgonenergie eine ursprüngliche, nicht-materiegebundene Kosmische Energie ist, die *vor* der Materie existierte.

2. Auf Grund vieler Beobachtungen wurde gefolgert, daß Orgonenergie und nukleare oder Atomenergie gegensätz-

---

* Eine Zusammenfassung von Dr. Reichs Arbeit über ‚Orgon-Energie gegen nukleare Energie' enthält das 'Orgone Energy Bulletin, Bd. III, Nr. 4, Okt. 1951, sowie über das ‚Oranur-Projekt' in der gleichen Zeitschrift im Dezember 1950.

liche Funktionen der Natur sind und sich deshalb feindlich gegenüberstehen.

3. Um die gegensätzlichen Beziehungen noch klarer zu machen, kann man nach Reich folgende zwei Serien von antagonistischen Funktionen in verschiedenen Sphären nachweisen:

in der Ethik:	gut	böse
in der Religion:	Gott	Teufel
in der Biologie:	Leben	Tod
in der Bio-Energie-lehre:	Pa-Bions (hochgeladene Orgon-Einheiten, d. Übers.)	T-Bions (degenerierte Orgon-Einheiten, d. Übers.)
in der Physik:	Orgonenergie	nukleare Energie
in der Kosmologie:	*vor* der Materie vorhandene Kosmische Energie	*nach* der Materie entstehende Kosmische Energie

Es müßte noch erwähnt werden, daß ,man nicht begreift, was Orgonenergie ist, wenn man die Gesetze der nuklearen Energie auf das Reich ursprünglicher kosmischer Funktionen anwendet'. Es bedürfte jedoch eines weiteren Vortrags, um zu zeigen, wie man sich hier vom Denken in Ausdrükken der Mechanik auf das Denken in Ausdrücken des Funktionellen umstellen muß.

Das Projekt wurde nach folgenden Richtlinien geplant und durchgeführt: Am 15. Dezember wurden 20 Millicurie Phos R 32 bestellt. Dies wurde Mäusen eingespritzt, um das Hauptproblem zu lösen: Kann künstlich erzeugte Radiumkrankheit durch Orgonenergie geheilt oder verhindert werden? Zur Beantwortung dieser Frage kam es allerdings niemals.

Gleichzeitig traf man sorgfältige Vorbereitungen und Vorsichtsmaßnahmen, um sich gegen Strahlungen zu schützen und besorgte sich ausführliche Verhaltungsmaßregeln für den Umgang mit radioaktivem Material. Dies alles erwies sich jedoch als vollständig nutzlos. Während der Vorbereitungszeit wurde mit einem Geigerzähler die übliche Messung der Orgonkonzentration in der Umgebung vorgenommen. Man stellte fest, daß sie im ganzen Experimentierraum zwischen 25 – 30 c.p.m. betrug.

Um Zeit zu sparen, entschloß man sich, zwei Milligramm reines Radium zu bestellen und einige Mäuse damit zu bestrahlen, anstatt ihnen flüssige Radiumisotopen einzuspritzen. Das Radium kam am 5. Januar in zwei Ein-Milligramm-Einheiten an, von denen jede in einem 1,25 cm dikken Bleibehälter verpackt war. Die eine wurde zur Kontrolle benutzt und in einer 60 m entfernten Baracke untergebracht, während die andere um 11.30 Uhr vormittags in einen kleinen, einfachen Orgon-Speicherbehälter getan wurde, der in den Orgon-Energieraum in einen zwanzigfachen Orgonenergie-Akkumulator gestellt wurde. Kurz zuvor zählte man dort 40 – 50 c.p.m., was ganz normal war. So begann das Experiment, das so ungeheuerlich und beängstigend enden sollte.

Gleich hier am Anfang beging man zwei Fehler. Ohne sie wäre allerdings die gesamte Oranurwirkung verlorengegangen.

1. Nachdem man das Radium in den Akkumulator gebracht hatte, nahm man keine weiteren Geigermessungen vor.

2. Man ließ das Radium fünf Stunden lang in dem Akkumulator, da man sich hinsichtlich der Entfernung des Radiums von der äußeren Laboratoriumsmauer sicher fühlte.

Um 1 Uhr mittags stieg der Zähler auf 70 – 80, was man Dr. Reich aus irgendwelchen Gründen nicht meldete. Als er dann um halb fünf Uhr in das Laboratorium kam, war der Zähler – 15 m von dem Radium entfernt – bereits auf 80 gestiegen und auf mehrere hundert c.p.m. außerhalb des Orgonenergieraums. Doch lassen Sie mich Ihnen diese dramatische Geschichte in Dr. Reichs eigenen Worten schildern:

‚Den Arbeitern wurde sofort befohlen, das Gebäude zu verlassen. Die Atmosphäre im OR-Raum war unerträglich hoch geladen. In 3 bis 4.80 m Entfernung von der Radiumnadel fühlten sich die Wände ‚glühend' an. Der tragbare Geigerzähler versagte, als ich mich dem zwanzigfachen Akkumulator näherte. Außerdem schien im Augenblick jede Messung sinnlos zu sein, denn erst mußte die Radiumnadel aus dem Speicherbehälter herausgenommen werden, damit sich die OR-Reaktion beruhigte.

‚Das Radium befand sich in dem kleinen Speicherbehälter in einer Garage, die 45 m von dem Metallraum entfernt war. Wir lüfteten die Garage sofort und hofften, daß dadurch die hohe OR-Ladung schnell absinken würde – leider ein vergeblicher Wunsch. Jetzt, im Mai 1951, ist sie sogar noch immer ‚aktiv'. Nachdem wir das Radium aus der Garage herausgeholt hatten, erzeugte es keine der oben beschriebenen Wirkungen mehr. Während jeder von uns in dem OR-Energiegebäude unmittelbar die Schwere der Luft, die Bedrückung, die ziehenden Schmerzen an verschiedenen Körperstellen sowie Kopfschmerzen und Übelkeit empfand, war davon draußen, in kaum ein Meter Entfernung von dem Radium, nichts mehr zu spüren. Zu unserer Überraschung konnte man anscheinend durch das Lüften die drückend schwere Luft nicht aus dem Laboratorium entfernen. Denn nach einer Stunde Lüften war es noch immer unmöglich, den OR-Energieraum zu betreten, obwohl das Radium schon längst herausgeholt worden war. Das war ein gänzliches Novum. Für gewöhnlich konnte man jeden orgonotischen Überdruck durch frische Luft beseitigen. In dem Gebäude waren dagegen die Messungen bald nach dem Entfernen der Radiumnadel wieder fast normal und sanken nach halbstündigem Lüften auf 60 c.p.m.

‚Es ist wichtig, daß der Leser Genaueres von den subjektiven Empfindungen erfährt, die wir alle, noch lange nach der Entfernung des Radiums, verspürten, Empfindungen, die sich intensiv und typisch – ja sogar noch intensiver als in den ersten Tagen – sofort von neuem zeigten, wenn wir dem Orgonenergielaboratorium oder besonders dem OR-Energieraum zu nahe kamen, in dem sich kein NR (nukleares Radium) befand. Denn von dem OR-Forscher erwartet man, daß er seine Wahrnehmungen sehr genau notiert, da sie zusammen mit seinen gefühlsmäßigen Reaktionen einen wesentlichen Teil der Anhaltspunkte auf diesem gänzlich neuen Gebiet bilden. Was er auf diese Weise festgestellt hat, kontrolliert er anschließend mit objektiv funktionierenden Vorrichtungen. Hierbei sind subjektive und objektive Erfahrungen wichtig und müssen gemeinsam verarbeitet werden. Bei der OR-Forschung würde ein gefühlsmäßig nicht reagierender, ‚toter‘ Beobachter nutzlos sein. Er würde lediglich sich und andere gefährden.‘

Alle Mitarbeiter verspürten die Wirkung und wurden mehr oder weniger krank, was mit anderen Worten bedeutet, daß die bisher wohltätige Orgonenergie sich in eine gefährliche, tödliche Kraft verwandelt haben mußte, der man den Namen *DOR* (tödliche Orgonenergie) gab. Wie gefährlich sie war, sollte sich erst noch herausstellen. Alle Tätigkeit in dem Gebäude mußte aufgegeben werden. Keiner durfte es betreten. Wer draußen im Laboratorium zu tun hatte, blieb dort jedesmal nur 2 bis 3 Minuten.

Trotzdem wurde das Experiment zwischen dem 5. und 12. Januar täglich eine Stunde lang wiederholt. Am 12. ließ man das Radium jedoch nur eine halbe Stunde in dem Akkumulator, da die Wirkung zu stark war. Wir wollen Dr. Reich selbst darüber berichten lassen:

‚Drei Beobachter des Experiments blieben außerhalb des Laboratoriums im Umkreis von etwa hundert Metern. Ein Assistent brachte das zum Experimentieren bestimmte Radium eiligst in den OR-Energieraum und tat es in den zwanzigfachen Speicherbehälter. Wir verzichteten diesmal darauf, mit dem Geigerzähler Messungen vorzunehmen, um niemand unnötig zusätzlichen Gefahren auszusetzen. Schon nach ein paar Minuten konnten wir durch die großen Fenster deutlich feststellen, daß sich die Luft im Laboratorium eintrübte; sie bewegte sich sichtbar und hatte durch das Glas eine bläulich bis rötliche Färbung. Als wir in einer Entfernung von 30 bis 75 m draußen vor dem Laboratorium auf und ab gingen, machten wir alle drei die gleiche Erfahrung, ohne daß zunächst jemand wagte, davon zu sprechen. Ich fühlte mich äußerst übel und war am Rande einer Ohnmacht, außerdem verlor ich den Gleichgewichtssinn und empfand eine Bewußtseinstrübung und mußte mir Mühe geben, mich auf den Beinen zu halten. Auch bei Dr. S. Troopp, meinem Begleiter, fiel mir auf, wie blaß er wurde. Er erwähnte jedoch nichts davon, und so sagte ich auch nichts. Erst als ich ihn fragte, ob es ihm auch so erginge wie mir, gab er sofort zu, daß er sich sehr krank und elend fühle und einen Druck auf der Stirn, Übelkeit, Magenkrämpfe und allgemeine Schwäche verspüre. Ich bestätigte seine Wahrnehmungen, indem ich meine eigenen Reaktionen beschrieb. Wir hatten beide gezögert, darüber zu sprechen, da wir uns immerhin in ziemlich weiter Entfernung von dem Experimentierraum mitten im Winter in der frischen, klaren, trockenen Luft eines Spätnachmittags befanden. Wir unterbrachen daraufhin das Experiment und schafften das Radium auf ein nicht bewohntes Gebiet von ca. 1134 Quadratkilometer (280 acres), das etwa 800 m von dem Laboratorium entfernt war.

,Nach unseren Erfahrungen stand es einwandfrei fest, daß sich das OR-Energie-Ausstrahlungsgebiet des Laboratoriums sehr vergrößert hatte und weit außerhalb der Außenwände eine gefährliche Reizwirkung ausübte. Da es bei der Funktion der OR-Energie nirgendwo scharfe Trennungslinien gibt, ging die Reaktion anscheinend fortgesetzt weiter, *obwohl in dem Speicherbehälter kein Radium mehr war,* ja – es schien sich sogar schnellstens auszubreiten. Wir sorgten uns sehr, wie das weitergehen sollte, und wo die Reaktion endlich zum Stillstand kommen würde, da wir uns für das etwa vier Meilen entfernte Dorf verantwortlich fühlten. Das nächste bewohnte Gebäude war mindestens anderthalb Meilen entfernt. Wir machten uns auch Gedanken darüber, was passieren würde, wenn wir das Oranurexperiment fortsetzten: ob alle Hoffnung auf eine antinukleare Wirkung des OR vergeblich sei; ob es zu einer Explosion kommen könne, wenn hochkonzentrierte OR-Energie auf ein bisher noch unbekanntes NR-Material einwirken würde; ob wir von unseren augenblicklichen Beschwerden wieder befreit würden, und ob sie irgendwelche Nachwirkungen hinterließen. Unsere Augen brannten, und die Bindehaut war stark entzündet... In gleicher Weise litten wir alle an Rülpsen, Übelkeit, Druck auf die Nasenbeingegend und die Augenhöhlen, sowie an einem wandernden Schmerz in den Beinen, Schwäche in den Armen – besonders in der Ellenbogengegend – Schluckbeschwerden und schweren, dumpfen Kopfschmerzen. Die Oranur-Krankheit hatte keinen verschont.'

Es zeigte sich also, daß alle wohlüberlegten Schutzmaßnahmen nutzlos waren; wie Reich selbst bemerkt: ,Als die Oranurwirkung am stärksten war, gab es für die Mitarbeiter keinen Schutz mehr gegen die blind wütende atmosphärische Energie, gegen diese unheimliche Raserei der unkontrollierbaren Oranurwirkung.' Man stellte jedoch fest, daß ,die ursprünglich kräftigen Organismen nicht so stark reagierten wie diejenigen, die schon vor Eintritt der Oranurwirkung irgendwie geschwächt waren und zwar selbst dann, wenn sie sich nicht mehr in der Nähe des Organon aufhielten.' Ebenso mißglückten ihre gesamten Mäuse-Experimente... DOR verbreitete sich überall, wie sie noch erfahren sollten.

Drei Wochen später, am 3. Februar, als sie sich gerade bemühten, einen Schlußstrich zu ziehen, erhielten sie einen weiteren Schock! Die New York Times berichtete, daß sich in einem Umkreis von etwa 600 Meilen rings um Organon, als vermeintliches Ausgangszentrum, hohe radiumaktive Messungen ergeben hätten.

Die Frage war: Hatte eine Kettenreaktion stattgefunden, d. h. hatte sich die Oranurwirkung innerhalb von einundzwanzig Tagen 600 bis 700 Meilen verlagert, mit einer Durchschnittsgeschwindigkeit von 30 bis 50 Meilen am Tag oder eine Viertelmeile pro Stunde? Reich hielt dies durchaus für möglich. Er war daher sehr beunruhigt. Aber es sollte noch schlimmer kommen.

Bezüglich der Mäuseexperimente hatte man alles sehr ausführlich und sorgfältig geplant, aber – um Reich wieder selbst zu Worte kommen zu lassen– ‚diese ganzen bis aufs letzte vorbereiteten Versuche verloren angesichts der gewaltigen Auswirkung des Oranurexperiments an Bedeutung. Es war ganz gleich, ob wir die Mäuse vorher prophylaktisch behandelt hatten oder nicht, oder ob wir hinterher eine halbe Stunde lang reines OR auf sie einwirken ließen oder nicht. Wir mußten nur zu bald feststellen, daß unsere ursprüngliche Angewohnheit, sorgfältig die Zeit der OR-Bestrahlung nach Minuten zu messen, vollkommen gegenstandslos wurde, genauso wie alle ausgeklügelten Vorrichtungen für den Gesundheitsschutz gegen die Atomenergie-Einwirkung sinnlos wurden. Unsere Vorkehrungen gegen die Auswirkung der Oranurbetätigung wirkten wie das Bemühen, während eines Hurrikans am Himmel einen Blitz mit einer kleine Funken produzierenden Induktionsspule erzeugen zu wollen. Der Widerspruch zwischen dem, was uns vertraut war, und dem, was wir jetzt durchmachen mußten, war geradezu furchteinflößend.‘

Am 11. Februar setzte ein noch nie dagewesenes Massensterben der Mäuse ein, das den Versuchsleitern einen furchtbaren Schock versetzte, denn der Tod verschonte keine Versuchsgruppe und selbst in der größten Entfernung von dem Laboratorium war keine davor sicher geblieben. Nach fieberhaften Untersuchungen und Sezieren aller Mäuse fand man trotz allem keine endgültige Ursache für dieses verheerende Mißgeschick. Dafür aber zogen sie daraus folgende Schlüsse (in Dr. Reichs eigenen Worten):

1. Niedrige Bio-Energie beschleunigt den Oranurtod.

2. Prophylaktische hohe Orgonaufladung des Organismus schwächt die Oranurwirkung weit stärker ab, als wenn man sie nach Eintritt der Strahlenkrankheit vornimmt.'

Dr. Reichs Frau und Sohn bekamen schließlich auch die Oranurkrankheit und mußten evakuiert werden, da sie, wie alle, die daran litten, eine leukämische Veränderung des Blutes zeigten.

,Während dieser ganzen Vorgänge', bemerkt Dr. Reich, ,fühlten wir auf Grund unseres ununterbrochenen, standhaften Kontaktes mit Oranur und den an Ort und Stelle tätigen Mitarbeitern, daß sich hier etwas absolut Entscheidendes hinsichtlich eines künftigen Gesundheitsschutzes vollzog. Wir warteten daher geduldig die weitere Entwicklung ab.' Und sie brauchten wahrhaftig nicht mehr lange darauf zu warten!

Am 19. Februar ereignete sich ein Zwischenfall, der ihnen schockartig ,Klarheit über die Gewalttätigkeit der Kraft verschaffte, mit der sie es hier zu tun hatten'. An diesem Tag stürzte eine der Mitarbeiterinnen in Dr. Reichs Bibliothek. ,Man konnte ihr die Erschütterung ansehen', sagte er, ,sie war verängstigt und tief niedergeschlagen. Sie erzählte mir, daß sie gerade einen der metallgefütterten Schränke im Laboratorium ausgeräumt habe. Um alles herausholen zu können, mußte sie tief mit den Armen hineingreifen. Sie ,roch' dabei etwas Oranurähnliches und – um sicher zu gehen – steckte sie den Kopf ebenfalls hinein. Da stieß sie wie ,gegen eine Mauer.'

Anderthalb Stunden rang Dr. Reich um ihr Leben; es war schon so weit, daß der Atem aussetzte; offensichtlich war die Medulla oblongata und der Thalamus in Mitleidenschaft gezogen. Schließlich, nach zwei Stunden, trat Besserung ein, und die Gefahr war gebannt. Aber die Warnung war deutlich genug. Dr. Reich lernte daraus, daß Oranur jeweils den schwächsten Punkt in charakteristischer Weise angreift. Er sagt:

,Was tatsächlich vorgefallen war, war offensichtlich fol-

gendes: Als sie den Kopf in den nicht ventilierten metallgefütterten Schrank steckte, traf das DOR sie in charakteristischer Weise schwer an ihrer schwächsten Stelle. Es wirkte auf den Vagus und das Atmungszentrum in der Medulla
oblongata. Zum ersten Mal in ihrem Leben offenbarte sich
diese schwache Stelle, nachdem sie vor einundzwanzig Jahren als Nachwirkung einer Diphterie eine leichte Lähmung
der Arme und Beine hatte und die Funktion der Augäpfel
etwas beeinträchtigt wurde. Fast zwei Jahrzehnte war dieses Zusammentreffen lebensgefährlicher Symptome in ihr
unerkannt geblieben, um schließlich durch DOR in so ge-
fährlicher Weise entdeckt und reaktiviert zu werden.'
   Die Verhältnisse wurden schließlich unerträglich, so daß
man beschloß, die Experimente abzubrechen, indem man
alle Orgon-Akkumulator-Vorrichtungen abmontierte, den
metallausgefütterten Orgonraum niederriß, das Metall-
blech von den Wänden entfernte, Dach und Fußboden zur
Auslüftung ins Freie brachte und alles mit Wasser sorgfältig
abspülte. Das nukleare Material wurde ,eine halbe Meile
(800 m) weit weg in einen Safe mit zehn Zentimeter dicken
Stahl- und Betonwänden geschafft, nicht weil es an sich
gefährlich war, sondern weil es die Orgonenergie zu der
obigen Oranurreaktion veranlaßte.'
   Das Ergebnis war, daß die Geigermessung im Laboratorium wieder normale Zahlen ergab. Dennoch ,glühten' die
Wände des Orgonraums noch immer. Anscheinend kann er
noch immer nicht benutzt werden, während das Laboratorium trotz der noch vorhandenen Strahlung ab August 1951
wieder verwendbar war. Man fand jedoch, daß die Geigermessungen sofort in die Höhe schnellten, sobald auch nur
der kleinste Akkumulator oder etwas Ähnliches aufgestellt
wurde. Sie gingen erst herunter, wenn der Akkumulator
wieder entfernt wurde.
   Die Frage, wie lange die Oranurbetätigung noch anhal-
ten, und ob sie mit der Zeit wieder aufhören wird oder unendlich weitergeht, ist immer noch unbeantwortet.

Bei den Mitarbeitern trat allmählich wieder ein normaler Gesundheitszustand ein; sie sahen nicht nur besser aus als zuvor, sondern fühlten sich auch besser. Die Ärztin, die beinah gestorben wäre, fühlte sich noch nie so gut wie jetzt und war ‚sozusagen auf einer höheren Ebene der Energiefunktion quicklebendig. Auch ein anderer Versuchsteilnehmer, der ebenfalls heftig darauf reagiert hatte, sah frisch und lebenssprühend aus.' Reichs Sohn gewann ebenfalls seine ‚volle, strahlende Gesundheit' wieder, und Reich beschreibt, wie er sich auch selbst aktiver und vitaler fühlte. Er sagt: ‚Ich brauchte nicht viel Schlaf, und alle Gedanken und Pläne kamen mir ungehindert und überreich. Ich fühlte mich kräftig und voller Eifer.'

Zur Kontrolle wurde bei jedem Mitarbeiter, der an dem Oranurexperiment teilgenommen hatte, alle vierzehn Tage ein Bluttest vorgenommen. Man stellte dabei fest, daß sich das Blut allmählich wieder von der Leukämiebedrohung erholte und zum Normalzustand zurückkehrte.

An dieser Stelle muß etwas sehr Wichtiges erwähnt werden, nämlich, daß die Oranurwirkung außer durch nukleare Energie auch durch anderes, wie etwa Röntgenstrahlen, hervorgerufen werden kann. Reich hatte in diesem Zusammenhang beobachtet, daß mit Orgon behandelte Krebskranke viel leichter verfielen, wenn sie gleichzeitig mit Röntgenstrahlen behandelt wurden. Er entdeckte es dadurch, daß die Orgonenergie im Körper auf die Röntgenstrahlen mit der Oranurwirkung reagierte. Er sagt daher: ‚Ich möchte davor warnen, konzentrierte, hochgradige Orgonenergie anzuwenden oder sich in der Nähe davon aufzuhalten, wenn im gleichen Gebäude irgendwie mit Röntgen-, Radium- oder ähnlichen Strahlen gearbeitet wird. Diese Schlußfolgerung dürfte der Röntgentherapie sehr zu denken geben.'

Anscheinend war dies zunächst das Ende des Oranurexperiments. Aber leider wartete noch eine weitere üble Überraschung und ein neuer Schock auf sie. Wie man sich erinnern wird, wurde das Radium und das übrige nukleare

Material in den Bleischutzfolien in einem 800 m entfernten Safe untergebracht. Als Dr. Reich jedoch zusammen mit einem medizinischen Kollegen am 12. April 1951 nach der Schneeschmelze dorthin ging, war er wie vom Donner gerührt, als er feststellen mußte, daß der Geigerzähler nahe den Safewänden auf 20 000 c.p.m. stieg und gut 200 m davon entfernt immer noch 70 c.p.m. betrug. Man hatte die Tatsache übersehen, daß der Safe selbst als Orgon-Akkumulator diente. Das Oranurexperiment war daher seit Februar ununterbrochen weitergegangen. Sie hatten natürlich Angst, den Safe zu öffnen, da sie an die Ärztin dachten, die ihren Kopf hineingesteckt hatte. Sie wußten deshalb nicht, was sie tun sollten und dachten sogar schon daran, den ganzen Safe, so wie er war, im See zu versenken.

Am nächsten Tag brachten sie mehrere Mäuse verschiedener Typen in die unmittelbare Nähe des Safes und ließen sie dort zurück. Am nächsten und übernächsten Tag waren alle noch am Leben. Daß die Tiere nach 56 Stunden noch lebten und gesund waren, machte sie mit Recht stutzig. In Reichs eigenen Worten heißt es: ‚Hatten wir es hier überhaupt mit nuklearer Energie zu tun? Hatte die Orgonenergie vielleicht volle Arbeit geleistet und die nukleare Energie gänzlich unschädlich gemacht? Wie ließe sich sonst der gute Gesundheitszustand der Mäuse erklären? Der Gedanke, daß wir möglicherweise doch noch das ursprüngliche Ziel des Oranurexperiments erreicht hätten, traf uns wie eine Erleuchtung. Vielleicht ... möglicherweise ... Sollte dieses Ergebnis in Zukunft den härtesten Tests standhalten, würde dies den Beweis erbringen, daß wir es offensichtlich hier mit mehreren Phasen des Oranurprozesses zu tun haben.‘

Zusammenfassend heißt es:

‚Phase eins: Die nukleare Energie wirkt auf die Orgonenergie äußerst schädlich ein.

Phase zwei: Nach dem ersten Zusammenstoß wehrt sich die Orgonenergie aufs heftigste. Sie gerät sozusagen in einen Zustand der Raserei – wobei durch DOR Strahlenkrankheit hervorgerufen wird.

Phase drei: Wenn man der Orgonenergie die Gelegenheit gibt, immer weiter gegen die nukleare Energie anzugehen, gelingt es ihr schließlich, die nukleare Energie wirkungslos zu machen. Sie wandelt die schädliche Nebenaktivität der Nuklearenergie um, indem sie den Nuklearenergiestoff durchdringt und ihn sich dienstbar macht.'

Dadurch scheint die Annahme gesichert zu sein, daß es eine Möglichkeit gibt, die Wirkung der Atombomben zu immunisieren.

Auch nach zwölf Tagen waren die Mäuse noch immer lebendig und gesund, so daß Dr. Reich beschloß, den Safe selbst zu öffnen, was ihm auch ohne Schaden gelang. Anschließend unternahm man die verschiedenen Tests und machte wichtige Beobachtungen, die den Weg wiesen, wie DOR unter Kontrolle gebracht werden könnte. Darüber schreibt Reich: ‚Anscheinend konnte die Orgonenergie, die alles zu durchdringen vermag, leicht *in* den Safe hineingelangen, in dessen starker Stahl- und Betonpanzerung das nukleare Energiematerial aufbewahrt wurde. Wenn das nukleare Energiematerial dagegen nicht genügend abgeschirmt war, besaß es die Möglichkeit, die Orgonenergie herauszufordern und zu bearbeiten, so daß sich die DOR-Wirkung einstellte. Um daher die DOR-Wirkung abzuschwächen, mußte man das nukleare Material stärkstens abschirmen und es dann strahlungssicher in den Orgon-Speicherbehälter bringen. Auf diese Weise könnte die Orgonenergie an die nukleare Energie herankommen, aber nicht umgekehrt.' Sollte dies stimmen, wäre es möglich, die Oranurwirkung ohne den DOR-Effekt zu erzielen.

Zunächst wurde das Oranurexperiment nicht fortgesetzt. Dafür aber blieb seine gewaltige Auswirkung, und Dr. Reich bemerkt daher: ‚Wir hatten alle das Empfinden, daß wir etwas Entsetzliches, tödlich Gefährliches miterlebt hatten, das wir noch keineswegs ganz begreifen konnten und das uns in einen tiefen Abgrund geschleudert hatte, in Reiche kosmischer Funktionen, die bisher wohlverborgen geblieben waren ... Alle an diesem Experiment Beteiligten waren von großer Furcht erfüllt.'

Als der größte Teil des Berichts im April 1950 niedergeschrieben worden war, ging die furchtbare Auswirkung des Experiments noch immer weiter. Die schwerwiegenden Komplikationen, besonders für die nationale Sicherheit, waren daher Dr. Reichs und seiner Mitarbeiter Hauptsorge. Nach einigen Monaten sah man jedoch die Sache allmählich weniger pessimistisch an, da neue Beobachtungen ‚keinen Zweifel an den für das Leben positiven medizinischen und biologischen Ergebnissen der Oranurwirkung ließen'. Darüber, wie es hieß, wollte man in einem besonderen Aufsatz berichten.

Obwohl selbstverständlich noch gewaltige Forschungsarbeit geleistet werden muß, kann man doch schon aus diesem höchst gewagten Experiment drei Hauptschlüsse ziehen, die für den Arzt von besonderem Interesse sind:

1. Die wahre Natur der Strahlenkrankheit ist, nach Reich, über jeden Zweifel erhaben diagnostiziert worden.

Als er mit dem Oranurexperiment begann, teilte er noch die übliche orthodoxe Ansicht, daß die Strahlenkrankheit auf einen direkten Gewebeschaden des lebenden Organismus durch ionisierende Strahlung von Gammastrahlen oder Neutronen zurückzuführen sei. Jetzt scheint es dagegen festzustehen, daß dies nicht der Fall ist, sondern die Krankheit der unmittelbare Ausdruck der heftigen Orgonenergiereaktion des Körpers (Reich nennt sie die organismische Energie) gegen die Ausstrahlungen der nuklearen Energie ist. Die Strahlenkrankheit wird somit zu einem Problem der Orgonenergiefunktionen, aber nicht der atomischen Strahlung. Eine Bestätigung dafür gewährt die Tatsache, daß die nukleare Energiestrahlung nicht der einzige Anlaß für die Strahlenkrankheit ist, wie Reich entdeckte, da Röntgenstrahlen zum Beispiel bei Vorhandensein von hochkonzentrierter Orgonenergie die gleichen Symptome erzeugen.

Uns Ärzten mag diese Auslegung nicht so überraschend kommen, wie etwa den Physikern, denn – um ein von Reich

angeführtes, ganz alltägliches Beispiel zu nennen – kann
eine in einen Abszeß übergehende Entzündung oberflächlich
gesehen anscheinend das direkte Ergebnis des Eindringens
virulenter Bakterien sein, dennoch wissen wir alle genau,
daß Entzündungen, hohe Temperatur und Eiterbildung eine
Abwehrreaktion des Körpers gegen eindringende Organismen sind. Wir wissen allerdings auch, daß eine übermä-
ßige Abwehrreaktion des Körpers tödliche Folgen haben
kann, genau wie die DOR-Reaktion bei dem Oranurexperiment.

2. Jeder, der krank wird, reagiert nach Reichs Worten
,gemäß seinem oder ihrem spezifischen Leiden oder der
Disposition für dieses Leiden. Dies geht auf selektive bio-
energetische Wirkungen der Orgonenergie zurück, welche
den erkrankten Körperteil in spezifischer Weise angreift,
indem sie zunächst die Krankheitssymptome verstärkt und
sie erst später heilt, falls man sie sachgemäß und gewissenhaft anwendet. Wir können ohne weiteres annehmen', fährt
er fort, ,daß es nach weiteren detaillierten Experimenten
mit Oranur möglich sein wird, die Heilkraft der Orgonenergie an jedes schwache Glied in der Gesamtheit der orga-
nismischen Funktion heranzuleiten, wobei die Orgonenergie
von sich aus den Weg zu dem erkrankten Organ oder Kör-
persystem finden wird. Die gefährliche Natur einiger dieser
Reaktionen sollte uns nicht davor zurückschrecken lassen.
Wenn wir mit chemischer Therapie oder mit Schockwirkun-
gen arbeiten, gefährden wir das Leben des Patienten weit
mehr, und das gilt auch von der Anaesthesie oder größeren
Operationen, falls wir nicht in der Lage sind, die Heilung
bewirkende Kraft im Organismus zu steuern. Von nun an
werden wir jedoch mit Hilfe der spezifisch autonomen, se-
lektiven Kraft der Orgonenergie therapeutisch an jede Stelle
des Organismus herankommen können und zwar höchst-
wahrscheinlich unterschiedslos bei jeder Krankheit. Zweifellos besitzen wir in Oranur eine der größten Heilkräfte, über
die die Menschheit je verfügte.'

An diesem Punkt dürfte es meiner Ansicht nach nützlich

sein, damit die Wirkung und die Ergebnisse der hochpoten-
tiellen homöopathischen Heilmittel zu vergleichen, die –
radiesthetisch ermittelt – genau das erreichen, was von Dr.
Reich ebenfalls beschrieben wurde. Sollte der Mechanismus
daher wohl der gleiche sein? Dies zu erforschen, wäre bestimmt sehr lohnend.

3. Abgesehen von diesen wichtigen medizinischen Verwendungsmöglichkeiten kann man anscheinend dadurch Immunität gegenüber den ionisierenden Strahlen der Atombom-
benexplosionen erzielen und somit eine schlagkräftige Waffe
gegen die Strahlenkrankheit schaffen. Dies war, wie Sie sich
erinnern werden, das ursprüngliche Ziel des Oranurexperiments, dessen Probleme theoretisch soweit gelöst worden
sind. Es bleibt uns jetzt noch die Aufgabe, das Ganze in die
Praxis einzubauen. Dadurch wäre es denkbar, die ganze
Bevölkerung zu immunisieren, indem sich die Bevölkerung
der Orgonenergie-Akkumulatoren bedient, die mit einer gewissen Menge von Oranur aufgeladen werden.

Von einem allgemeineren wissenschaftlichen Gesichtspunkt aus sind die Folgerungen, die sich aus dem Oranurexperiment ergeben, von weittragender Bedeutung und verlangen hinsichtlich dieser grundlegenden Probleme anscheinend eine völlige Neuorientierung unseres methodischen
Denkens. Ich möchte daher Dr. Reich nochmals wegen dieses entscheidenden Punktes anführen: ‚Die funktionelle
Theorie der Orgonomie setzt genau an diesem Punkt an, an
dem die Atomtheorie in Berührung mit den voratomischen
Funktionen der Natur kommt, sowie mit dem Gebiet der
sogenannten ‚stofflichen Wellen' (ein falscher, irreführen-
der Ausdruck), wie auch dem der ‚Wellenpartikel' (ebenfalls irreführend ausgedrückt) und den nur aus Wellen be-
stehenden Elektronen, sowie mit der Unmöglichkeit, gleichzeitig Position und Kraftmoment eines Elektrons zu bestimmen, dem ‚Gesetz der rein statistischen Wahrscheinlichkeit' etc., etc. Diese ursprünglichen, voratomischen Probleme sind mit den Methoden des materialistischen und me-

chanistischen Denkens nicht lösbar. Sie lassen sich logisch nur erfassen, wenn man von einem funktionellen, d. h. orgonomischen Gesichtspunkt an sie herangeht. Seit Jahren hat man Tatsachen, Beobachtungen und Schlußfolgerungen in einleuchtender Weise zusammengetragen, was die Annahme rechtfertigt, daß die ganze Elektronentheorie, soweit sie in den Bereich kosmischer, ursprünglicher Funktionen gehört, durch eine funktionelle Theorie der Grundformen des Weltalls ersetzt werden wird. Dies ist natürlich eine sehr schwerwiegende Aufgabe und erfordert intelligente, unbefangene, aufgeschlossene und mutige Bemühungen, um mit den bisherigen irrigen Vorstellungen, dem schwerfälligen Denken und den falsch verstandenen Theorien aufzuräumen. Außerdem wird dadurch der wissenschaftliche Ruf von vielen gefährdet und ihre persönlichen Gefühle verletzt werden!'

Jedoch ganz abgesehen davon, nähern wir uns anscheinend mit höchster Geschwindigkeit dem Punkt, an dem die bisherige strikte Trennung von Geist und Materie, Wissenschaft und Religion, Materialismus und Mystizismus, Physik und Psychologie, Körper und Geist, Objektivität und Subjektivität anfängt zusammenzubrechen. Dagegen werden bereits die Umrisse einer grundlegenden Einheit sichtbar, die auf einer wahren Versöhnung scheinbarer Widersprüche aufbaut. Wir werden von neuem eine Kosmologie aufstellen, die gleichzeitig wissenschaftlich vertretbar und dennoch tief religiös ist.

In der späteren Korrespondenz mit Dr. Reich schrieb er mir am 17. März 1952, als ich ihn um Erlaubnis bat, ausführliche Zitate aus seinem ,Oranurexperiment' zu bringen, daß ,wir sehr sorgfältig sein müssen, wenn wir daraus endgültige Schlüsse ziehen wollen. Das Experiment ist noch nicht abgeschlossen, und der *bisherige Tatbestand ist höchst problematisch'*. Er warnte auch nachdrücklichst davor, experimentell nukleare Energiequellen auf Orgonenergie-Akkumulatoren einwirken zu lassen.

Um das Ganze zum Abschluß zu bringen, müssen wir auf das Jahr 1947 zurückblenden, da sonst die Reihenfolge der Endergebnisse nicht zu verstehen ist.

Im Jahre 1947, als Reich die Entdeckung einer motorischen Kraft in der Kosmischen Orgonenergie bekanntgab, begann die Federal Food and Drug Administration der Vereinigten Staaten (Bundesministerium für Ernährung und Drogen) eine ,Untersuchung' der Orgonenergie-Akkumulatoren durchzuführen (geschah dies zufällig zur gleichen Zeit?) die nach Mr. Wyvell, dem Direktor der Veröffentlichungen der Wilhem-Reich-Stiftung, ,eine Art Verschwörung war, um der Orgonomie den Garaus zu machen und den Entdecker der Orgonenergie zu verleumden... Aber die Bemühungen, ihn sexuell zu diffamieren und zu beweisen, daß der Orgonenergie-Akkumulator nur wegen des schnöden Gewinns hergestellt würde, schlugen völlig fehl und die ,Verschwörung' fand ein klägliches Ende.'

Dafür lebte sie 1954 wieder auf, als die Food and Drug Administration gegen Dr. Reich und die Reich-Stiftung eine richterliche Verfügung erwirkte, nach der es ,den Angeklagten auferlegt war, keine Orgonenergie-Akkumulatoren mehr zu vertreiben... und alle Akkumulatoren zu demontieren, sowie alles Gedruckte in bezug auf die Orgonenergie zu vernichten, da es überhaupt keine Orgonenergie gäbe.'*

Dr. Reich trat vor Gericht – mit Recht oder Unrecht – nicht als Angeklagter auf, der sich gegen diese Mängelrüge oder gegen diese Verfügung wehren wollte. Denn, wie er selbst sagte: ,Ein solches Auftreten würde meines Erachtens ein Zugeständnis gewesen sein, daß diese spezielle Regierungsstelle berechtigt ist, ein Urteil über ursprüngliche, präatomare Energie abzugeben... Außerdem, wenn es sorgfältigsten, umfangreichen und bereits veröffentlichten Forschungsergebnissen nicht gelang, diese oder irgendeine an-

* Eine derartige Feststellung scheint einem einfach unerklärlich zu sein; ganz besonders mysteriös aber ist, daß sie obendrein juristisch untermauert wurde.

dere Regierungsstelle von der wahren Natur der Entdeckung der Lebensenergie zu überzeugen, so wird kein Rechtsstreit vor irgendwelchem Gericht die geringste Aussicht auf Erfolg haben.' Er vertrat zudem die Ansicht, daß ein Gerichtshof über wissenschaftliche Arbeiten weder entscheiden kann noch darf. Denn ein solches Zugeständnis würde – nach Reich – ‚die Regierung zur letztendigen Richterin über wissenschaftliche Forschungsergebnisse oder religiöse Glaubenssätze machen und ihr diktatorische Befugnisse zugestehen – ja sie geradezu zur Diktatorin machen.' Indem Dr. Reich diesen Standpunkt vertrat, schützte er nach Mr. Wyvells Aussage ‚nicht nur die Orgonomie, sondern auch die menschlichen Grundrechte – und zwar unter Einsatz seiner eigenen Freiheit.'

Selbstverständlich protestierten Reich und seine Mitarbeiter gegen diese unerhörte Verfügung. Daher zog sich der Rechtsstreit bis Ende 1954 und Anfang 1955 hin. Reich hatte jedoch inzwischen Wichtigeres zu tun.

Als Teilergebnisse des Oranurexperiments hatte er einen ‚Wolkenzerteiler', wie er es nannte (cloud-buster), erfunden und konstruiert. Dies war eine Vorrichtung, mit der man die beständig zunehmenden DOR-Wolken unserer Atmosphäre, die für alle Lebewesen so schädlich sind, zerteilen und beseitigen konnte.

Er stellte fest, daß die Wüsten zum großen Teil das Ergebnis dieses DOR-Phänomens waren und fuhr deshalb nach Arizona, um dort an Ort und Stelle diesen Fragenkomplex zu bearbeiten. Denn seiner Ansicht nach war die über die ganze Welt verbreitete Zunahme von Dürren und Wüsten das Problem Nr. 1, mit dem sich die Menschheit auseinanderzusetzen hatte.

Ein Bericht vom November 1955 lautete günstig: ‚Was Reich und seine Mitarbeiter in Arizona bei der Bekämpfung der Wüste mit Kosmischer Orgon-Ingenieurstechnik erreichten, entspricht, ja übertrifft die optimistischsten theoretischen Erwartungen. Durch die Entfernung von DOR mittels geschickter Anwendung des ‚Wolkenzerteilers' wurden mehrere langanhaltende, sanfte Regenfälle erzeugt von der Stärke, die tief in den Boden eindringt und ihn lange feucht erhält; außerdem wurden die in Organon gewonnenen Laboratoriumserkenntnisse über das Verhältnis von DOR und Dürre weitgehendst in der Praxis bestätigt.'

Mitten in dieser für die Zukunft der Menschheit so lebenswichtigen Arbeit fiel der endgültige Schlag. Im Mai 1956 wurden Wilhelm Reich und Michael Silvert, der Direktor des Orgoninstituts, wegen Mißachtung des Gerichts und Nichtbeachtung der richterlichen Verfügung verhaftet. Eine derartige Anklage genügte, daß jedes Gericht sie für ,schuldig' befinden mußte. Schon ein paar Tage später wurde ein phantastisch hartes Urteil verkündet: Zwei Jahre Gefängnis für Dr. Reich, ein Jahr für Mr. Silvert und außerdem eine Geldstrafe von 10 000 Dollar für das Institut (damals etwa 125 000 DM).

Der Einspruch gegen dieses barbarische Urteil hatte keinen Erfolg. So mußte Dr. Reich nicht nur im Gefängnis schmachten, sondern mitansehen, wie die Verfügung im übrigen mit aller Härte durchgeführt und dadurch, soweit wie möglich, sein ganzes Werk vernichtet wurde. Am 22. August verbrannte man beispielsweise in dem Gansevoort-Verbrennungsofen Dr. Reichs gesamte wissenschaftlichen Veröffentlichungen.

Wenn man hoffte, daß dies der Abschluß der trostlosen Geschichte sei, und daß es doch noch ein Happy End geben würde, so mußte man leider erleben, daß die Tragödie bis zum bitteren Ende durchgeführt wurde.

Im November 1957 starb Wilhelm Reich im Gefängnis an der Oranurkrankheit, ,ein Opfer der Gemütskrankheit, gegen die er so tapfer angegangen war.'

Es fällt einem schwer zu begreifen, daß dieser Versuch, die Wahrheit zu unterdrücken und ihre Verkünder auszurotten, ausgerechnet in der Mitte des zwanzigsten Jahrhunderts geschah. Wir möchten eher annehmen, daß es sich in einer fernen, weit hinter uns liegenden Vergangenheit ereignete. Aber tatsächlich sind die Hasser der Wahrheit heutzutage beinah noch mächtiger als früher. Die Wahrheit ist für sie zu umwälzend und zu beunruhigend. Deshalb vernichten sie jeden, der die undankbare und wenig begehrenswerte Aufgabe hat, ihr Wegbereiter zu sein, vor allem aber, wenn diese Wahrheit die Lebenskraft selbst betrifft.

Reich wurde trotz aller Genialität stumm gemacht, aber was an seinem Schaffen wahr und echt ist, wird trotzdem überleben, denn die Vis Medicatrix Naturae kann in ihrer Substanz nie vernichtet werden.

SIEBENTES KAPITEL

HEILEN UND HEILER

Nach den grauenerregenden Untertönen des letzten Kapitels dürfte es wohltun, sich wieder alltäglicheren und profaneren Dingen zuzuwenden.

Wie ich erwähnte, mußte ich feststellen, daß ich leider nicht fähig war, mit dem Pendel umzugehen. Ich mußte deshalb stets einen anderen bitten, mir das Pendeln abzunehmen, sobald ich die radiesthetische Technik anwenden wollte. Dies war recht unbefriedigend, und deshalb sah ich mich nach einer Methode um, dank derer ich auf die technische Hilfe anderer verzichten konnte.

Auf diese Weise kam ich zum Heilen durch Handauflegen. Meiner Ansicht nach zeigte sich hier das Wesentliche der Vis Medicatrix Naturae in ihrer einfachsten und bekanntesten Form, denn zum erfolgreichen Heilen gehört die Anwendung irgendeiner Heilkraft, die hier direkt übertragen wird.

Man sagte mir, daß ich diese Heilkraft besäße. Ich weiß allerdings nicht, ob ich selbst fest davon überzeugt war. Auf jeden Fall regte es mich dazu an, mich nach Leuten umzusehen, die sie besaßen und für Heilzwecke anwendeten, um ihre Methoden und Techniken zu studieren und sie dann selbst in die Praxis umzusetzen.

Mein Hauptmentor war Mrs. Kingsley *Tarpey*, die Älteste aller Heiler. Ich lernte ihre Arbeit zunächst durch das ,Journal of the Brit. Society of Dowsers' (Zeitschrift der Brit. Gesellschaft der Rutengänger und Pendler) kennen. Die Septembernummer 1942 enthielt einen Bericht über die wissenschaftliche Untersuchung der Behauptungen einer gewissen Mrs. Kingsley Tarpey, daß der Anblick ihrer Bilder von wohltätiger Wirkung sei. Ein Satz darin erregte meine besondere Aufmerksamkeit: ‚Ich blieb nicht im Zimmer, da einige Pendler behaupteten, sie könnten meine Ausstrahlungen auch aus der Entfernung spüren.' Ich erinnere mich noch, daß ich mich damals fragte, was für eine Art Heilerin sie sein mochte – offensichtlich eine sehr wirksame – wenn ihre Ausstrahlungen derart weitreichend waren. Als ich ihr dann zufällig einige Jahre später begegnete, bestätigte es sich, daß sie wirklich eine hervorragende Heilerin war.

Sie war damals bereits fünfundachtzig Jahre alt, geistig und körperlich aber bei besten Kräften. Dieser erste Eindruck vertiefte sich durch einen immer engeren Kontakt mit ihr, teils bei der kritischen Überprüfung ihrer Arbeit, teils als Patient und außerdem in den darauffolgenden zehn Jahren auch als ihr Mitarbeiter und stiller Beobachter, bis sie 1957 mit sechsundneunzig Jahren starb.

Zweifellos war sie eine Heilerin, die ungewöhnliche Kräfte besaß und Überdurchschnittliches erreichte. Nicht alltäglich war ferner, daß ihre Heilkraft anscheinend unabhängig von ihrem eigenen körperlichen Zustand oder ihrem Alter war. Im Gegenteil – die Heilkräfte schienen im Alter zuzunehmen. Außerdem erschöpfte sie das Heilen offensichtlich nicht im geringsten, da sie sich nach jeder Behandlung kräftiger fühlte als zuvor. Nach ihren eigenen Worten war sie nur ein ‚Kanal', eine Leitung, für diese Heilkräfte und verbrauchte dabei nicht ihre eigenen Energien, wie etwa der Heilmagnetiseur.

Auch noch einer anderen Eigenschaft wegen nahm sie unter den üblichen Heilern eine Sonderstellung ein: Sie befleißigte sich stets einer objektiven und wissenschaftlichen Arbeitshaltung. Von Anfang an arbeitete sie engstens mit Wissenschaftlern und Ärzten zusammen und war jederzeit gern behilflich, die gründliche Untersuchung ihrer Arbeitsweise zu erleichtern. Ihre Tätigkeit war daher von ungewöhnlichem wissenschaftlichem und medizinischem Wert.

Ihre Technik war die folgende:

Sie las zunächst am Daumen den allgemeinen körperlichen und ‚psychischen' Zustand, sowie denjenigen des erkrankten Körperteils auf ihrem Bovis Biometer (s. S. 40 und 41) ab. Dann setzte sie sich vor den Patienten hin, der bequem im Stuhl zurückgelehnt dasaß, und nahm seine Hände in die ihren, wobei sie seine rechte mit ihrer linken und seine linke mit ihrer rechten ergriff und sie während der ganzen Behandlung sanft drückte.

Schon nach kurzem begann es in den Händen zu pochen, und der Patient empfand ein Prickeln, das in den Händen begann und sich allmählich auf die Arme ausbreitete und schließlich an verschiedenen Stellen des Körpers zu spüren war – meistens denjenigen, die gesundheitlich angegriffen oder erkrankt waren. Gelegentlich war das Prickeln auch am ganzen Körper wahrnehmbar, und der Patient behauptete – falls die Behandlung trotzdem fortgesetzt wurde – eine Art Rauschzustand durchzumachen. Die Patienten reagierten sehr verschieden; einige fühlten überhaupt nichts. Ich selbst verspürte nur sehr wenig, wenn Mrs. Tarpey mich behandelte. Das Pochen nahmen jedoch fast ausnahmslos alle wahr; es stieg gewöhnlich bis zu einem Höhepunkt an und klang dann ab, was meistens das Ende der Behandlung bedeutete. Ein erneutes Ablesen des Bovis Biometers schloß sich an, das jedesmal physisch wie psychisch einen erhöhten Stand anzeigte.

Dieser allgemeinen Behandlung folgte häufig die örtliche eines bestimmten Körperteils oder inneren Organs, das erkrankt war oder nicht funktionieren wollte, z. B. des Kopfes, der Lungen, des Herzens, der Nieren etc. In solchen Fällen wurden die heilenden Hände auf die Vorder- und Rückseite des Körpers aufgelegt, und zwar ober- und unterhalb der zu behandelnden Region oder des betreffenden Organs. Meistens empfand man ein Gefühl der Wärme, was Mrs. Tarpey mit ‚menschlicher Diathermie' zu bezeichnen pflegte. Ich bin allerdings der Meinung, daß dieses Wärmeempfinden etwas Subjektives ist, da an dieser Stelle kein tatsächlicher Temperaturanstieg stattfindet. Der Gedanke war, die Heilkraft an der Körperstelle zu konzentrieren, die sie am meisten brauchte.

Soweit ich mich erinnern kann, legte Mrs. Tarpey ihre Hände stets so auf, daß sie in wirkliche körperliche Berührung mit dem Patienten kam, während andere Heiler fanden, daß der Erfolg größer war, wenn man die Hände in einem Abstand von 10 bis 15 cm über der zu behandelnden Körperstelle hielt.

Die Länge der jeweiligen Behandlung hing bei Mrs. Tarpey von der Aufnahmefähigkeit und der Empfindlichkeit des Patienten ab sowie von dem Grad der Erschöpfung. Im Durchschnitt dauerte eine allgemeine Behandlung zwischen zehn und fünfzehn Minuten, während die örtlich begrenzte etwa fünf Minuten in Anspruch nahm. Allerdings ging Mrs. Tarpey dabei nie nach der Uhr; sie schien von allein zu wissen, wann es für den Patienten genug war. Sie besaß ein untrügliches Gefühl.

Wie man noch sehen wird, war der ganze Vorgang zwar sehr einfach, aber trotzdem sehr wirksam.

Wenn die Behandlung fortgesetzt werden mußte, und der Patient nicht zu ihr kommen konnte, bediente sie sich noch eines anderen Verfahrens. Sie hatte festgestellt, daß ihre Malereien – ganz abgesehen vom künstlerischen und ästhetischen Wert – mit Heilkraft geladen waren.* Saß ein Patient daher fünfzehn bis zwanzig Minuten vor einem ihrer Bilder, so ergab sich eine höhere Bovismessung. Allerdings war sie nicht ganz so hoch wie bei einer Behandlung mit persönlichem Kontakt, jedoch stark genug, um von einer Behandlung sprechen zu können.

Sie fand außerdem heraus, daß sie das verschiedenartigste Material mit ihrer Heilkraft aufladen konnte – vor allem Wolle, Seide und Öl. Diese ,aufgeladenen' Wolldecken, Schals oder Bandagen schickte sie dann ihren in der Ferne weilenden Patienten, damit sie im Bedarfsfall davon Ge-

---

* Weiteres darüber in Kapitel 9

brauch machen konnten. ‚Aufgeladenes' Öl (Rizinusöl) war bei vorhandenen Schmerzen ganz besonders wirksam.

Ich erwähnte schon, daß Mrs. Tarpey den ‚psychischen' Bovisgrad durch ihre Behandlung steigern konnte. Sie versuchte deshalb, auch psychologische Fälle zu behandeln, vor allem zurückgebliebene und schwierige Kinder, mit denen sie, wie die Aufzeichnungen beweisen, ungewöhnlichen Erfolg hatte. Dies überrascht um so mehr, da Dr. Brunler, der als erster die Möglichkeit entdeckte, den Zustand des Patienten am Daumen abzulesen, stets behauptete, man könne wohl den ‚körperlichen', aber nicht den ‚psychischen' Zustand heben, da dieser von Geburt an festgelegt sei.

Trotzdem bin ich davon überzeugt, daß Mrs. Tarpey in der Lage war, den ‚psychischen' Bovisgrad sowohl zu verändern, wie auch zu erhöhen und den geistigen und emotionellen Normalzustand – trotz aller gegenteiligen Behauptungen – wieder herzustellen. Dies dürfte vielen Leidenden, die bereits jegliche Hoffnung auf Besserung aufgegeben haben, neuen Mut geben.

Leser, die noch mehr über Mrs. Tarpey und ihre Heilkraft wissen möchten, sollten ihr Büchlein ‚Heilen durch Radiesthesie' (Healing by Radiesthesia) lesen, das von der Omega Press in ihrem fünfundneunzigsten Lebensjahr veröffentlicht wurde. Darin findet man auch eine Liste sowie die Beschreibung ihrer besonders sinnfälligen Heilungen.

Etwa zur gleichen Zeit nahm ich die Verbindung zu Mr. L. E. *Eeman* auf, dessen Heiltechnik mich ganz besonders interessierte, da er einzigartige Wirkungen des ‚Handauflegens' entdeckte und praktisch entwickelte.

Nach einem Flugzeugabsturz kam er 1918 körperlich und nervlich als Wrack ins Lazarett und wurde schließlich 1919 als dauernd dienstunfähig mit einer hundertprozentigen Versehrtenrente entlassen.

Dank seiner eigenen Entdeckungen, die er in seinem Buch ‚The Technique of Conscious Evolution' (Technik der Bewußtseinssteigerung) beschreibt, gelangte er ohne fremde

Hilfe wieder zu völliger Gesundheit und entwickelte diese Technik anschließend zu einer Art Therapie, die er sehr erfolgreich zwischen 1922 und 1957 in seinen allseits bekannten Konsultations- und Behandlungsräumen in der Bakerstreet 24, in London, anwandte.

Seine Hauptentdeckungen bestanden etwa darin:

1. Jede Verletzung (Trauma), besonders eine seelische, neigt dazu, eine nervöse Muskelspannung in irgendeinem Teil des Körpers hervorzurufen. Diese Spannung ist unbewußt und erzeugt leicht einen Circulus vitiosus. Um sich davon zu befreien, ist es notwendig, sie bewußt zu machen. Sobald dies geschieht, läßt die Spannung nach, worauf eine völlige Entspannung eintritt. Um einen Rückfall zu verhüten, bedarf es bewußten Denkens.

2. Die Beseitigung der Nerven- und Muskelspannungen bringt ein Wiederauftauchen der verdrängten Erinnerungen mit sich, die zunächst diese Spannungen hervorriefen, aber außerdem auch eine emotionelle Befriedigung, die sich aus der psychischen Energie ergibt, die zusammen mit den Erinnerungen seinerzeit verdrängt wurden.

3. Diese wieder freigewordene Energie kann der Patient nunmehr für seine Heilung verwenden oder sie der insgesamt verfügbaren Körperenergie hinzugesellen.

4. Diese freigewordene psychische Energie besitzt eine Polarität, die man therapeutisch ausnutzen kann.

Das Fundament der Eemanschen Heiltechnik basierte auf diesen Prinzipien. Seine Methode bestand zunächst in einer praktischen Unterweisung in der wissenschaftlich unterbauten Kunst vollständiger, bewußter Entspannung.

Er zeigte an dem Patienten, wie man bei den Füßen anfangen und dann den ganzen Körper bearbeiten muß, wobei die verschiedenen Muskeln, einer nach dem anderen, entspannt werden. Besondere Aufmerksamkeit ist in diesem Zusammenhang auf die Brust und die Atmung zu legen, die gewöhnlich starken Spannungen unterworfen ist. Zum Schluß kommt Kopf und Nacken dran, in dem sich die hartnäckigsten Spannungen gestaut zu haben scheinen.

Ein Ergebnis dieser muskularen Entspannung oder ‚Myognosis', wie Eeman es nannte, ist das ‚Auftauchen', worunter
er das lebhafte und vollständige Wiedererwachen der verdrängten und unbewußten ursprünglichen Erlebnisse versteht, die die Spannung und das Trauma hervorriefen. Nach
Eeman ist dies die echte Psychoanalyse, da der Patient während den Entspannungsanweisungen gleichzeitig in die Lage
versetzt wird, sich von seinen verborgenen Komplexen zu
befreien. Er sagt darüber: ‚Der grundlegende seelische, nerv-
liche und körperliche Heilfaktor, sowohl bei der ‚Beichte'
wie bei der Analyse, ist das Wiedergutmachenwollen, das
Wiederüberdenken, das Wieder-ins-Gedächtnis-Rufen und
das Wiederverlebendigen.'
Als unumstößlich notwendig für das vollständige und
reinigende Wiederbeleben fordert er, daß bei dem Patienten
eine stromkreisförmige Entspannung stattfindet und er außerdem völlig entspannt bleibt. Es ist dabei interessant festzustellen, daß Eeman in verhältnismäßig wenigen Sitzungen Enthüllungen hervorzurufen pflegte, die der Durch-
schnittspsychoanalytiker erst nach Jahren − wenn überhaupt − erreichte, wobei außerdem die Ergebnisse meist
lange nicht so befriedigend waren wie bei Eeman.
Wenn Eeman mit dem Patienten zufrieden war, weil er
gelernt hatte, willkürlich jeden Teil des Körpers zu entspannen und außerdem das ‚Auftauchen' mehr oder minder
stattgefunden hatte, folgte für den Patienten die zweite
Phase, die in der stromkreisförmigen Entspannung bestand.

Wie ich schon sagte, hat Eeman die Polarität des Körpers
neu entdeckt, nämlich daß 1. die rechte Körperhälfte, einschließlich der rechten Hand, positiv ist; 2. die linke, einschließlich der linken Hand, negativ, und 3. der Hinterkopf positiv und die Basis des Rückgrats negativ. Er fand,
daß durch die Verbindung dieser Pole ein Stromkreis entstand. Er erreichte dies dadurch, daß er einen mit der rechten Hand gehaltenen Draht mit einer Kupfermaschenmatte
unter dem Kreuzbein verband. Ebenso wurde ein Draht, der

mit der linken Hand gehalten wurde, zu einer ähnlichen Matte am Hinterkopf geleitet. Dann verband er außerdem beide Matten durch einen weiteren Draht. So fügte er positiv zu negativ, negativ zu positiv und positiv zu negativ.

Durch diese ‚Anordnung' erreichte er den ‚Entspannungsstromkreis', wie er es nannte. Wenn die Drähte dagegen umgekehrt verbunden wurden, so daß negativ mit negativ und positiv mit positiv zusammenkamen, entstand der Eemansche ‚Spannungsstromkreis'.

Eeman experimentierte mit den verschiedensten Anordnungen der Pole und einer wechselnden Anzahl der Personen, die in diesen Stromkreis eingeschaltet wurden. Er kam dabei zu dem Schluß, daß ein Stromkreis, bei dem Parallelismus mit Serienfolge kombiniert wird, zum besten Ergebnis führt, da sich dabei eine oder mehrere Personen wieder ausschalten können, ohne daß der Stromkreis unterbrochen wird. Auf diese Weise kam er zu dem Gedanken der gemeinsam hervorgerufenen Heilung, und es war sein Ehrgeiz, diese allmählich auf breitester Basis durchzuführen.

Um jedoch wieder auf den Patienten zu sprechen zu kommen, der erfolgreich in der Entspannungstechnik unterwiesen worden war, so ließ man ihn bei der nächsten Behandlungsphase auf einem besonders konstruierten Liegestuhl Platz nehmen, wo er sich völlig entspannen konnte, da die Pole seines Körpers in den Entspannungsstromkreis eingeschaltet worden waren. Meistens schalteten sich Mr. Eeman und seine Assistentin, Miss Cameron, zur Verstärkung ebenfalls ein. Nach kurzer Zeit stellte sich ein Gefühl der erhöhten Entspannung, Wärme und Wohlbefindens ein und schließlich starke Müdigkeit, die gewöhnlich zum Schlaf führte, der etwa dreißig Minuten dauerte, worauf alle in den Stromkreis Eingeschalteten zu gleicher Zeit wieder erwachten. Sie empfanden nunmehr ‚ein größeres Wohlbehagen als nach einer sehr geruhsamen Nacht und fühlten, daß sie dabei mehr gewonnen als eingezahlt hatten.' Mit anderen Worten: Der Gesunde konnte dem Kranken ohne Gefährdung seiner selbst helfen. Allerdings stimmt das nur bis zu

einem gewissen Grad, denn z. B. ist Eemans verhältnismäßig früher Tod mit neunundsechzig Jahren (1958) wahrscheinlich auf die Tatsache zurückzuführen, daß er allzu-
viele Krankheiten seiner Patienten auf sich nahm.

Eeman fragte sich anfänglich, ob etwa ein Unterschied in
der Polarität von Mann und Frau bestände. Zu seiner Überraschung mußte er jedoch feststellen, daß der Unterschied
nicht im Geschlecht oder der Unverträglichkeit der Tempe-
ramente bestand, sondern in der Rechts- und Linkshändig-
keit. Wenn man einen Rechtshänder mit einem Linkshänder
zusammen in einen Entspannungsstromkreis einschaltete,
ohne daß man die Drähte umgekehrt herum anbrachte, entstand im Gegenteil ein Spannungsstromkreis. Dies zeigte
sich sofort an der Anspannung der Muskeln, sowie der Veränderung des Atemrhythmus, sowie eines allmählich intensiver werdenden Kältegefühls und einer akuten Unruhe, die
zu einer so unerträglichen Spannung führte, daß man nur
durch Schreien Erleichterung fand. Wenn jedoch die Drähte, d. h. die Pole anders herum verbunden wurden, war sofort alles wieder gut.

Wie man sicher bemerkt hat, besteht hier eine solch enge
Analogie zu der elektromagnetischen Polarität, daß Eeman
anfangs glaubte, er hätte es damit zu tun. Er stellte deshalb zunächst die Hypothese auf, daß ‚geleitete drahtlose
Ausstrahlungen, die vom Körper ausgehen, therapeutisch
Verwendung finden können, wenn die polaren Gegensätze
miteinander durch elektrischen Leitungsdraht verbunden
werden.'

Als ich begann, mit ihm zusammenzuarbeiten, fiel mir
auf, daß eine viel größere Übereinstimmung mit Reichenbachs positiver und negativer Odylkraft bestand als mit der
Elektrizität oder dem Magnetismus, und daß es viel wahr-
scheinlicher war, daß wir es hier mit einem odylischen Phänomen zu tun hatten, anstatt mit einem elektromagnetischen.

Ich schlug Eeman deshalb vor, dies sehr einfach dadurch

zu testen, daß man anstatt der Kupfermaschenmatten Seidenpolster und anstatt der Kupferdrähte Seidenkordeln benutzte. Sollte es sich wirklich um eine odylische Kraft handeln, würde der Stromkreis dennoch funktionieren, war es aber eine elektromagnetische, würde er ausgeschaltet sein, denn Elektrizität kann durch Seide nicht geleitet werden.

Eeman war mit diesem Experiment einverstanden und baute dafür eine noch viel kunstvollere und aufschlußreichere Versuchsanordnung auf, die meine Vermutung vollständig rechtfertigte und bestätigte. Die Vis Medicatrix Naturae war nicht elektrischer Natur – mochte sie auch im übrigen sein, was sie wollte.

Eeman experimentierte während dreißig Jahren ununterbrochen damit und machte die wichtigsten Entdeckungen. So fand er zum Beispiel, daß man Medikamente in den Stromkreis einschalten und sie von einer radiesthetisch begabten Teilnehmerin auf Grund der erzeugten und gefühlsmäßig wahrgenommenen Wirkungen identifizieren lassen konnte. Dadurch entdeckte er, daß dies ein vorzüglicher ,Nachweis' für homöopathische Medizinen war. Es bedeutete dann nur noch einen weiteren Schritt, daß man zu Behandlungszwecken allopathische oder homöopathische Medikamente in den Stromkreis einschaltete, wobei die therapeutischen Ergebnisse besser waren, als wenn der Patient die Medizinen durch den Mund einnahm. Dadurch wurde auch die sehr wirksame Behandlung mit dem eigenen Urin ästhetisch annehmbar gemacht.

Eeman fand außerdem, daß die im Stromkreis eingeschalteten Personen viel zugänglicher für allerlei Anregungen waren. Er dachte sich deshalb eine Versuchsanordnung aus, bei der eine Person beauftragt wurde, sich auf einen bestimmten Gedanken zu konzentrieren, worauf sich zeigte, daß alle übrigen Stromkreisteilnehmer den gleichen Gedanken hatten. Er bezeichnete dies als ,Gruppentelepathie'.

Diese und viele andere Dinge von weittragender Bedeutung werden – belegt durch reiche experimentelle Unterlagen – in seinem Hauptwerk ,Co-operative Healing: the healing properties of human radiations' (Heilung auf der Basis des Zusammenwirkens: Die heilenden Eigenschaften der menschlichen Ausstrahlung) diskutiert.

Ich hoffe, daß mir der Nachweis gelang, daß Eeman bei seiner Erforschung des umfassenden Gebiets der Vis Medicatrix Naturae ganz neue Gebiete erschloß, und daß es lohnend wäre, sein Werk dort fortzusetzen, wo er aufhören mußte.

Am Ende eines Aufsatzes über ‚The effects of conducted radionic emissions from drugs and blood extracts in the cooperative Healing circuit' (Die Wirkungen geleiteter radionischer Ausstrahlungen von Medikamenten und Blutproben in dem gemeinsamen Heilungsstromkreis) führt Eeman einen Brief von mir an. Darin schrieb ich ihm zur Bekräftigung seiner Auffassung, daß besonders den von mikrobischen oder Viruskrankheiten Genesenden geholfen werden könnte, wenn man sie in den gemeinsamen Heilungsstromkreis einschaltete. Ich sagte damals:

‚Ich nehme an, daß Sie für folgendes Zitat aus van Helmonts berühmter Abhandlung ‚De magnetice vulnerum curatione' Interesse haben werden, da es sozusagen eine direkte Voraussage Ihrer Entdeckungen hinsichtlich der kooperativen Heilung von Infektionen etc. enthält. Helmont sagte an dieser Stelle:

‚Der, der einmal von einer Krankheit genesen ist, hat nicht nur ein reines, balsamisches Blut erlangt, das ihn in Zukunft vor Rückfälligkeit in die gleiche Krankheit bewahrt, sondern er heilt auch zuverlässig die gleiche Infektion bei seinem Nachbarn ... und überträgt dank der mysteriösen Kraft des Magnetismus diese balsamische und konservierende Eigenschaft auf das Blut des anderen.'

‚Klingt das nicht wie eine Beschreibung Ihres Heilungsstromkreises?'

Eeman fügte kommentierend hinzu: ‚Und dabei starb van Helmont vor dem Jahr 1650, d. h. vor dreihundert Jahren, und außerdem gab es vor zweihundert einen Mesmer und vor hundert einen von Reichenbach! Welch demütigender Gedanke! Vielleicht wird dadurch meiner seit dreiundzwanzig Jahren immer wieder vorgebrachten Anregung ein gewisser Nachdruck verliehen, daß man endlich in den Infektionsabteilungen unserer Krankenhäuser die radionische Ausstrahlung von Medikamenten und Blutproben in dem gemeinsamen Heilungsstromkreis untersucht. Denn immerhin sind dreihundert Jahre selbst für die Geburt eines Gedankens eine ziemlich lange Entwicklungsperiode!'

Hoffentlich wird Eemans Schaffen weder übersehen noch vergessen werden, da er die körperliche, emotionelle und geistige Therapeutik bedeutend förderte.

Jedenfalls schulde ich persönlich Mr. Eeman und Mrs. Kingsley Tarpey sehr viel, da ich von ihnen fast alles erlernte, was ich über die Technik moderner Heilung durch Handauflegen weiß.

Ich ging jedoch noch einen Schritt weiter und hatte das Glück, die Verbindung zu dem sehr bekannten spiritistischen Heiler Harry *Edwards* aufnehmen zu können. Ich überzeugte mich davon, daß er ein echter Heiler war, d. h. daß er eine besondere Quelle der Heilkraft – der Vis Medicatrix Naturae – besaß, obwohl er selbst behauptete, seine Kräfte stammten von nicht wieder inkarnierten Geistern, die sich lediglich seiner bedienten. Ich möchte natürlich nicht abstreiten, daß es sich möglicherweise so verhielt, aber andererseits scheint es mir völlig unnötig zu sein, zu einer derartigen Auslegung Zuflucht zu nehmen, da wir dank unserer bisherigen Übersicht wissen, daß es bessere und alltäglichere Erklärungen dafür gibt. Ich konnte mich sowieso nie ganz des Gefühls erwehren, daß die Geister vor allem zur höchst wirkungsvollen Dramatisierung seiner Heilkraft und seines Wirkens herangezogen wurden.

Auf meine Veranlassung hin gab Harry Edwards eine Demonstration seiner Heilmethode vor der Medizinischen Gesellschaft zum Studium der Radiesthesie (Medical Soc. for the Study of Radiesthesia). Leider wurden die dabei vorgeführten Fälle nicht systematisch weiter untersucht, so daß das Ganze nur geringen wissenschaftlichen Wert besaß.

Ich hatte ferner das Glück, bei den Heilungen des Bruders *Mandus** dabei zu sein und sie zu beobachten, ja einmal sogar dabei den Vorsitz zu führen. Sie kommen in unserer heutigen Zeit dem am nächsten, was wir uns unter den anfänglichen christlichen Wunderheilungen vorzustellen haben. Persönlich zweifle ich nicht daran, daß die mannigfachen Zeugnisse von der Wirksamkeit der divinatorischen Heilungen durch Bruder Mandus als Mittelsmann eine Tatsache darstellen, die man nicht einfach übergehen darf.

Als Ergebnis dieser verschiedenartigsten Erfahrungen beschloß ich festzustellen, was ich persönlich durch Handauflegen erreichen konnte.

Wenn ich über die ganze Sache nachdachte, ließ sich meiner Ansicht nach das Gebiet der Therapeutik zwiefach unterteilen und zwar in die *analytische* und in die *ganzheitliche* Methode.

Zur analytischen gehört fast die ganze moderne Medizin, da ihre Methoden und Techniken überwiegend analytischer Natur sind. Ihr ganzes Bestreben zielt darauf ab, zu einer genauen analytischen Diagnose zu kommen, d. h. exakt festzustellen, welcher Teil oder welche Teile des Organismus erkrankt sind, welche verschiedenartigen Faktoren: mikrobische, chemische etc. den pathologischen Zustand verursachten und dann dementsprechend die Behandlung darauf abzustimmen.

Der große Nachteil der analytischen Methode ist der – und das zeigt sich bei der modernen Medizin immer wieder aufs deutlichste – daß sie zu sehr auf Spezialisierung und Fragmentierung ausgeht. Man neigt dazu, nur an die einzel-

* Begründer und Anführer der 'World Healing Crusade' (Internationale Kampfgemeinschaft für die Heilung durch den Glauben).

nen Teile anstatt an das Ganze zu denken, und man beschäftigt sich nicht mit der ganzen Person als solcher, sondern mit dem erkrankten Herz oder der erkrankten Leber oder Lunge etc.

Die ganzheitliche Form der Therapeutik ist dagegen relativ gesehen weniger durchschaubar, sie geht auf älteste Zeiten zurück, auch wenn sie heutzutage nur noch wenig angewendet wird. Bei ihr ist die exakte Diagnose unwichtig und wird höchstens um des Interesses willen zur Nachprüfung der Vorgänge gestellt.

Dr. Rebecca *Beard* beschäftigt sich in ihrem Buch über spirituelle Heilung, das den Titel ‚Everyman's Search' (Jedermanns Bestreben) trägt, ganz besonders damit. Sie sagt: ‚Ich hatte immer weniger Lust, mich durch eine Diagnose und gar eine Prognose hinsichtlich des Zustands des Patienten festzulegen. Denn ich mußte immer wieder beobachten, daß ich durch Feststellungen wie: ‚Sie haben ein schwer angeschlagenes oder gänzlich zerrüttetes Organ', im Unbewußtsein des Patienten eine Fixierung schuf, die er nur schwer wieder vergessen oder ignorieren konnte.'

Bei der ganzheitlichen Methode versucht man höchstens in allgemeinen Ausdrücken die Krankheitsursache zu bestimmen. Dafür aber beschäftigt man sich mit der kranken *Person*, einer Person, deren Harmonie körperlich, geistig, emotionell und spirituell gestört ist. Das Behandlungsziel muß daher sein, das harmonische Funktionieren dieser Person im ganzen wiederherzustellen. Zu diesem Zweck bedient man sich der Lebenskraft, der Vis Medicatrix Natura unter ihren vielfältigen Namen, und vertraut darauf, in der Lage zu sein, sie in ausreichender Intensität und (oder) Qualität zu erzeugen, damit sie von sich aus eine Harmonisierung jeglicher funktioneller oder organischer Disharmonien bewerkstelligen kann. Die sich betätigende therapeutische Kraft ist allgemeiner, nicht spezieller Natur; sie beschäftigt sich mit dem Menschen als Ganzem, nicht mit seinen Teilen. Außerdem ist sie ausschließlich wohltätig, was äußerst wichtig und bedeutsam ist. Denn wie McDonagh betonte, gibt es in der modernen Medizin ‚kein Heilmittel, welches nicht als Fremdkörper bezeichnet werden müßte', und damit für den Körper zugleich auch schädlich ist. Er sagt außerdem: ‚Obwohl es das Ziel der Krankenbehandlung ist, eine abwegige Veränderung des Proteins zu verhindern, wird doch oft gerade durch die Art der Behandlung eine Verschlimmerung der bereits eingetretenen schädlichen Veränderungen des Proteins hervorgerufen.'

Zu der wohltätigen Gruppe der therapeutischen Kräfte gehört auch das Handauflegen mit all seinen verschiedenen Techniken, wie die des natürlichen Heilens, des Eemanschen Stromkreises, des Reichschen Orgon-Akkumulators, der Bachschen Heilmittel und zu einem gewissen Grade auch die Homöopathie, insoweit sich ihre Behandlungsweise auf den ganzen Menschen erstreckt, außerdem teilweise auch die Naturheilmethode und vor allem das echte geistige Heilen.

Damals war es zweifellos mein Wunsch, mir etwas von diesen ganzheitlichen Heilmethoden anzueignen. Ich fand, daß mir dazu die Bachschen Heilmittel, der Eemansche Stromkreis in der Form des Autonormalisierers, sowie meine eigenen Heilkräfte zur Verfügung standen; gestützt darauf erarbeitete ich folgendes Verfahren:

Nach verschiedenen Vorarbeiten, zu denen das Aufzeichnen der vollständigen Krankengeschichte sowie die körperliche Untersuchung gehörte, außerdem die Überprüfung des Patienten nach der Bachschen Methode und die Bovismessungen vor und nach der Behandlung, brachte ich dem Patienten zunächst mit Hilfe der Eemanschen Technik die völlige Entspannung bei. Darauf folgte das ‚Handauflegen', so wie Mrs. Tarpey es mich gelehrt hatte, und wie ich es schon beschrieben habe. Abschließend benutzte ich den Autonormalisierer zu erneuter Entspannung. Es ist eine sehr brauchbare Apparatur, durch die sich ein Einmannstromkreis nach Eeman herstellen läßt.

Dieser Apparat besitzt eine Vorrichtung, dank derer man alles Erforderliche in den Stromkreis einschalten kann. War es beispielsweise erforderlich, Bachsche Heilmittel zu verwenden, so verabfolgte ich sie auf diese Weise.

Später benutzte ich gelegentlich auch Eemans ko-operativen Heilungsstromkreis, falls sich zwei oder drei Personen bereitfanden, daran teilzunehmen.

Vielleicht interessiert es einige, warum ich den Patienten nicht von Anfang an in den Eemanschen Entspannungsstromkreis einschaltete. Das beruht auf meiner Erfahrung, daß der Stromkreis von größerer Wirkung war, wenn ich mich seiner hinterher bediente, nachdem ich zunächst die allgemeine körperliche Vitalität durch die mir vertraute Heiltechnik gesteigert hatte. Mr. Eeman benutzte übrigens eine ähnliche Technik, indem er dem Patienten die Hand auflegte, nachdem er ihn sich zuvor entspannen ließ.

Im großen und ganzen erzielte ich mit dieser kombinierten Methode gute Erfolge. Als Beweis dafür, was sich damit erreichen ließ, möchte ich folgende Fälle kurz skizzieren:

1. Eine verheiratete Frau von fünfundvierzig Jahren: Ein Fall von krebsartiger Dickdarmentzündung, die bekanntlich schwer zu kurieren ist. Sie war seit neun Monaten krank und bereits im Haus und im Krankenhaus erfolglos behandelt worden. Schließlich sagte man ihr, die einzige Hoffnung bestände in einer Operation. Da sie diese ablehnte, kam sie zu mir.

Die Behandlung bestand in direkter Heilung, worauf sie eine Zeitlang zusammen mit den ausgewählten Bachschen Heilmitteln in den Eemanschen Stromkreis eingeschaltet wurde. Außerdem beriet ich sie psychologisch und holte mir dazu den Ehemann zu Hilfe. Um es kurz zu sagen: sie mußte im wesentlichen zu ihrer eigenen Erleichterung (was ich eigens betonen möchte) von einer in ihren Augen sündhaften geistigen Einstellung befreit werden. Dies war eine weit schwierigere Aufgabe als die Heilung der entsprechenden körperlichen Äußerungsform, nämlich der Dickdarmentzündung. Hinsichtlich der letzteren unternahm ich nichts weiter Besonderes, da sie mir lediglich ein Symptom für eine viel tieferliegende Zerrüttung zu sein schien.

Sie bemerkte dazu, daß man sich zu Haus und im Krankenhaus vor allem mit ihrem körperlichen Leiden als Hauptkrankheitsursache beschäftigt habe, während ich mich anscheinend kaum darum kümmerte. Dagegen hatte bisher keiner ihrer Ärzte auf den psychologischen Hintergrund ihrer Krankengeschichte Wert gelegt.

Ich sah sie während eines Zeitabschnitts von drei Monaten im ganzen zwölf Mal – am Anfang häufiger, später vierzehntägig und schließlich nur einmal im Monat. Bei der letzten Konsultation war sie noch nicht ganz wiederhergestellt, aber ich versicherte ihr, daß alles wieder gut werden würde.

Dann sah ich sie erst nach einem Jahr zufällig wieder. Sie sagte mir, daß sie jetzt ganz gesund sei und keinen Rückfall gehabt habe. Sie war glücklich und führte ein normales Eheleben.

2. Dieser Fall war schwieriger. Ich habe ihn zum Teil deshalb ausgewählt, weil er für das Heer von Neurotikern typisch ist, die der Fluch und die Verzweiflung ihrer Verwandten, ihrer Ärzte und der Krankenhäuser sind.

Sie war eine neununddreißigjährige Ehefrau und sollte seit dreißig Jahren hoffnungslos neurotisch sein. Es ließ sich kaum mehr für sie tun, als ihr beständig Beruhigungsmittel zu geben. Der Ehemann trat zunächst von sich aus an mich heran mit der Klage, daß das Leben sowohl für ihn wie für sie immer unerträglicher würde.

Sie machte einen erschütternden Eindruck: ausgemergelt, blaß und zerbrechlich, verschüchtert in Haltung und Blick. Sie kroch sozusagen nur noch herum, indem sie sich ständig irgendwo festhielt, um nicht hinzufallen – tatsächlich ein ganzes Museum von Symptomen!

Die Behandlung bestand wie in Fall eins in direktem Heilen, worauf gleichfalls zusammen mit den Bachschen Heilmitteln die Einschaltung in den Eemanschen Stromkreis erfolgte. Dazu kam auch hier eine psychiatrische Behandlung einschließlich positiver Anregungen, wann immer sich dazu eine Gelegenheit bot. Ich sah sie zunächst alle drei Tage, dann einmal wöchentlich und schließlich im nächsten halben Jahr einmal im Monat.

Ganz allmählich und nach vielen Rückfällen verschwanden die Symptome. Sie stellte fest, daß sie alles sogar mit Appetit essen konnte und auch langsam wieder zunahm.

Sie begann auch auszugehen, ihre Einkäufe selbst zu erledigen und mit ihrem Mann im Wagen zu fahren und Freude an allem zu haben, ohne durch eine Migräne dafür büßen zu müssen. Mit anderen Worten – sie fing wieder an, das Leben zu genießen, was sie schon seit frühester Kindheit nicht mehr kannte. Auch ihr ganzes Aussehen veränderte sich. Sie hielt sich aufrechter und lief selbstsicher umher, während ihr Gesicht den Ausdruck der Bedrückung und der Angst verlor. Ihre wahre Natur begann sich zu zeigen.

Nach sechs Monaten Behandlung teilte ich ihr mit, daß sie jetzt mit sich allein fertig werden könne, was sie auch acht Monate lang erfolgreich fertigbrachte. Danach hatte sie einen leichten Rückfall, der auf eine Gemütserregung zurückzuführen war. Eine einzige Behandlung half ihr schnell darüber hinweg. Als ich sie zum letzten Mal sah, hatte sie ständig Fortschritte gemacht – allerdings mit Ausnahme einer gewissen Schwindligkeit, die sich gelegentlich immer wieder zeigte, und die von jeher zu den am schwierigsten zu behandelnden Symptomen gehört.

Es muß natürlich erwähnt werden, daß beides psychosomatische Fälle waren, bei denen jegliche Art von Behandlung einschlagen kann, obwohl trotz dieses Tatbestands jede bisher ohne Erfolg geblieben war.

Ich selbst hatte zunächst wenig Hoffnung, für sie irgendetwas tun zu können. Deshalb war niemand überraschter als ich, als es mir gelang, sie wieder so herzustellen, daß sie allen Lebensanforderungen gegenüber gewachsen war. In beiden Fällen wurde nicht versucht, auf ein Einzelsymptom direkt einzuwirken. Die Behandlung war stets auf das funktionelle Ganze des Patienten eingestellt, worauf bei der allmählichen Wiedererlangung der allgemeinen Unversehrtheit auch die körperlichen und emotionellen Symptome verschwanden.

Schließlich gab ich diese Methode nach und nach wieder auf. Sie war zwar wohlbegründet und erfolgreich, aber ich hoffte mit der Anwendung der Radiesthesie noch weiter zu kommen. War jedoch die Radiesthesie aus irgendeinem Grunde nicht anwendbar oder bedurfte der Patient einer vitalen Steigerung, so kehrte ich selbstverständlich zu der alten Technik zurück und wendete sie immer wieder in den verschiedensten Fällen an.

Ein weiterer Grund war, daß meiner Ansicht nach in unserem wissenschaftlichen Zeitalter und auf der derzeitigen Stufe der Menschheitsentwicklung das geistige Heilen, wie man es in der Frühzeit der Christenheit durchführte, nicht mehr die geeignete Form divinatorischen Heilens war. Wir sollten besser nicht versuchen, diese Art geistigen Heilens, wie es bei den verschiedenartigsten Religionsgemeinschaften praktiziert wird, neu zu beleben, sondern danach trachten, etwas für unsere moderne Zeit Geeignetes zu finden. Meines Erachtens kommen dafür besonders die therapeutischen Grundformen in Frage, auf die ich in den späteren Kapiteln noch näher eingehen werde.

ACHTES KAPITEL

HUNA, EINE FORM DER GEHEIMWISSENSCHAFT

An dieser Stelle drängt sich unwillkürlich die Frage auf: Wohin soll das noch alles führen? Ja – wohin? Denn der Leser hat sicher bemerkt, daß bisher schon ein gewaltiges Gebiet bearbeitet wurde, wobei als roter Faden und Schlüssel für alles immer wieder ein kurzer Blick auf die Vis Medicatrix Naturae fiel. Es schien jedoch immer schwieriger zu werden, die Verwendungsmöglichkeiten dieses Schlüssels genau zu definieren und zu fixieren.

Ließ sich in diesem Vielerlei eine festumrissene Grundform erkennen, oder waren die verschiedenen Phänomene weiter nichts als eine unzusammenhängende Sammlung interessanter Einzeltatsachen, wobei die verschiedensten Leute jeweils an einer anderen Stelle des Zusammenlegespiels herumknobelten, ohne daß das Ganze zusammenpaßte und einen Sinn ergab? Dr. Reichs Arbeiten schienen dem am nächsten zu kommen, was mir vorschwebte. Aber selbst ihnen fehlte die geschichtliche Perspektive, und außerdem stießen sie auf eine unerklärliche Feindseligkeit, die die eigentlichen Ergebnisse überschattete.

Die Lösung des Problems fand ich in einem Buch, das mir Mrs. Kingsley Tarpey lieh. Es hatte den Neugier erweckenden Titel ‚The Secret Science behind Miracles' (Die Geheimwissenschaft hinter den Wundern), Verlag Kosmon Press, und stammte von Max Freedom *Long*. Darin fand ich zu meiner Überraschung und Befriedigung eine Art Grundform, von deren Existenz ich stets überzeugt gewesen war. Denn auch hier wurde wieder einmal unser roter Faden sichtbar, nur diesmal in systematischer und zusammenhängender Form.

Das Buch beginnt mit dem folgenden Satz: ‚Dieser Bericht befaßt sich mit der Entdeckung eines alten Geheimsystems praktisch verwertbarer Magie. Falls wir es, wie die Eingeborenen-Zauberer Polynesiens und Afrikas, erlernen könnten, böte es eine vielversprechende Möglichkeit, die Welt zu ändern.'

Im übrigen wird erzählt, wie Mr. Long, der 1917 als Junglehrer nach Hawaii ging, mit unendlicher Geduld und Ausdauer allmählich in eine geheimgehaltene und offiziell geächtete magische Tradition eindrang und sie wiederentdeckte. Sie war bis vor kurzem von den *Kahunas*, den Zauberpriestern, von Generation zu Generation überliefert worden und forderte – falls alle Angaben stimmten – unsere amtlich abgestempelten wissenschaftlichen Auffassungen grundlegend heraus.

Die Kahunas vermochten der Überlieferung nach vier – vom Standpunkt unserer modernen Wissenschaft aus – unmögliche Dinge zu vollbringen.

1. Sie konnten nach Belieben barfuß unversehrt über die erstarrende glühende Lava gehen, die gerade fest genug war, um das Gewicht eines Mannes zu tragen.

2. Sie vermochten die Zukunft mit großer Genauigkeit vorauszusagen und außerdem diese Zukunft abzuändern, insofern dies wünschenswert erschien. Mr. Long erwähnt, daß darin ihre Hauptbeschäftigung bestand, da sie dadurch Gesundheits- und Kassenschwund heilten und gesellschaftliche und wirtschaftliche Schwierigkeiten beseitigten.

3. Sie besaßen die Gabe, einen Kranken ohne weiteres zu heilen, was mit anderen Worten heißt, daß sie Wunder vollbringen konnten. (Beiläufig gesagt, stellte ich interessiert fest, daß das Wunder für sie wie für mich in einer Beschleunigung oder dem völligen Ausscheiden des Zeitfaktors bestand.)

4. Sie hatten Gewalt über die Winde, das Wetter und die menschenfressenden Haie.

Alle diese Dinge wurden dem Autor – mit Ausnahme der Haifischbeschwörung – ad oculos demonstriert und damit bewiesen, daß diese Phänomene kontrollierbar und wiederholbar waren wie jedes gewöhnliche wissenschaftliche Experiment.

Außerdem verstanden sie sich erfolgreich auf gewöhnliche Heilungen, was sie mit ‚Lomi-lomi' bezeichneten. Dabei wurde eine Kombination von Massage, Bädern, Knochenheilkunde, seelischer Beeinflussung und Handauflegen angewendet.

Auch das geistige Heilen war ihnen vertraut, wodurch sie erfolgreich mit Wahnsinn und anderen geistigen Defekten fertig wurden.

Sie wußten alles zu erklären und verfügten über eine Theorie, nach der sie alles, was wir als übersinnliche Phänomene bezeichnen, zu deuten vermochten.

Mr. Long betont nachdrücklichst, daß dieses psycho-religiöse System der Huna im Vergleich zu unseren modernen psychologischen und religiösen Lehren deshalb so ungewöhnlich und einzigartig ist, weil es tatsächlich praktisch funktioniert. Er sagt daher: ‚Es bewährt sich bei den Kahunas und sollte es ebenso bei uns tun.' Es hat also eine praktische und wissenschaftliche Seite zugleich.

Mr. Long war von Forscherdrang beseelt und versuchte daher eifrig, die Mauern des Schweigens zu durchdringen, die jegliches Tun der Kahunas umgaben. Es gelang ihm jedoch nicht. Daher neigte er bereits dazu, alles nur als Aberglauben und Ausgeburten der Phantasie anzusehen, obwohl er sich im stillen noch Hoffnungen machte, daß es auch anders sein könnte. Nach vier Jahren vergeblichen Bemühens suchte er Dr. Brigham, den Leiter des Honolulu-Museums, auf, der damals im achtzigsten Lebensjahr stand und sich fast sein ganzes Leben lang mit Hawaiischen Sitten und Anschauungen beschäftigt haben sollte. Er hoffte, durch ihn Näheres zu erfahren und die Versicherung zu hören, daß alles nur Humbug sei, um den man sich nicht weiter zu kümmern brauche.

Man muß sich daher sein Erstaunen und seine Bestürzung vorstellen, als Dr. Brigham ihm antwortete: ‚Ich habe vierzig Jahre lang die Kahunas beobachtet, um eine Antwort auf die Frage zu finden, die Sie mir soeben stellten. Die Kahunas bedienen sich dessen, was Sie Magie nennen. Sie heilen tatsächlich. Sie töten buchstäblich, und sie können wirklich die Zukunft voraussehen und sie beliebig zu Gunsten ihrer Anhänger verändern. Viele von ihnen sind Betrüger, aber einige sind echte Zauberer.

Es gelang mir zu beweisen, daß keine der volkstümlichen Erklärungen der Zauberkünste der Kahunas stichhaltig ist. Es handelt sich hier nicht um eine Art Suggestion oder etwas in der Psychologie bereits Bekanntes. Sie wenden vielmehr etwas an, das wir noch entdecken müssen, und das von unschätzbarem Wert ist. Wir sollten es auf jeden Fall herausfinden, denn dadurch würde das Leben auf der Welt überall erneuert und verändert. Die gesamten wissenschaftlichen Anschauungen würden dadurch revolutioniert und die sich bekämpfenden Weltreligionen auf einen Nenner gebracht.'

Long bemerkte dazu kritisch: ,Es erscheint mir widersinnig zu sein, daß er (Dr. Brigham) die Möglichkeit hatte, die Kahunas bei ihrer Tätigkeit zu beobachten, sich mit ihnen zu befreunden und mit ihrer Hilfe über glühende Lava zu gehen, ohne im geringsten herauszubekommen, wie es um ihre Zauberei bestellt ist.' Aber es ging auch ihm nicht anders, obwohl Dr. Brigham ihm in den vier letzten Jahren seines Lebens alles beibrachte, was er selbst wußte, und Long außerdem noch sechs weitere Jahre in Hawaii blieb. Als er schließlich nach Kalifornien zurückkehrte, mußte er eingestehen, daß alle Probleme weiterhin ungelöst blieben, und er keinerlei Schlüssel dazu besäße.

1935 fand er jedoch mitten in der Nacht die Lösung, die schließlich den ganzen Fragenkomplex aufhellte. Sie steckte in einer Analyse der Wortwurzeln, die zusammen ein gewöhnliches Wort ergaben. Er entdeckte, daß diese Wurzeln eine geheime Bedeutung hatten. Nachdem er diesen Anfang gefunden hatte, gelang es ihm schließlich, das Hunasystem so weit zu rekonstruieren, daß man es anwenden konnte.

Seine ersten Entdeckungen darüber veröffentlichte er 1936 unter dem Titel: ‚Recovering the Ancient Magic' (Wiederentdeckung der ursprünglichen Magie), worauf 1948 ein überarbeitetes und viel umfangreicheres Werk folgte: ‚The Secret Science behind Miracles' (Die Geheimwissenschaft hinter den Wundern). Diese Veröffentlichung erregte in der ganzen Welt großes Aufsehen, so daß bei ihm in den nächsten vier Jahren zahlreiche Berichte von Leuten zusammenströmten und verarbeitet wurden, die damit experimentierten und die Hunamagie ausprobierten. Er veröffentlichte darüber einen Rechenschaftsbericht und faßte schließlich 1953 die Ergebnisse aller experimentellen Untersuchungen unter dem Titel zusammen: ‚The Secret Science at Work' (Das Geheimwissen in der Praxis). Veröffentlichungen der Hunaforschung.

Bei der Ausarbeitung hielt er sich an einen Ausspruch von Dr. Brigham: ‚Achten Sie beim Studium dieser Magie stets auf drei Dinge: Hinter diesen magischen Vorgängen muß richtungweisend eine gewisse Form der Erkenntnis stecken; außerdem muß eine gewisse Kraft vorhanden sein, durch die die Kontrolle ausgeübt wird, sowie eine gewisse sichtbare oder unsichtbare Substanz, durch die diese Kraft aktionsfähig wird. Behalten Sie dies stets im Auge, und wenn Sie eins davon herausfinden, kann dies zur Entdeckung der übrigen zwei führen.' Und richtig! Zur gegebenen Zeit wurde ihm klar, daß er dank dieses Fingerzeigs wirklich zur wahren Natur des Huna-Geheimwissens vordringen konnte.

Longs zehn Elemente der Kahuna-Psychologie und -Philosophie lassen sich etwa folgendermaßen zusammenfassen:

1. Der Mensch ist zu allererst eine im Fleisch verkörperte Dreieinigkeit. Er hat nicht nur *einen Geist,* sondern einen dreifachen, von denen der eine jeweils höher steht als der andere:

a) Das Untere Selbst oder Unbewußtsein ist der Sitz der Gefühle und des Gedächtnisses.

b) Das Mittlere Selbst oder Bewußtsein besitzt zwar kein

Erinnerungsvermögen, dafür aber uneingeschränkte Erkenntniskraft.

c) Das Höhere Selbst oder Überbewußtsein – das *Aumakua*, was soviel wie älterer, väterlicher, zuverlässiger Geist bedeutet – ist der göttliche Teil des Menschen.

Diese Formen des Geistes stellen eine Stufenleiter vom rein Animalischen bis zum Göttlichen dar.

2. Sie bedienen sich einer dreifachen Form der Vitalkraft oder des *Mana.*

a) Zu dem Unteren Selbst gehört das Untere Mana, das an Fäden aus schattenhafter Körpersubstanz entlangfließen kann. Dies sind die sogenannten *Akafäden.* Es kann chemische Substanzen oder auch Gedankenformen mit sich führen und läßt sich speichern.

b) Der Geist des Bewußten Selbst bedient sich für alle Willens- und Denktätigkeit des Mittleren Manas. Wird es als Wille verwendet, besitzt es hypnotische Kraft, vorausgesetzt, daß eine Gedankenform in den Geist der zu beeinflußenden Person Eingang fand. Es kann nicht an den Akafäden entlangfließen.

c) Das Höhere Mana wird von dem Höheren Selbst zu vielerlei Zwecken gebraucht, z. B. um Wunder zu vollziehen.

3. Es gibt drei schattenhafte *Körper*, in denen sich die drei Arten des menschlichen Geistes aufhalten:

a) Der Untere schattenhafte Körper. Seiner Natur nach haftet er an allem, womit er in Berührung kommt und eventuell sieht und hört. Wird der Kontakt unterbrochen, kommen aus ihm lange, unsichtbare Fäden, die eine gewissermaßen dauerhafte Verbindung herstellen (Akafäden). Sie bilden einen idealen Leitungsdraht für das Untere Mana und können als Speicherplatz von ihm benutzt werden. Wenn sie reichlich mit Unterem Mana geladen sind, werden sie starr und fest genug, um körperliche Gegenstände zu bewegen und auf sie einzuwirken.

b) Der schattenhafte Körper des Bewußten oder Mittleren Selbst.

c) Der schattenhafte Körper des Höheren Selbst.

4. Der menschliche Körper: er wird bei Lebzeiten von dem Unteren und Mittleren Geist benutzt, während das Höhere Selbst nur lose mit ihm verknüpft ist, wahrscheinlich durch die Akafäden des Unteren schattenhaften Körpers.

Es ist selbstverständlich allgemeiner Glaube, daß der Mensch ein inkarnierter Geist ist, ein Geist, der sich durch die Bildekräfte einen menschlichen Körper schafft, um sich in der Welt der Materie zu manifestieren. Long gibt dazu einen interessanten Kommentar: ‚Die Kahunas glaubten, daß alle Dinge und Substanzen entsprechende Akakörper besäßen, die sozusagen die Duplikate dessen sind, was sie selbst darstellen. Bei der Schöpfung entstand als erstes der Akakörper und dann erst der menschliche Körper. Mit allen Dingen ist eine bestimmte Menge Bewußtsein und Mana verbunden, ohne das das Dasein und die Wahrung der Form unmöglich wäre.'

Das Hunageheimnis bestand in den gegenseitigen Beziehungen der drei Formen des Selbst und in der Art, in der sie aufeinander einwirken und sich der verschiedenen Manas und ihrer Akakörper und ihrer Substanzen bedienen. Dies alles reizt zum Studium, besonders wenn man das Gebiet des Magischen, wie das der Wunderheilung und der Seelenforschung, verläßt und sich in das religiöse vertieft. Dort lernt man die wahre Natur des Gebets kennen, und wie man ihm Wirkung verschafft; man erfährt, wie sich die Verbindung und Vereinigung mit dem Höheren Selbst vollzieht – das Ziel aller religiösen Erfahrung und ebenso das Ziel unseres irdischen Lebens.

Was wir auch immer von der Art der Formulierung halten mögen, so darf doch eines nicht übersehen werden, daß die auf diese Vorstellungen zurückgehende Praxis auf jeden

Fall tadellos funktionierte, falls man den Berichten Glauben schenken darf. Sie funktionierte genauso exakt wie sich Faradays elektromagnetische Formeln in der heutigen Elektroindustrie bewähren. Huna in der Hand der Kahunas versagte nie und konnte in seiner Auswirkung beliebig wiederholt werden. Huna war deshalb keineswegs nur blasse Theorie und Spekulation, denn von jeder Theorie, die sich auch in der Praxis bewährt, kann man annehmen, daß sie stimmt.

Außerdem darf man es als sicheren Beweis für die Wahrheit einer Theorie ansehen, wenn durch sie eine Menge bisher vereinzelt dastehender Theorien und Phänomene eingeordnet, vervollständigt und erklärt werden. Zweifellos geschieht dies durch Huna, denn durch Huna werden psychische Phänomene allgemeiner Art zu einem geschlossenen, zusammenhängenden Ganzen zusammengefügt, das zum Ausgangspunkt wird für eine brauchbare Theorie der Ruten- und Pendelkunde; der medizinischen Radiesthesie; des Heilens durch unmittelbaren Kontakt oder aus der Ferne oder durch ein Wunder; der psychischen oder transzendenten Phänomene, einschließlich der Telepathie, des Hellsehens, der Psychometrie, des Kristallsehens, der Geistermaterialisation, des Geisterherbeirufens, der Poltergeister usw.; ferner des Hypnotismus und Mesmerismus; der psychosomatischen Medizin; der Jungschen analytischen Psychologie; verschiedener religiöser Glaubenssätze und Auffassungen, besonders derjenigen christlicher Prägung. Es ist eine interessante Tatsache, daß nach fünfzig Jahren psychischer Forschung noch immer keine Theorie aufgestellt wurde, die wenigstens für alle psychischen Phänomene zutrifft, ganz zu schweigen von den damit zusammenhängenden Problemen.

In bezug auf unsere neuesten Forschungsergebnisse zeigt es sich, daß sie im großen und ganzen mit der Hunatheorie übereinstimmen, besonders was die Heilkraft der Natur anbelangt. Ich glaube, es ist völlig klar, daß Mana wiederum unser alter Freund, die Vis Medicatrix Naturae, ist.

An dieser Stelle muß unbedingt auf den Unterschied zwischen dem gewöhnlichen Heilen, das die Kahunas ‚Lomi-

Lomi' nennen, und dem geistigen Heilen hingewiesen werden. Für das erstere verwendet man das Untere Mana, für das geistige Heilen das Höhere. Das erklärt auch den zeitlichen und qualitativen Unterschied in den Ergebnissen. Einige Heiler beherrschen beide Arten. Wollen sie sich jedoch des Höheren Manas bedienen, müssen sie mit Hilfe des Unteren Selbst die Energien des Unteren Manas auf das Höhere Selbst konzentrieren, das das Untere Mana in sich aufnimmt und dessen Schwingungsgeschwindigkeit an die geistige Frequenz des Höheren Manas anpaßt, worauf es wiederum freigegeben wird und das Phänomen erzeugt, das wir als Wunder bezeichnen. Geistiges Heilen besteht in der ausschließlichen Verwendung des Höheren Manas.

Ich bin mir nicht ganz im klaren, was Dr. Reich aus dieser Lehre gemacht hätte, da er mit Geistern irgendwelcher Art nichts zu tun haben wollte. ‚Es gibt keinen Raum voller Geister und Phantome', sagte er, ‚wie es die Mystiker wahrhaben wollen und doch nie beweisen können.' Dennoch glaubten die Kahunas an eine in der Atmosphäre allgegenwärtige Kraft, die man nur aufzufangen brauchte, und die zugleich der Grundstoff des Reichschen Orgon-Akkumulators ist.

Mr. Eeman hat außerdem demonstriert, daß diese Kraft polarer Natur ist, was die Kahunas anscheinend nicht wußten. Andererseits entdeckte er von neuem, was ihnen bereits bekannt war, daß die Vitalkraft – wenn sie von einer Person auf die andere übergeht – verschiedenartige Substanzen übernehmen kann, worauf der erstaunliche Erfolg seiner Experimente mit Medikamenten beruht, sowie die therapeutische Wirkung verschiedener Medizinen, die in den Heilungsstromkreis eingeschaltet wurden oder im Körper der ko-operativ am Stromkreis Teilnehmenden in Form erworbener Immunität vorhanden ist etc. Auf diese Weise kann man auch Eemans telepathische Experimente innerhalb des Stromkreises verstehen und zwar als Gedankenformen, die in ihren winzigen Schattenkörpern übertragen werden. Nach Ansicht der Kahunas war dies der Grund für das Funktionieren der Ideenübertragung, wie es Long folgendermaßen ebenfalls beschreibt: ‚Die Gedankenübertragung besteht darin, daß man etwas von dem eigenen unteren Mana oder der Vitalkraft auf einen anderen überträgt und mit dem auf den anderen überfließenden Mana die Gedankenform der Idee mitsendet.'

Dies kann man auch durch Handauflegen erreichen, wenn der Kontakt einmal hergestellt ist, verbindet – um Long nochmals zu zitieren – ‚ein Akafaden den Heiler mit dem Patienten, an dem entlang ein ‚willentlicher' Befehl des Heilers an sein Unteres Selbst zu dem Patienten hinüberfließt. So vermag man selbst bei größeren Entfernungen einen Kontakt herzustellen und Vitalkraft und Gedankenformen zu senden ... was man als ‚Fernbehandlung' oder Behandlung durch Telepathie bezeichnet.' Wahrscheinlich wirkt sich der gleiche Mechanismus aus, wenn ein Radiesthetiker auf Grund eines Bluttropfens mit Hilfe des Pendels oder eines radiesthetischen Meßinstruments aus der Entfernung eine Diagnose stellt oder das sogenannte ‚Senden' der Heilung durchgeführt wird.

Lassen Sie mich für einen Augenblick abschweifen. Amerikanische Forscher, die mit einem hochempfindlichen Aufzeichnungsapparat experimentierten, fanden, daß er Befehle entgegennahm, wenn man lediglich eine Hand in seiner Richtung ausstreckte – allerdings erst nach einer zeitlichen Verzögerung von fünfzehn bis zwanzig Sekunden. Long, der sich dazu äußerte, meinte, daß dies vermutlich die Zeitspanne sei, die das Untere Selbst braucht, um einen Akafaden zu spinnen, an dem das Mana auf den Gegenstand übertragen werden kann. Er fügt hinzu, daß wir diese zeitliche Verzögerung im allgemeinen nicht genügend beachten (da wir es für gewöhnlich mit Lichtgeschwindigkeiten zu tun haben) und deshalb nur ein zweideutiges oder gar kein Ergebnis erzielen. Er glaubt ferner, daß ‚die langsamen liturgischen Bewegungen und Bibelverkündigungen während des Gottesdienstes wahrscheinlich in dieser Weise festgelegt wurden, damit genügend Zeit vorhanden war, um die Aka-verbindungen zu den kollektiven Formen des Höheren Selbst – den Aumakuas – herzustellen und so durch sie die göttliche Kraft zum Segen der Andächtigen zu übertragen.'

Ich weiß nicht, ob englischen Forschern diese zeitliche Verzögerung ebenfalls aufgefallen ist. Es wäre beispiels-weise interessant zu erfahren, ob auch bei dem Pendeln über einer Landkarte eine derartige Verzögerung auftritt, da vermutlich dabei der gleiche Mechanismus im Spiele ist wie bei anderen Phänomenen, die sich auf Dinge in der Entfernung beziehen.

Die Kahunas fanden außerdem, daß die Gedankenüber-tragung wirksamer wird, wenn gleichzeitig ein körperlicher Ansporn vorhanden ist. Das Untere Selbst will durch etwas Sinnfällig-Materielles oder durch irgendeine Handlung an-geregt werden, genauso wie allein schon von der Medizin-flasche eine gewisse Wirkung ausgeht. Ich erinnere mich zum Beispiel, daß ich einem Patienten eine Medizin ver-schrieb, die ihm pharmazeutisch gesehen, hätte helfen müs-sen. Er kam jedoch wieder und sagte, daß sie gar nicht ge-wirkt hätte. ‚Ach', sagte ich, ‚ich weiß schon, was Sie brau-chen; Sie müssen etwas ganz Besonderes haben', und darauf gab ich ihm genau die gleiche Medizin, nur daß ich sie leuchtend grün gefärbt hatte. Als er wiederkam, bestätigte er, daß es eine wunderbare Medizin sei, die ihn völlig wie-derhergestellt habe. Aus diesem Grund sorgte ich stets für einen Vorrat von roten, gelben, grünen und blauen Pflan-zenfarben, die mir sehr zustatten kamen.

Die körperliche Anregung kann ganz verschiedener Art sein. Wahrscheinlich ist das der Grund, warum irgendeine neue Medizin – mag sie auch noch so ausgefallen sein – zu-nächst stets irgendwelche Heilerfolge hat, und warum Ärz-te, die dieses neue Heilmittel verschreiben, sich gewisser-maßen der Schaustellerkünste und der Methoden der Quacksalber bedienen. Sie erinnern sich sicher noch an das, was ich über Mesmer sagte: ‚Seine berühmte, elegant eingerichtete Klinik mit den kostbaren Teppichen, den musikalischen Darbietungen, den Spiegeln und nicht zuletzt Mesmer selbst, im seidenen Gewand, die Wünschelrute schwingend, vor allem aber dem berühmten Baquet (Bottich) . . . schienen den Höhepunkt des Hokuspokus zu bedeuten. Aber war es das wirklich? Konnte sich, bei erneuter Überprüfung, nicht ein gewisser Sinn daraus ergeben?'

Die Notwendigkeit, etwas derartiges zu inszenieren, ergibt sich besonders in den Fällen, in denen sich das Untere Selbst eigensinnig an fixe Ideen klammert – wie bei milderen oder hartnäckigeren Formen der Besessenheit. Diese Umstände sind allgemein bekannt. In diesen Fällen weigert sich das Untere Selbst das Seine dazuzutun, weil es nicht von der Wirksamkeit der Behandlung überzeugt ist. Zu seiner Umstimmung bedarf es eines greifbaren, ganz realistischen Beweises, um die geistige Beeinflussung zu verstärken.

Genauso heilten die Kahunas das, was wir Komplexe nennen. Sie hielten es für überflüssig, das ursprüngliche Trauma durch psychoanalytische Traumanalysen oder andere moderne psychologische Techniken herauszufinden. Ihrer Ansicht nach genügte die Anwendung eines überwältigenden Schocks durch die Übertragung einer großen Portion Lebenskraft, verbunden mit einem vernunftgemäßen Appell an das Mittlere oder Bewußte Selbst, sowie eine geeignete sinnfällige Beeinflussung des Unteren Selbsts. Diese Lebenskraft wurde für gewöhnlich von dem Heiler auf Wasser übertragen, das von dem Patienten getrunken werden mußte. Soweit mir bekannt ist, wurde diese Therapie in radiesthetischen Kreisen bisher nicht angewendet. Jeder erfahrene Psychologe, der gleichzeitig ein Heiler ist, sollte sie jedoch in geeigneten Fällen einmal ausprobieren.

Vermutlich ist dies eine vernünftige Erklärung für den verhältnismäßig großen Erfolg der Elektroschock-Behandlung, der Insulinschock- Behandlung und möglicherweise auch der Leukotomie – allerdings nur, wenn man die Kraft nicht zu konzentriert anwendet, da das dasselbe wäre, als ob man eine Nuß mit dem Preßhammer knacken wollte.

Denn dadurch würde das Untere Selbst teilweise gespalten, wie der Gedächtnisverlust anzeigt.

Um es noch einmal in Longs eigenen Worten zusammenzufassen: ,Die übertragene Lebenskraft verhält sich in der Art, wie sie auf den willentlichen Befehl des Mittleren Selbsts eingeht, nahezu menschlich und intelligent. Sie dringt in den kranken Körperteil des Patienten ein und stärkt ihn. Sie führt die Gedankenformen der Suggestion mit sich, falls etwas stillschweigend suggeriert wurde. Größer ist der Erfolg jedoch, wenn diese Suggestion außerdem durch Worte unterstrichen wird, und das Untere Selbst des Patienten dadurch Aufklärung darüber erhält, was durch die Heilung ,willentlich 'vor sich gehen soll. Eine weitere Erfolgssteigerung erreicht man, wenn die in Worten übermittelte Suggestion außerdem durch eine sinnfällige körperliche Behandlung verdeutlicht wird, wie beispielsweise durch Osteopathie, Massage, Wärme, Bäder mit Zusatz von Heilkräutern oder Verabreichung bestimmter Medikamente.'

Ich möchte mich hier nicht weiter mit der religiösen und philosophischen Seite der Hunalehre befassen, wohl aber noch einiges über die Wunder- oder Sofortheilung und die Prophezeiung der Zukunft sagen.

Die Kahunas glaubten und demonstrierten in der Praxis, daß das Höhere Selbst dank der von dem Unteren Selbst an den Akafäden entlang zu ihm geleiteten Gebete in der Lage war, bei der Sofortheilung mitzuhelfen. Ihrer Ansicht nach geschah dies, indem das Höhere Selbst mittels der hochgespannten Vitalkraft oder des Mana die verletzten oder erkrankten Körperteile zunächst dematerialisierte und sie dann neu und gesund wieder aufbaute und materialisierte. Das letztere ist dadurch möglich, daß der Schattenkörper des Unteren Selbst eine genaue Zweitausgabe des Körpers ist und auch dann noch existent ist, wenn der Körper selbst nicht mehr da ist. Es bildet daher ein Art Gußform für die Materialisation des neuen gesunden Gewebes. In diesem Zusammenhang sei an Eemans Experimente mit fehlenden Gliedern erinnert (Kapitel 25 der ‚Co-operative Healing', Gemeinschaftsheilung), wodurch die Behauptung der Kahunas bestätigt werden. Eine ähnliche Vorstellung findet man in Beresfords Roman ‚The Camberwell Miracle' (Das Wunder von Camberwell).

Allerdings ist die Heilung nur unter einem wesentlichen Vorbehalt möglich, denn wie Long sagt: ‚Die Vorbedingungen müssen in Ordnung sein. Es darf kein komplexbedingter Zweifel oder ein Sünden- und Schuldbewußtsein vorhanden sein, besonders nicht im Unbewußtsein. Falls dies der Fall ist, muß zuvor eine Bereinigung vorgenommen werden. Was die Kahunas mit Glauben bezeichneten, ist ein Zustand des Freiseins von allen hinderlichen Komplexen oder ‚innerlich an einem Fressenden'. Es dürfte daher vor Wunderheilungen notwendig sein, sich der Komplexe zunächst in der bereits besprochenen Weise anzunehmen.

Was die Zukunft anbelangt, so waren die Kahunas der Ansicht, daß das Höhere Selbst die Zukunft jedes Menschen zwangsweise nach den Plänen, Wünschen und leider auch den Ängsten des Unteren Selbsts formt. Wir sind also im wahrsten Sinne des Wortes selbst die Gestalter unserer Zukunft. Unter gewissen Voraussetzungen ist es jedoch dem Höheren Selbst möglich, die Zukunft umzumodeln, falls wir ganz klar und sicher wissen, was wir wollen. In diesem Fall kann das Untere und das Mittlere Selbst genügend Mana erzeugen und es dann dem Höheren Selbst durch das Gebet geradewegs einverleiben. Falls das Mittlere und Untere Selbst konform gehen, braucht dieses Gebet nicht unbedingt bewußt formuliert oder in Worten ausgedrückt zu werden, obwohl es höchst vorteilhaft ist, wenn das entsprechende Ritual bewußt und regelmäßig durchgeführt wird.

Lassen Sie mich zur Illustration des Gesagten zum Abschluß folgende persönliche Erfahrung erwähnen, die meiner Ansicht nach nicht nur in diesen Zusammenhang hineinpaßt, sondern auch allgemein zum Nachdenken anreizen dürfte.

Als unser zweiter Sohn sieben Jahre alt war, stieg seine Temperatur, ohne daß sie wieder gesenkt werden konnte. Ich bat meinen Kollegen, ihn zu behandeln, aber er konnte keine Ursache finden. Als die Temperatur nach vielen Tagen immer noch gleich hoch war, meinte er, es sei besser, einen Hals-, Nase- und Ohrenspezialisten zu Rate zu ziehen, um ganz sicher zu gehen. Der Spezialist kam und fand ebenfalls nichts, schlug aber vor, den Jungen ins Krankenhaus einzuweisen und dort beobachten zu lassen. Da uns dies vernünftig vorkam, waren meine Frau und ich einverstanden und trafen die entsprechenden Vorkehrungen.

Als wir kurz darauf beide zusammen in der Küche waren, dachte meine Frau beim Salatmachen noch einmal in Ruhe über alles nach. Sie wollte sich darüber klar werden, ob in Anbetracht der allgemeinen Lage ein Krankenhausaufenthalt wirklich das beste sei. Da fiel sie plötzlich zu Boden, ohne vorher auch nur ein Wort gesagt zu haben. Ich lief zu ihr, um sie aufzurichten und fragte sie, was eigentlich um Himmels willen los sei, worauf sie sagte: ‚Ich hatte eine meiner Eingebungen, die so stark war, daß sie mich zu Boden warf.' Dazu muß ich bemerken, daß meine Frau von Zeit zu Zeit von diesen echten Visionen heimgesucht wurde. Ich sage absichtlich ‚echt', da sie sie durchaus von den falschen zu unterscheiden vermag. Wenn ihr so etwas zustößt, erweist es sich anschließend stets als richtig, und es ist mein eigener Schaden, wenn ich es nicht beachte. Deshalb fragte ich sie, welcher Art ihre Eingebung gewesen sei. Sie erzählte mir darauf, daß unser Sohn niemals lebend zurückkehren würde, wenn wir ihn in ein Krankenhaus schicken und ihn dort einfach seinem Schicksal überlassen würden.

Ich erschrak und wußte nicht, was ich tun sollte. Denn alle Vorkehrungen waren bereits getroffen worden, und es schien unmöglich zu sein, alles ohne einen vernünftigen Grund wieder rückgängig zu machen. Hätte ich einfach gesagt: Ich verzichte auf die Krankenhausbehandlung, weil meine Frau die Eingebung hatte, er würde dann sterben, hätte das bestimmt unsagbar albern und charakterschwach geklungen.

In meiner Unentschlossenheit telephonierte ich einem Freund, einem Kinderpsychologen, dem ich diese Situation ohne weiteres erklären konnte. Er suchte uns auf und riet – nach nochmaliger sorgfältiger Überprüfung der Lage – das Kind trotzdem ins Krankenhaus zu bringen, da wir uns seiner Ansicht nach dadurch zu nichts verpflichteten.

So kam unser Sohn ins Krankenhaus, während wir uns einzureden versuchten, daß jede Besorgnis grundlos und unvernünftig sei.

Am nächsten Morgen besuchte ich ihn und sprach mit dem Spezialisten. Er sagte mir, es wäre leider eine Mittelohrenentzündung hinzugekommen, so daß das Trommelfell punktiert werden müsse, was auch geschah. Als ich wieder nach Hause kam, sagte meine Frau: ‚Du brauchst mir gar nichts erst erzählen; ich weiß bereits, was los ist. Es geht ihm schlechter – das Schicksal hat seinen Lauf genommen – und es wird noch schlimmer kommen.' Und wirklich – sie behielt recht.

Am nächsten Tag hatte sich sein Zustand verschlechtert, obwohl die Schwester nichts davon bemerkt hatte, bis man ihr Augenmerk eigens darauf lenkte. Der Spezialist wurde gerufen und meinte, der Junge bekäme ein Geschwür hinter dem Ohr, das operiert werden müsse – bereits der zweite verhängnisvolle Schritt!

Besorgt überdachten meine Frau und ich an diesem Abend noch einmal die ganze Situation. Wir kamen zu dem Schluß, daß die Eingebung meiner Frau uns warnen sollte, den Dingen nicht freien Lauf zu lassen, wie man es unter anderen Umständen im Vertrauen auf die Zuständigkeit des behandelnden Kollegen getan hätte, da unser Sohn sonst sterben würde. Irgend jemand außerhalb des Krankenhauses mußte den automatischen Verlauf der Dinge verhindern; der einzige aber, der dies tun konnte, war ich. Ich mußte mich daher gegen die riesige Maschinerie eines modernen Krankenhauses zur Wehr setzen, was – wie ich hinzufügen möchte – die schwierigste Aufgabe meines Lebens war.

Ich überlegte, was ich getan hätte, wenn der Fall mir anvertraut gewesen wäre und kam zu dem Schluß, daß ich die von McDonagh zusammengestellte Medizin S.U.P. 36 gegeben hätte. Deshalb nahm ich meinen ganzen Mut zusammen und ging noch spät am Abend ins Krankenhaus und traf dort – wie es das Schicksal wollte – den behandelnden Spezialisten, der gerade weggehen wollte. Ich sagte ihm, daß ich meinem Sohn etwas eingeben möchte. Er hielt es für völlig überflüssig und ließ deutlich durchblicken, daß er meine Einmischung nicht gern sah und ich in seinen Augen ein Wichtigtuer sei. Trotzdem bestand ich darauf, und so gab er Anweisung, daß mir zu Gefallen meinem Sohn die Medizin einzugeben sei. Am nächsten Morgen wollte er ihn dann operieren. Der Stationsarzt hatte übrigens noch nie von dieser Medizin gehört.

Am nächsten Morgen ging es dem Jungen sehr viel besser, so daß wir neuen Mut schöpften. Der Spezialist stellte fest, daß er sich getäuscht haben müsse. Leider aber ging es am übernächsten Tag wieder bergab, und am Abend wurde es sogar so schlimm, daß unser Sohn die eigene Mutter nicht mehr erkannte. Der Spezialist hielt es für geboten, ihn auf der Stelle zu operieren. Zu unserer Verzweiflung nahm das Schicksal von neuem seinen unerbittlichen Verlauf. Wir waren im übrigen so sehr von dem unglücklichen Ausgang überzeugt, daß wir am Abend bereits alle Qualen des schmerzlichen Verlusts im voraus erlebten. Da beschloß ich, noch eine letzte Anstrengung zu machen. Ein gemeinsamer Freund nahm die Verbindung zu McDonagh auf und erklärte ihm den Fall und bat um seinen Rat. Er sagte, daß die zweite Dosis S.U.P. 36 vierundzwanzig Stunden nach der ersten fällig gewesen wäre (wie ich an sich durchaus wußte) und fügte hinzu: ‚Aber das macht nichts. Geben Sie ihm ruhig heute abend eine weitere Dosis, und alles wird gut gehen.‘

Mit diesem Bescheid begab ich mich zum Krankenhaus zu

einer letzten Konsultation, an der außer dem Spezialisten mein Freund, der Kinderpsychologe, und ich teilnahmen. Es gelang meinem Freund, den Spezialisten höchst geschickt zu überreden, bis zum nächsten Morgen zu warten. Als er sich schließlich widerwillig einverstanden erklärte, machte er kein Hehl daraus, daß er damit wahrscheinlich das Todesurteil für meinen Sohn unterzeichnete und wegen des Aufschubs in keiner Weise die Verantwortung tragen wollte. Ich erwiderte, daß ich gern die Verantwortung selbst übernähme, wenn man ihm noch eine zweite Dosis S.U.P. 36 eingäbe. Außerdem erklärte ich mich einverstanden, daß er meinen Sohn am nächsten Morgen operierte, wenn es ihm dann noch nicht besser gehen sollte.

Man kann sich vorstellen, wie mir zumute war, als ich am nächsten Morgen zum Krankenhaus eilte, denn für uns ging es buchstäblich um Leben und Tod. Die Oberschwester kam mir mit strahlendem Gesicht entgegen und sagte: ,Ihr Junge ist wieder ganz normal, nur noch sehr schwach. Sie können sich darauf etwas zugute tun.'

Der Spezialist, der, wie ich zugeben muß, hervorragend war und für seine Diagnosen bekannt, besonders wenn es sich um diese Art von Geschwüren handelte, konnte es einfach nicht begreifen und ließ eine Röntgenaufnahme des Schädels machen. Sie fiel völlig negativ aus. Der Junge schien – abgesehen von seinem geschwächten Zustand – wieder in jeder Beziehung gesund und normal zu sein. Mein einziger Gedanke war, ihn schleunigst aus dem Krankenhaus herauszubekommen, und deshalb bat ich, ihn sofort zu entlassen. Der Spezialist war keineswegs einverstanden und hatte auch von seinem Standpunkt aus recht damit, da er wußte, wie krank der Junge noch am Abend vorher gewesen war. Doch ich bestand darauf, und so sagte er widerwillig: ,Machen Sie, daß Sie mit diesem verfluchten Bengel wegkommen', was ich dankbar befolgte. Seine Genesung ging darauf schnell und ohne Rückfälle voran.

Ob wir es hier mit einem Wunder zu tun hatten oder nicht, ist schwer zu sagen. Auf jeden Fall lehrte mich dieser dramatische Verlauf, daß man die Zukunft ändern kann, vorausgesetzt, daß alle drei Vorbedingungen dafür erfüllt werden:

1. daß man in die Kenntnis des Zukünftigen gelangt,
2. daß man an die gewonnenen Erkenntnisse glaubt, und
3. daß man bereit ist, danach zu handeln.

Wir beachteten die Bedingungen und konnten so die Zukunft ändern und meinem Sohn – wovon ich fest überzeugt bin – dadurch das Leben retten. Nach der Hunalehre scheint es so zu sein, daß die Erkenntnis meine Frau wie ein Blitzstrahl ihres Höheren Selbsts traf – eine Auswirkung des Höheren Mana – worauf es unserer gemeinsamen Unterstützung des Höheren Selbst bedurfte, um unseren Sohn trotz des vorausbestimmten Todes zu neuem Leben zu begnadigen.

NEUNTES KAPITEL

MEDIZINISCHES PENDELN IM LICHTE DER HUNA-LEHRE.
DIE ROLLE DES SELBST BEIM PENDELN

Es schien mir ein Ergebnis meines Studiums zu sein, daß ich hier endlich in der Huna-Lehre die dringend benötigte Erklärung für das Phänomen des Pendelns gefunden hatte. Trotz der jahrzehntelangen und intensiven Beschäftigung mit der Pendelkunde war man in den letzten fünfzig Jahren noch zu keiner befriedigenden Theorie gekommen, die alle Seiten dieses Phänomens erklärte und außerdem die zwei miteinander rivalisierenden Auffassungen – die physikalische und die transzendente – zur Übereinstimmung brachte.

Die Huna-Lehre scheint diese Forderung zu erfüllen, indem sie alle Unklarheiten auf diesem Gebiet weitgehendst aufzuhellen vermag. Der Schlüssel zum Verständnis liegt zunächst in der Natur und der Betätigung des Unteren Selbst, obwohl das Mittlere Selbst und sehr gelegentlich auch das Höhere Selbst, je nach Umständen und Erfordernissen, wesentlich beteiligt sind. Aber auch die Eigenschaften des Mana und seine Handhabung mittels der drei Formen des Selbst sind in diesem Zusammenhang sehr bedeutsam.

Wie ich erwähnte, fing ich Feuer, als ich von der Vorstellung des Mana und seiner drei Formen hörte. Ich ahnte sofort, daß ich auch hier wieder der Vis Medicatrix Naturae auf die Spur gekommen war, von der Mana in allen seinen Abwandlungen nur ein anderer Name mit anderen Vorzeichen ist. Ich will mich hier aber ausschließlich auf die Natur und die Funktion des Unteren Selbst konzentrieren und herauszufinden versuchen, wieso dadurch das ganze

Phänomen der Radiesthesie erhellt wird, und wie man im besonderen zuverläßige und kompetente Pendler heranschulen kann.

Nach der Huna-Lehre soll das Untere Selbst, wie ich erläuterte, ein eigenständiges und bewußtes Geisteswesen oder eine Ganzheit sein – genauso wie das Mittlere und das Höhere Selbst – allerdings auf einer der unteren Sprossen der Entwicklungsleiter. Es ist, um nochmals Long zu zitieren, ,der Diener der beiden anderen Selbstformen und ist mit dem Mittleren Selbst wie ein jüngerer Bruder verbunden und hängt an ihm, als ob sie die beiden Hälften ein und desselben Gegenstandes seien, der irgendwie zusammengekittet wurde.'

Und später heißt es: ,Das Untere Selbst kontrolliert sämtliche Vorgänge des Körpers, ausgenommen die dem Willen unterstellten Muskeln. An seinen Akafäden kann es in andere Körper hineingleiten und sie auch wieder verlassen; es befindet sich im Körper wie der Bleistift im Federetui. Es durchdringt jede Zelle und jedes Gewebe des Körpers und des Gehirns, wobei sein Akakörper eine Gußform für jede Zelle, jedes Gewebe und jede Körperflüssigkeit ist.

Das Untere Selbst ist einzig und allein der Sitz der Gefühle, und das ist der Grund, warum es die Hauptaufgabe des Mittleren Selbst ist, das Untere Selbst zu beherrschen zu lernen und es daran zu hindern, die Zügel schießen zu lassen, wie es so häufig geschieht.

,Das Untere Selbst erzeugt die gesamte Vitalkraft, das Mana, für alle drei Selbstformen. Normalerweise teilt es das Mana mit dem Mittleren Selbst (Mana-Mana) das es als ,Wille' verwenden kann. Andererseits verfügt es uneingeschränkt über das Untere Mana oder die grundlegende Vitalkraft, sowie über die Verwendung der Akasubstanz des Schattenkörpers (zum Beispiel in Form des Ektoplasmas).

Das Unter Selbst empfängt durch die fünf Sinne alle Sinneseindrücke und gibt sie zur Ausdeutung an das Mittlere Selbst weiter, da das Mittlere Selbst das urteilende

Selbst ist, das weiß, was es mit dem Dargebotenen anzufangen hat, und ob ein Eingreifen vonnöten ist.'

Um daraus praktischen Nutzen zu ziehen, ist es nach Long vor allem wichtig, daß man an die Existenz des Unteren Selbst glaubt, und daß man mit ihm Kontakt sucht und danach freundschaftliche Beziehungen herstellt. ‚Es ist erstaunlich', sagt er, ‚wie schnell man innerlich auf seltsame Weise von der Persönlichkeit und dem Vorhandensein des Unteren Selbst Kenntnis bekommt. Es entwickelt sich ein Geist der Kameradschaft und ein neues Wissen füreinander, das zuvor niemals vorhanden war.'

Die Herstellung dieser Beziehungen ist jedoch keineswegs so einfach, wie es klingen mag. Denn der Wunsch nach Zusammenarbeit kann gerade an diesem Punkt entweder relativ oder überhaupt versagen oder – was noch schlimmer ist – die Zusammenarbeit kommt nicht zustande, weil das Untere Selbst entartet und sich feinlich gegen das Mittlere Selbst wendet. Für gewöhnlich beruht das Versagen auf drei hauptsächlichen Gründen:

1. einem Gefühl der Schuld oder der Sünde seitens des Unteren Selbst,
2. einer Fixierung oder einem Komplex oder gar einer ganzen Gruppe von Komplexen,
3. auf mangelndem Glauben.

Nach der Huna-Lehre gibt es keine andere Sünde, als daß man einen anderen Menschen körperlich, seelisch oder geistig verletzt. Man kann nicht gegen das Höhere Selbst sündigen und kann deshalb in dieser Hinsicht auch nicht Vergebung finden. Vergebung kann nur von einem Menschen ausgehen, dem man Unrecht tat, was unter Umständen sehr schwierig sein kann.

Lediglich das Mittlere Selbst kann sündigen, d. h. Recht oder Unrecht erkennen. Allerdings kann das Untere Selbst ebenfalls Bewußtsein erlangen, wenn es von dem Mittleren Selbst über das vermeintliche Recht oder Unrecht aufgeklärt wird. Geschieht dies, so klammert sich das Untere Selbst hartnäckig an das empfangene Urteil, ob es nun tatsächlich die Wahrheit ist oder nicht. Dadurch kommt es zu Komplexen und Fixierungen.

Eine Fixierung läßt sich demnach als eine im Unbewußtsein vorhandene Erinnerung plus eine Ladung Mana definieren. Sie ist nur dem Unteren Selbst zugänglich, nicht aber dem Mittleren. Eine Reihe von Fixierungen ist eine Bürde*, die im schwerwiegendsten Fall wie eine Kreuzeslast wirkt. Es gibt drei Stufen der Fixierung:

1. Leichte Fixierungen: Sie lassen sich mit Hilfe des Höheren Selbst selbständig auflösen.

2. Mittelschwere Fixierungen: Um sie los zu werden, braucht man die Hilfe einer mitfühlenden Person, daher der Ausdruck, ,die Bürden des anderen tragen.' Diese Hilfe von außen her kann auf verschiedene Art erfolgen: z. B. durch Psychoanalyse, Dianoetik (logische Erkenntnis) Myognosis (Muskelkenntnis) etc. Sie alle bezwecken dreierlei: a) die Erinnerung aus dem Unterbewußtsein heraufzuholen und sie ins Gedächtnis zurückzurufen; b) sie vernunftgemäß zu erklären, indem man c) die an ihr haftende Mana-Ladung ausschaltet. Ohne das letztere gibt es keine innere Befreiung. Die Kahunas nannten das ,die Drainage oder das Austrocknen des Mana aus einer komplexen Erinnerungsfixierung'.

3. Schwere Fixierungen: Sie können zu Zwangsvorstellungen, Besessenheit, Wahnsinn etc. führen. Hier sind größte Anstrengungen notwendig, um den Patienten davon zu befreien. Die Kahunas wandten dafür Schockbehandlung an, indem sie große Ladungen von Mana auf den Patien-

* siehe Bunyans Anfangskapitel von 'Pilgrims Progress' (Der Fortschritt des Pilgers), in dem er Christian folgendermaßen beschreibt: ,Ich sah einen Mann . . . und eine große Bürde auf seinem Rücken,' von der er erst vor dem Kreuz erlöst wurde. ,Ich sah in meinem Traum, wie Christus gerade vor das Kreuz trat, und seine Bürde von seinen Schultern glitt und ihm vom Rücken fiel . . . und eine Lichtgestalt zu ihm sagte: ,Deine Sünden sind dir vergeben.' ' siehe auch Seite 144

ten übertrugen. Es ist möglich, daß unsere moderne Elektro-schock-Therapie, sowie der Insulinschock auf die gleiche Weise wirkt.

Die Frage nach dem mangelnden Glauben wirft gleich-zeitig die nach der Natur des Glaubens überhaupt auf. Auch dazu möchte ich Long zitieren: ‚Glaube seitens des Mittleren Selbst ist nicht genug. Das allein ist noch kein Glaube. Nur wenn auch das Untere Selbst gläubig ist, kann man von echtem und sich bewährendem Glauben sprechen. Dies ist lediglich eine andere Ausdrucksweise dafür, daß das Untere Selbst die Zusammenarbeit verweigert, wenn es unter einer Fixierung leidet oder sein Glaube durch einen zwar leichten, aber hartnäckig verteidigten Komplex be-einträchtigt wird, der im Gegensatz zu dem steht, was das Mittlere Selbst im Augenblick glaubt.' Das Gleiche bedeutet auch der Ausdruck: Er ist intellektuell frei, aber gefühls-mäßig gebunden – ein durchaus alltäglicher Zustand, und ebenso werden die allgemein bekannten Worte dadurch erhellt: ‚Du sollst die Wahrheit erkennen, und die Wahr-heit wird dich freimachen.'

Wahrheit ist nach der Huna-Lehre ein mit Hilfe der Vernunft des Mittleren Selbst genau und korrekt Durch-dachtes. Es ist ein von der Vernunft völlig durchleuchte-tes Gedächtnis. Erwirbt jedoch das Untere Selbst eine fal-sche Vorstellung und läßt sie zu einer heimlichen Erinne-rung werden, so ist dies das Gegenteil von ‚Wahrheit'. Erst wenn es gelingt, diese fixierten Erinnerungen aus der Tiefe des Unteren Selbst hervorzuholen und sie vernunftgemäß zu erklären, so daß ihre korrekte Bedeutung völlig klar wird, wird die Wahrheit ebenfalls erkannt, und man wird frei von den Banden der ‚dunklen Punkte' im Unbewußt-sein.

Falls man diese diversen Schwierigkeiten zu überwinden vermag und zu einer hinlänglich freien und vernünftigen Einstellung gelangt und sich dadurch die freundschaftliche Mitarbeit des Unteren Selbst sichert, kann man einen Schritt weitergehen. Er besteht in der Erziehung und dem Training des Unteren Selbst, damit es vor allem lernt, selbständig zu handeln. Genau wie im alltäglichen Leben erreicht man dies nicht ohne Übung. Das Untere Selbst ist, um Long zu zitieren, ‚den Wünschen des Mittleren Selbst gegenüber vollkommen willfährig (außer daß ein Komplex oder eine Fixierung vorhanden ist) und durchaus bereit, dem Mittleren Selbst in jeder Weise zu dienen... es ist außerordentlich treu und eifrig‘, und reagiert – falls es nicht eigens zur Unabhängigkeit erzogen wurde – genauso, wie man es seiner Ansicht nach wünscht und für richtig hält oder gern sehen würde, was sehr zum Schaden sein kann.

Long fand, daß die Verwendung des Pendels* die beste Methode ist, um das Untere Selbst zur Unabhängigkeit zu erziehen. Deshalb sagt er: ‚Das Pendeln, bei dem sich die unwillkürlich arbeitenden Muskeln betätigen, gestattet dem Unteren Selbst, sich frei eine eigene Meinung darüber zu bilden, wie es eine Frage beantworten möchte und dies dann dem Mittleren Selbst durch das Schwingen des Pendels bekanntzugeben, nachdem zuvor die Mitteilungsmethode eindeutig festgelegt wurde.‘

‚Der nächste Schritt ist, das Untere Selbst über die Art der benötigten Tatsachen und Einzelheiten aufzuklären, d. h. es in korrekter Weise davon zu unterrichten. An diesem Punkt spielt die Natur und der Charakter des Mittleren Selbst eine wichtige Rolle. Denn, wenn es sich um ein gutgezogenes, empfängliches und zur Mitarbeit bereites Unteres Selbst handelt, bedarf es zur korrekten Unterrichtung der Unterstützung eines intelligenten, kenntnisreichen, phantasievollen, erfahrenen und redlichen Mittleren Selbst,

* Da das Pendel so einfach zu handhaben ist und in verschiedenen Richtungen schwingen kann, ist es von jeher die beliebte Krücke des Unteren Selbst gewesen, um damit dem bewußten Sinn zu berichten, was es erfuhr, wenn es mit der psychischen Erforschung von unterirdischen Quellen, Mineralien oder dem Zustand eines im Körper vorhandenen Organs beauftragt wurde.

da sich nur so die richtigen Fragen stellen lassen, auf die allein die richtigen Antworten erfolgen können. Wahrscheinlich ist dies der Grund, warum ein guter Radiesthetiker nicht gern ‚blind' arbeitet'.

Das Untere Selbst vermag die erforderlichen Nachrichten dank gewisser angeborener Fähigkeiten und Talente zu ermitteln. Man weiß zur Zeit noch wenig darüber, aber nach Long (Text gekürzt) lassen sie sich folgendermaßen beschreiben:

1. Die Fähigkeit, ‚Strahlungen' oder Emanationen, die von Dingen, Gegenständen und Substanzen ausgehen, zu erfühlen, selbst wenn diese Strahlung mit den gewöhnlichen Sinnesorganen nicht mehr wahrgenommen werden können.

2. Die Fähigkeit, mit der Person oder Sache, mit der bereits Kontakt aufgenommen wurde, eine Verbindung durch unsichtbare Akafäden oder eine ektoplasmische Substanz des Schattenkörpers des Unteren Selbst herzustellen. Sobald der Kontakt aufgenommen und der Akafaden befestigt wurde, kommt eine mehr oder weniger dauerhafte Verbindung zustande, wodurch das Untere Selbst die Möglichkeit hat, eine Art Finger seines Akakörpers auszustrecken und mit Hilfe des Aka-Verbindungsfadens eine Berührung mit allem, was am entgegengesetzten Ende ist, herzustellen. Jedesmal, wenn dies geschieht, wird der Akafaden stärker und dauerhafter und macht es dem ‚Finger' bequemer, daran entlangzugleiten.

3. Dieser Akafinger vermag einen Teil der Aka-Schattenkörper der Sinnesorgane mit sich zu führen und so alle fünf Sinne zu benutzen, um Eindrücke von den Dingen zu gewinnen, mit denen er Kontakt hat. Diese Sinneseindrücke können – allerdings mehr in Form von Erinnerungen – an dem Akafaden zurückgesendet und dem Mittleren Selbst zur Deutung unterbreitet werden. Dieses Verfahren läßt sich auch umkehren, so daß Eindrücke als ‚Gedankenformer' in der entgegengesetzten Richtung gesendet werden, was nach Long als ‚Telepathie' zu bezeichnen wäre.

Wir wollen nunmehr sehen, was gemäß der Huna-Lehre passiert, wenn wir ‚pendeln'. Nehmen wir an, wir hätten es mit einem guttrainierten und mitarbeitungsfreudigen Unteren Selbst und einem erfahrenen, intelligenten und kenntnisreichen Mittleren Selbst zu tun, mit anderen Worten: mit einem guten und zuverläßigen Pendler oder Radiesthetiker, der irgendein Pendel oder Pendelinstrument benutzt. Sein Ziel ist in jedem Fall, mit welcher Art Pendel er auch immer arbeiten mag, dem Unteren Selbst irgendwelche mechanischen Mittel zur Verfügung zu stellen, mit deren Hilfe es seine Empfindungen dem Mittleren Selbst übermitteln kann. Natürlich ist es für jemand, der über genügend psychische Kenntnis und Versiertheit verfügt, durchaus möglich, im Boden vorhandenes Wasser ohne Wünschelrute oder Pendel festzustellen – doch dies ist die Ausnahme und nicht die Regel.

Beschäftigen wir uns zunächst einmal mit dem Auffinden von Wasser, wozu sich der Wünschelrutengänger einer Wünschelrute bedient. Sobald er die Wünschelrute in die Hand nimmt in der Absicht, damit Wasser zu finden, fließen die kombinierte Akasubstanz und das Mana sofort in die Wünschelrute und verhalten sich in ihr unter Führung des Verständnisses des Unteren Selbst charakteristischerweise wie eine lebendige, intelligente Substanz oder Kraft. Cameron, der berühmte amerikanische Wünschelrutengänger, drückte dies so aus: ‚Eine Aura-Ladung wird in sie hineingeschleudert.'

In diesem Zusammenhang dürfte es von Interesse sein, den Artikel in der Zeitschrift ‚Radio-Perception', Juni 1955, über ‚Early Experiments with the Pendulum' (Ursprüngliche Experimente mit dem Pendel) zu lesen, die von J. O. N. *Rutter* durchgeführt wurden. Das Pendel hing an einem einzigen Faden ungesponnener Seide von einer horizontalen Messingstange herunter, die unverrückbar an einem unbeweglichen Ständer befestigt war. Sobald der Ständer von einem Pendler oder einer anderen hochempfindlichen Person berührt wurde, fing das Pendel an, im Kreis zu schwingen. Rutter machte im ganzen achtzehn Experimente verschiedenster Art und mit verschiedenen Substanzen und schließt seinen Bericht darüber mit den Worten ab: ‚Ob die Bewegungen des Pendels, das in der beschriebenen Weise in Schwingung versetzt wurde, wahrhaftig und ausschließlich auf Elektrizität oder auf einer untrennbaren Kombination von Vitalität und Elektrizität beruhen, möchte ich nicht entscheiden.' Im Lichte der Huna-Lehre kam er der Wahrheit sehr nahe, denn es wäre nur schwer zu verstehen, wie das Pendel bei seiner Versuchsanordnung in Schwingung geraten könnte, ohne daß es zuvor durch den Berührungskontakt mit der Akasubstanz und einer Ladung Mana aktiviert worden wäre.

Alles ist jetzt auf den Gegenstand eingestellt, der gesucht werden soll. Handelt es sich dabei um Wasser, so ist es derartig wohlbekannt, daß kein Muster davon benötigt wird. In anderen Fällen gehört jedoch das Muster oder Beweisstück vermutlich zu der sachlichen Methode, mit der das Untere Selbst in Kenntnis gesetzt wird.

Der weitere Verlauf ist nicht absolut klar. Es kann sein, daß die von Wasser ausgehende Emanation aufgefangen und durch die Bewegung der Wünschelrute angezeigt wird. Sobald dieser Kontakt hergestellt ist, kann ein Akafinger bis an das wirkliche Wasser heranreichen und die Tiefe, Menge und Qualität feststellen. Diese Feststellung wird dann wiederum in der vereinbarten Weise an das Mittlere Selbst weitergegeben. Es kann aber auch sofort ein direkter Kontakt mit dem Wasser hergestellt werden, da wir ja wissen, daß das Untere Selbst alle Hüllen durchdringen kann und das darunter Verborgene erforschen.

Im Fall des ärztlichen Pendlers wird das Pendel in der gleichen Weise aktiviert, worauf der Kontakt mit dem Patienten durch etwas Kennzeichnendes – meistens einen Blutstropfen – hergestellt wird. Es ist sicher schon aufgefallen, daß ein guter Radiesthetiker am Anfang einer Analyse stets sein Pendel über einem Bluttropfen schwingen läßt, um eigens diesen Kontakt herzustellen.

Sobald Kontakt vorhanden ist, wird dem Unteren Selbst mittels verschiedener Beweismomente eine Reihe von Fragen gestellt. Aus den erhaltenen Antworten wird dann Zug um Zug ein Bild von dem Zustand des Patienten rekonstruiert.

Man kann dabei entweder von der Voraussetzung ausgehen, daß der Bluttropfen alles im Patienten Vorhandene enthält, also sozusagen eine Art Mikrokosmos ist, was sich mit der üblichen Auffassung decken würde. Andererseits ist es auch denkbar, daß der Bluttropfen das Ende eines Akafadens enthält, der sich bis zu dem Patienten spannt, ganz gleich, wo dieser sich z. Zt. befindet, und daß das Untere Selbst mit einem Akafinger an diesem Faden zu dem Patienten vortastet und so eine Information erhält; mit anderen Worten: es erfaßt seherisch die richtige Diagnose, wie auch die richtige Behandlungsweise. Dieses seherische Erfassen ist offensichtlich abhängig von: a) dem Grad der Mitarbeit des Unteren Selbst, b) dem Ausmaß und der Art seines Trainings, c) der Art der Orientierung, die es durch das Mittlere Selbst erhielt und d) der Erlaubnis, ganz und gar selbständig und ohne Einmischung des bewußten Denkens vorzugehen, nachdem es anfänglich orientiert worden ist.

Es wäre noch zu erläutern, wie es zu dieser Orientierung kommt. Offensichtlich hängt sie von der intellektuellen Qualität und der Redlichkeit des Mittleren Selbst ab. Denn zu Trugschlüssen kann es ebenso gut durch falsche Ausdeutung der gemachten Angaben kommen und durch ihr kritikloses Hinnehmen wie auch durch einen falschen Tatbestand.

Ein gewaltiger technischer Fortschritt vollzog sich, als man von der bloßen Nachrichtenübermittlung zur Einführung von Messungen überging. Seitdem lautete eine Antwort nicht nur einfach: Ja! Nein! Oder Zweifelhaft, sondern drückte sich in Zahlen aus wie auf dem Bovis Biometer oder – noch etwas fortschrittlicher – in Graden, die entweder negativ oder positiv von einer gegebenen Norm aus eingezeichnet sind, genau wie alle Techniken, die sich des Gradmessers bedienen.

Die Verwendung von bestimmten Maßstäben eröffnet der Forschung ganz neue Möglichkeiten. So erweiterte zum Beispiel der verstorbene Dr. Brunler die Bovis Skala von 100 auf 1000 und war dadurch in der Lage, mit Hilfe des Pendels und dieses verbesserten Maßstabes den Grad des Bewußtseins, des Intelligenzniveau, die Persönlichkeit und den Charakter zu messen. Er ging sogar noch weiter und fand, daß er sogar auch bei den großen Männern der Vergangenheit diesbezügliche Ablesungen machen konnte. Und um auch hier wieder Long zu zitieren: ‚Indem er Dinge testete, die sie (die großen Männer) hinterlassen hatten – wie Manuskripte, Malereien, Plastiken in Marmor oder Stein – fand er, daß eine Unterschrift unter einem Brief oder einem Dokument oder einem Gemälde in mysteriöser Weise dieselbe Strahlung besaß wie der Unterzeichner, gleich ob er noch lebte oder nicht. Diese rätselhafte Tatsache erhielt erst durch den Akafaden eine befriedigende Erklärung, denn er erlaubte dem Unteren Selbst des Pendlers, einen ‚Finger auszustrecken' und sich an eben diesem Akafaden entlang bis zu dem Unterzeichner vorzutasten, selbst wenn dieser schon tot war und nur noch als ‚Geist vorhanden'.' (vgl. dazu Mrs. Kingsley Tarpeys Arbeit über die Ausstrahlung von Bildern.)

Als Long später mit Cameron und dessen Aurameter zusammenarbeitete – einem horizontal statt vertikal arbeitenden Pendel – fand er, daß jede Unterschrift eine bestimmte Aura besitzt, ‚die genauso individuell und unverwechselbar wie ein Fingerabdruck ist.' Nach der Huna Terminologie besitzt dagegen ‚die Unterschrift einen Akakörper, den man sich nur so erklären kann, daß etwas von der überreichen Akasubstanz des Unteren Selbst des Schreibers sich auf immer mit dem Geschriebenen verbindet'.*

* siehe Max Freedom Long 'Psychometric Analysis' (Psychometrische Analyse) in den Huna Research Publications.

Was die Art der Behandlungsweise anbelangt, so bestimmt sich die geeignete Therapie nach den gleichen allgemeinen Grundsätzen wie für die Stellung der Diagnose, d. h. nach der Natur des Krankheitszustandes – lediglich in umgekehrter Weise. Das eine ist so leicht oder so schwer wie das andere. Bei dem sogenannten ‚Senden' haben wir es wahrscheinlich mit der Betätigung des gleichen Aka-Mechanismus zu tun. Wenn wir annehmen, daß die Medizinen einen Akakörper besitzen – besonders wenn sie in homöopathisch potenzierter Form verwendet werden – so wird der Akakörperstoff der Medizinen zusammen mit dem Mana vom Bluttropfen zum Körper des Patienten an den Akafäden entlanggeleitet, wobei das allgemeine Gesetz der vormateriellen Energien gilt: je größer die Anziehung, desto weniger.

Wie läßt sich nun diese Auffassung mit der von Mr. *Maby* in Einklang bringen, die er in dem vorläufigen Bericht über seine zehnjährige Forschungsarbeit im Juniheft 1955 der ‚Radio Perception' unter dem Titel ‚Instrumental Recording of Radionic Fields' (Aufzeichnungen über radionische Felder mit Hilfe von Instrumenten) so kompetent darzustellen weiß?

Meiner Ansicht nach dürfte es nicht zweifelhaft sein, daß wir es beim Pendeln und Rutengehen mit ausgesprochen körperlichen Kräften zu tun haben. Natürlich gab es darüber stets zwei Auffassungen. Die Anhänger der einen meinen, es ließe sich alles nach den gewöhnlichen Gesetzen der Physik erklären – das ist die physikalische Gedankenrichtung, zu der z. B. Mme. Maury gehört, die in ihrem Buch ‚How to Dowse' (Über die Handhabung der Wünschelrute) sagt: ‚Was uns augenblicklich interessiert, ist die körperliche oder – wie man vielleicht auch sagen kann – die materielle Form, sowie die Möglichkeit, sie durchaus real anzuwenden und in ein System zu bringen.' Demgegenüber steht die geistige oder psychische Gedankenrichtung. Beide können zahlreiche Tatsachen ins Feld führen, die zu ihren Gunsten sprechen, so daß sich in letzter Zeit immer mehr die Auffassung durchsetzte, daß beide recht haben. Aber wieso? Meines Erachtens weiß die Huna-Lehre eine Antwort darauf, da sie tatsächlich die Phänomene beider Welten umfaßt. Wir müßten jedenfalls annehmen, daß wir es hier mit zwei verschiedenen Energiearten zu tun haben, die jedoch ganz aufeinander abgestimmt sind und sich so gemeinsam betätigen. Nur wenn man dies als gegebene Tatsache hinnimmt und die Forschung versucht, die Verflechtung der körperlichen, geistigen und psychischen Energie zu entwirren, wird man auch im Verständnis dieser Phänomene Fortschritte machen. Auf diese Weise wird es ferner möglich sein, eine wissenschaftliche Theorie und ebenso eine Anwendungslehre des Pendelns und Rutengehens aufzubauen, indem man das Verständnis der wahren Natur dieser Tatsachen und ihres Miteinander-Verwobenseins und besonders ihres Aufeinander-Bezogenseins zugrundelegt.

Das obige Huna Material wurde 1954 aufgezeichnet und schien damals ganz der Wahrheit zu entsprechen. Die neuere Forschung hat jedoch gezeigt, daß man bei der praktischen Anwendung altertümlicher magischer Systeme etwas sehr Wichtiges berücktsichtigen muß: Man darf dabei nämlich nicht die veränderte Bewußtseinsebene übersehen, die sich in den letzten zweitausend Jahren aus der christlichen Lehre ergab. Wenn keine ‚Erneuerung des Geistes' in christlichem Sinne vorgenommen wird, wirken Systeme wie die Huna Lehre leicht atavistisch und bergen in sich verschiedene Gefahrenquellen, die auch zu einem Irrtum hinsichtlich der Ergebnisse führen können.

Daß sich dies so verhält und tasächlich ganz hinterhältige Gefahren drohen, mag seltsam klingen, wird mir aber wohl von allen gewissenhaften Forschern auf dem Gebiet der transzendenten Wissenschaft bestätigt werden, da sich ohne Rücksicht darauf, Irrtümer kaum vermeiden lassen. Stellt man die veränderte Bewußtseinlage jedoch in jeder Hinsicht in Rechnung, vermag die Huna Lehre der radiesthetischen Forschung unschätzbare Dienste zu leisten.

ZEHNTES KAPITEL

DIE WUNDERHEILUNGEN CHRISTI

Von Anfang an hatte ich stets das Gefühl, daß ein Studium der Wunderheilungen Christi im Lichte unserer neuen Erkenntnisse höchst lehrreich und lohnend sein würde. Man müßte dadurch zu einer Vorstellung vom Modus operandi der Wunder kommen, da wir es hier mit einem hervorragenden Beispiel von der Anwendung der Vis Medicatrix Naturae durch einen Meisterheiler zu tun haben.

Ich beschloß daher, mich eingehend mit den Wundern zu beschäftigen und zu erforschen, ob zwischen unseren modernen Erkenntnissen und dem damals angeblich Vorgefallenen irgendwelche innere Zusammenhänge bestehen.

Als Ergebnis dieser Studien war mir möglich, zunächst einen vorläufigen Bericht meiner Feststellungen zu machen. Er erwies sich als so fruchtbar für das Verständnis vieler bisher dunkler Punkte, daß ich ihn später nochmals in folgender erweiterter Form zu Gehör brachte:

Wahrscheinlich ist in den letzten tausend Jahren über die Wunder und die damit zusammenhängenden Themen mehr gesprochen worden als über irgendetwas anderes. Deshalb dürfte anscheinend bereits alles, was sich darüber sagen läßt, schon bis zum Überdruß formuliert worden sein. Wie konnte ich da noch hoffen, der Unzahl der Darlegungen, Rechtfertigungen, bigotten Schwärmereien und Streitgesprächen etwas Stichhaltiges hinzuzufügen? Überraschenderweise war es dennoch allerhand, wenn es auch in Anbetracht unseres augenblicklichen Wissenstandes mit aller Vorsicht vorgebracht werden muß.

Ich stellte fest, daß sich bisher in vierfacher Weise der Zugang zum Verständnis der Wunder vollzog:

1. In traditionell theologischer Form: Danach sind die Wunder eine Offenbarung übernatürlicher Kräfte auf Grund der göttlichen Natur Christi, und damit sind sie zugleich einmalig und jedes Forschen und Fragen nach dem Wie und Wieso wird zur Gotteslästerung. Auf diese Wundertaten gründet sich im wesentlichen der Anspruch des Christentums, eine übernatürliche Religion zu sein. Es gibt sogar eine nicht-orthodoxe christliche Sekte, die gläubige Spiritualisten sind.

2. In traditionell rationalistischer Form: Die Wunder werden als das Zusammentreffen natürlicher Vorgänge oder als Märchenerzählungen hingestellt, die niemals vorgefallen sind. Oder man hält sie für rein mythische Verkörperungen der Christlichen Lehre, weshalb Hume z. B. behauptete, daß keiner der zur Verfügung stehenden Beweise ein Wunder glaubwürdig machen könnte.

Paulus selbst setzt sich über die Wunder hinweg, als ob sie nur Übertreibungen und Mißverständnisse ganz alltäglicher Vorfälle seien.

Auch Harnack ist der unabdingbaren Überzeugung, daß alles, was in Raum und Zeit geschieht, den universellen Gesetzen der Bewegung unterworfen ist. Demzufolge sei ein Wunder in diesem Sinne unmöglich, da es eine Unterbrechung der Stetigkeit der Natur bedeuten würde.

Huxley war darin vorsichtiger, indem er zugab, daß wir über die Stetigkeit der Natur noch nicht so hingänglich informiert sind, daß wir behaupten könnten, dieses oder jenes Ereignis sei eine Unterbrechung der Kontinuität dieses Gesetzes.

Ein Zweig der Rationalisten verteidigt die Ansicht, daß die Wunder nur eine Übertreibung gewöhnlicher ärztlicher Kunst seien, und daß Christus eine Art Medizinmann war und die medizinische Erfahrung der kleinen jüdischen Religionsgemeinschaft der Essener besaß und auch ihre Heilmittel benutzte. Vinturini gibt sogar zu verstehen, daß die Jünger eine Reise-Apotheke mit sich führten.

3. Heilung durch den Glauben: Hierbei ist der strittige

Punkt, daß alle geheilten Kranken jeweils Fälle funktioneller Zerrüttung waren, wie man sie bei Neurotikern und Hysterikern antrifft. Deshalb sprachen sie auch auf autoritative Suggestion an, so wie es aus den Worten: ‚Dein Glaube hat dir geholfen', hervorgeht. Das Ergebnis konnte deshalb unter Umständen nur von vorübergehender Natur sein.

4. Die psychologische Einstellung dazu wird hervorragend durch Stanley *Hall* in dem Kapitel über die ‚Wunder' in seinem Buch ‚Jesus the Christ in the Light of Psycholgy' (Jesus Christus im Lichte der Psychologie) dargestellt. Er ist bereit, die Wunder hinzunehmen, falls man sie als Symbole höherer Wahrheiten ansieht. Sollte man sie jedoch als wortwörtlich wahr hinstellen, scheint ihm das ein Beweis für eine unreife religiöse Einstellung zu sein, die notwendig sein mag, aber überwunden werden muß. Denn von seinem Standpunkt aus streitet die genetisch analytische Psychologie ihnen jede objektive Realität ab, wenn auch die innere Bedeutung und der hohe Wert, der in den Wundern liegt, nicht geleugnet wird.

Maurice *Nicoll* vertritt in seinem Buch ‚The New Man' (Der neue Mensch) einen ähnlichen Standpunkt, da die Wunder auch für ihn keine tatsächliche, ojektive Heilung bedeuten, sondern nur symbolische Dramen über die Neue Wahrheit und die Neue Lebensweise sind.

Mit anderen Worten sublimiert die moderne Psychologie die für sie primitiven Wunder restlos und ohne viel Aufhebens. Und ich glaube sogar, daß Stanley Hall fest davon überzeugt war, daß die Psychologie damit das letzte Wort gesprochen hat.

Wir wissen jedoch, daß dies nicht zutrifft. Denn selbst beim augenblicklichen Stand unseres Wissens wage ich zu behaupten, daß die Wunder eine objektive und nicht nur symbolische Realität besitzen. Wir leben in einem Zeitalter, in dem vieles möglich wurde, was unseren Vorfahren, ja selbst noch unseren unmittelbaren Vorgängern als unmöglich erschien. Daher haben wir es heutzutage mit neuen

Begriffen, neuen Formen und neuen Kräften zu tun, wie wir es täglich immer mehr gewahr werden.

Es muß daher noch eine fünfte Einstellung geben – die wahrhaft wissenschaftliche Haltung – der es darum geht, die Tatsachen festzustellen und nach Möglichkeit auch den Modus operandi.

Ein vor kurzem veröffentlichtes Buch (1957) ist ein gutes Beispiel für diese wissenschaftliche Einstellung. Der Titel heißt ‚Modern Miraculous Cures – a documented account of miracles and medicine in the twentieth century' (Moderne Wunderheilungen – ein dokumentarisch belegter Bericht über die Einstellung der Medizin zu den Wundern des 20. Jahrhunderts). Die Verfasser sind Dr. François *Leuret,* der jahrelange Präsident der Medizinischen Dienststelle und der wissenschaftlichen Studienforschung in Lourdes, sowie Dr. Henri *Bon,* Autor vieler medizinischer Werke.

Die zahlreichen und ins einzelne gehenden klinischen Daten sind nicht nur eindrucksvoll, sondern auch überzeugend, denn es war Papst Benedikt XIV., der festlegte, daß man nur dann von einem Wunder sprechen dürfe, wenn bei einer Heiligung alle nachstehenden sieben Bedingungen gleichzeitig erfüllt seien:

1. Es muß eine schwere Krankheit sein, die unmöglich oder wenigstens nur schwer zu heilen ist.

2. Die Krankheit darf nicht an einem Punkt angelangt sein, an dem sie wahrscheinlich über kurz oder lang von selbst verschwindet.

3. Es darf keine ärztliche Behandlung vorangehen, oder – sollte dies der Fall sein – muß sie unter allen Umständen wirkungslos geblieben sein.

4. Die Heilung soll plötzlich und unmittelbar eintreten.

5. Die Heilung muß vollständig sein.

6. Es darf zur gegebenen Zeit keinerlei Krise vorangehen, die sich auf natürliche Anlässe zurückführen läßt; denn sonst ist die Heilung keineswegs ein Wunder, sondern muß entweder ganz oder zum Teil als eine natürliche Folge angesehen werden.

7. Nach der Heilung darf keinerlei Rückfall in die gleiche Krankheit stattfinden.

,Natürlich kann es echte Wunder geben, die die eine oder die andere Bedingung nicht erfüllen. Aber trotz Anerkennung dieser Möglichkeit muß dennoch nachdrücklich betont werden, daß sie offiziell nicht anerkannt werden, weil die Kirche auf genauen Merkmalen besteht, die leicht zu erkennen und bar jeder Täuschungsmöglichkeit sind.'

Wir wollen uns nunmehr mit den Wundern selbst befassen und sehen, was wir angesichts unserer neuen Erkenntnisse mit ihnen anfangen können. Möglicherweise ist es nur wenig, aber auf jeden Fall etwas.

Was mir zunächst ganz allgemein auffiel, war, daß die Evangelienaufzeichnungen echt sein müssen. Denn sie lesen sich genau wie Berichte von tatsächlichen Vorfällen, wenn auch von höchst bemerkenswerten und erstaunlichen. Ihre Echtheit wird durch ihre innere Beweiskraft begründet, denn wir machten in unseren viel bescheideneren Verhältnissen ähnliche Erfahrungen, wie sie in der Heiligen Schrift beschrieben werden. Die folgenden Ausführungen machen verständlich, was ich meine.

Ferner drängte sich mir folgende neue Definition des Wunders auf: Bei akuten Erkrankungen ist der Verlauf des normalen Gesundungsprozesses zur Wiederherstellung des Normalzustandes als Wunder anzusehen, wenn er derart beschleunigt eintritt, daß das Zeitelement vollständig ausscheidet. Bei chronischen oder unheilbaren Krankheiten ist dagegen das Wunder das Wiedereinsetzen des normalen Regenerationsprozesses zur Wiederherstellung des Normalzustandes mit einer derartigen Beschleunigung, daß der Zeitfaktor ebenfalls gegenstandslos wird (wobei bestimmt im Augenblick noch unbekannte biologische Gesetze mitspielen).

Gemäß dieser Definition kann man folgern, daß je nach Beschleunigung der Zeit jeder Heilungsgrad – vom normalen bis zum übernatürlichen – möglich ist. Oder mit anderen Worten: Der Heilungsprozeß wird bei der Wunderheilung derart beschleunigt, daß er sich in einem einzigen Augenblick vollzieht anstatt normalerweise in mehreren Etappen.

Drittens dürfte es klar sein, daß wir nicht alle Wunder als Wunder anerkennen können, wenn nicht gleichzeitig die sorgfältig aufgezeichneten diagnostischen Unterlagen vorliegen. Die Anhänger der Heilung- durch-den-Glauben mögen Unrecht haben, wenn sie behaupten, daß eine große Anzahl Krankheiten auf Funktionsstörungen und nicht auf organische Leiden zurückzuführen sind, obwohl Funktionsstörungen bei primitiven Völkern keineswegs häufig sind. Aber das soll uns nicht weiter stören. Denn die sorgfältig bezeugten Aufzeichnungen von Lourdes und anderen Gnadenorten zeigen, wie ich bereits darauf hinwies, daß wirkliche Wunder geschehen, und daß darunter trotz der überwiegenden Zahl von funktionellen Fällen eine kleine, jedoch eindrucksvolle Zahl von organisch Kranken anzutreffen ist.

Ehe ich mich mit der Prüfung der Wunder im einzelnen beschäftige, möchte ich die Aufmerksamkeit auf eine Tatsache lenken, die im allgemeinen übersehen wird, nämlich daß die Evangelien ausführlich von äußerst zahlreichen Wunderheilungen Christi berichten. Sie geschahen nicht nur in speziellen und vereinzelten Fällen, wofür die Stelle aus Math. IV, 23 und 24 ein klarer Beweis ist: ‚Und Jesus ging umher im ganzen galiläischen Land, lehrte in ihren Schulen und predigte das Evangelium von dem Reich und heilte allerlei Seuchen und Krankheit im Volk.

‚Und sein Gerücht erscholl in das ganze Syrienland. Und sie brachten zu ihm allerlei Kranke, mit mancherlei Seuchen und Qual behaftet, die Besessenen, die Mondsüchtigen und die Gichtbrüchigen; er machte sie alle gesund.‘

Es ist interessant festzustellen, daß die meisten Heilungen in die frühe Zeit seines Predigeramtes fallen. Nachdem Christus Galiläa verlassen hatte und sich nach Süden begab, kommen nur noch sehr wenige Heilungen vor, oder zumindesten gibt es keine Aufzeichnungen darüber.

Lassen Sie mich zu der obigen Bibelstelle wie zu einigen ähnlichen, die sich auf Massenheilungen beziehen, noch ein oder zwei weitere Anmerkungen machen:

Besteht erstens irgendein Zusammenhang zwischen der Betätigung von Christi Heilkraft und der Ansammlung von riesigen Menschenmengen, etwa in dem Sinne, daß sich dadurch die ungeheuren Kräfte Jesu zur xten Potenz steigerten und ihn so befähigten, jedermann zu heilen? Ganz offensichtlich ist da ein gewisser innerer Zusammenhang gegeben. Die Elim Four Square Gospelers (Die unabdingbaren Bibelgläubigen) eine evangelische Sekte, bei denen das Heilen zu ihrem gewöhnlichen Gottesdienst gehört, bedienen sich der Technik, vor dem Einsetzen der Heilungen die gefühlsmäßige Spannung in der Gemeinde aufs höchste zu steigern. Man könnte natürlich sagen, es geschähe weiter nichts anderes, als daß man sich der Massensuggestion bedient. Dies stimmt auch bis zu einem gewissen Grad. Dennoch spielt außerdem etwas anderes mit, was meines Erachtens sehr klar bei Eemans ko-operativer Heiltechnik zutage tritt – wo sich die Heilung ebenfalls um so schneller vollzieht, je mehr Menschen in den Entspannungs-Stromkreis eingeschaltet werden; mit anderen Worten: wo mehr Mana vorhanden ist.

Auch folgende Beobachtung dürfte der Beachtung wert sein: Meine Frau führte bei einer großen Versammlung unter freiem Himmel körperliche und psychische Messungen bei einem radiesthetisch begabten Heiler vor und nach seiner Ansprache aus. Nach der Bovis Skala waren die körperlichen Messungen hinterher 1.25 cm niedriger, während die psychischen sich erhöht hatten. Das ist außerordentlich interessant, denn es weist auf die Möglichkeit hin, daß die Messung der Heilkraft (Benham's Nr. 6)* – falls sie durchgeführt worden wäre – ebenfalls einen Anstieg verzeichnet hätte.

2. Hat die Tageszeit auch irgendwelchen Einfluß darauf?

* siehe Radiesthesia III, Seite 52

Der folgende Abschnitt befindet sich bei Matthäus, Markus und Lukas und ist eine sehr bedeutsame Schilderung:

‚Und da die Sonne untergegangen war, brachten alle, die Kranke hatten mit mancherlei Seuchen, sie zu ihm. Und er legte auf einen jeglichen die Hände und machte sie gesund.' Ich möchte darauf hinweisen, daß die Heilkraft bei Sonnenuntergang am stärksten ist, und wenn außerdem noch eine große Menschenmenge vorhanden war, müßte sie ihre höchstmögliche Auswirkung erreicht haben. Ich kam darauf durch eine Beobachtung Reichenbachs, daß die odylische Aktivität des menschlichen Körpers periodischen Schwankungen unterworfen ist und ihren Gipfelpunkt zwischen 18 und 20 Uhr erreicht, während sie frühmorgens zwischen 4 und 5 Uhr am geringsten ist. Er fand außerdem, daß sie durch Nahrung, Tageslicht und aktiven Wachzustand gesteigert wird. Soviel mir bekannt ist, hat sich bisher niemand weiter mit diesen interessanten Beobachtungen beschäftigt.

3. Gibt es irgendwelche Umstände, die die Heilkraft mindern oder gar hemmen?

Es liegt nahe, Christi Heilkraft als unbegrenzt und uneingeschränkt anzusehen, wie sie es vermutlich auch ist. Hören Sie sich dennoch folgendes an:

‚Und er ging von da und kam in seine Vaterstadt... und hob an zu lehren... Und viele, die es hörten, verwunderten sich seiner Lehre und sprachen: ... Ist er nicht der Zimmermann, Marias Sohn?... Und sie ärgerten sich an ihm. Jesus aber sprach zu ihnen: Ein Prophet gilt nirgendwo weniger denn im Vaterland... Und er konnte allda nicht eine einzige Tat tun; außer, wenig Siechen legte er die Hände auf und heilte sie.'

Welcher Gegensatz!

Dieses Phänomen ist in der psychischen Forschung gut bekannt. Ein feindseliger Skeptizismus schädigt oder macht sogar die Offenbarung psychischer Kräfte ganz unmöglich, was die Kritiker dafür ansehen, daß an der ganzen Sache überhaupt nichts dran ist. Und zweifellos sagten Christi

Nachbarn, es zeige sich hier ganz deutlich, daß er ein Betrüger sei. Denn er könne ,nicht eine einzige Tat tun' – und somit sei sein ganzer Ruhm nichts weiter als Reklamerummel.

Meines Erachtens dürfte es hier angebracht sein, ganz kurz das Problem des Glaubens zu streifen, da es immer wieder im Zusammenhang mit den Wunderheilungen auftaucht. Für gewöhnlich wird gefordert, man müsse zuvor den Glauben haben, wenn eine Heilung eintreten soll. Ich dagegen möchte sagen: Sicher ist er eine große Hilfe, aber ich bin ebenso überzeugt davon, daß er keine unbedingte Voraussetzung für die Heilung ist. Ein Mangel an *bewußtem* Glauben ist für den Eintritt der Heilung gegenstandslos. Solange kein aktiver feindseliger Skeptizismus vorhanden ist, wird die Kraft – mit oder ohne Glauben – wirksam. Für mich steht fest, daß die Heilung trotz des Satzes: ,Dein Glaube hat dir geholfen', keineswegs allein durch den Glauben geschieht. Ein hervorragender Bibelkommentator legte sogar nahe, daß der Glaube, der bei diesen Fällen zutage tritt, nicht der Anlaß, sondern das Ergebnis der Wunderheilung sei.

Lassen Sie uns nach dieser Einleitung zu den Wundern selbst kommen.

Ich habe sie für meine Zwecke in folgende Gruppen eingeteilt:

Heilen:

    1. nur durch Berührung

    2. durch Berührung zusammen mit materiellen Hilfsmitteln (Speichel, Erde, Waschungen)

    3. durch Berührung und mündliche Aufforderung

    4. durch eine mündliche Aufforderung

    5. durch Vertreiben ,unsauberer Geister'

    6. durch Berühren Seiner Gewänder

    7. durch Anweisungen

8. aus der Ferne
9. durch Totenerweckung
10. durch Übertragung der Kraft auf seine Jünger.

1. Nur durch Berührung:
Dafür besitzen wir sechs Zeugnisse; fünf davon sind Wunder, eins nicht.

a. Zwei Blinde: ,... und er rührte ihre Augen an und sagte: Euer Glauben hat euch geholfen. Und ihre Augen wurden geöffnet.'

b. Zwei Blinde: ,und es jammerte Jesum, und er rührte ihre Augen an; und alsbald wurden ihre Augen wieder sehend.'

c. Des Hohenpriesters Knecht: ,Und einer aus ihnen schlug des Hohenpriesters Knecht und hieb ihm sein rechtes Ohr ab ... und er rührte sein Ohr an und heilte ihn.'

d. Mann mit Wassersucht: ,Und er griff ihn an und heilte ihn und ließ ihn gehen.'

e. Weib mit einem Geist der Krankheit (Osteoarthritis-Fall?): ,Und siehe, ein Weib war da, das hatte einen Geist der Krankheit achtzehn Jahre; und sie war krumm und konnte nicht wohl aufstehen. ... Jesus ... sprach zu ihr: Weib, sei los von deiner Krankheit! Und legte die Hände auf sie; und alsbald richtete sie sich auf.'

f. Kinder – wahrscheinlich waren sie normal, wohl und gesund: ,Dann brachten sie zu ihm kleine Kinder, damit er ihnen die Hände auflegte und betete, und er legte seine Hände auf sie.'

Hier befinden wir uns auf einigermaßen vertrautem Gebiet – dem der ,Heilenden Hand'. Es ist seit undenklichen Zeiten bekannt, daß man durch das ,Auflegen der Hand' heilen kann, und so hat die Kirche es im ,Sakrament der Salbung' auch zu einem Teil ihres Rituals gemacht. In diesem Fall ist mit der Salbung mit heiligem Oel kombiniert – eine höchst bedeutsame Kombination! Denn wir wissen, daß verschiedene Substanzen mit Heilkraft geladen werden können, wie etwa Baumwolle, Seide, Holz und vor allem Oel. Wahrscheinlich ist dies der Grund, warum man das Oel ‚stets als das geeignetste Symbol und als Träger des heiligen und erleuchtenden Geistes' ansah. Die Formel für die Vorbereitung und Weihe des Oels ist folgende: Indem man das Gefäß, in dem das Öl ist, zwischen beiden Händen hält, ist das folgende Gebet zu sprechen: ‚Herr, wir bitten dich, sende vom Himmel herab deinen Heiligen Geist, den Tröster, in dieses Olivenöl, das du huldreich aus grünendem Holz zu geistiger und leiblicher Erquickung hervorquellen ließest. Durch deinen Heiligen Segen komme über jeden, der mit dem himmlischen Heilmittel dieses Öls gesalbt wird, Schutz für Leib und Seele, damit vertrieben werden alle Schmerzen, alle Krankheiten, alle geistigen und leiblichen Gebrechen.' Man beachte dazu auch Mark. VI, 13: ‚und sie (die Jünger) salbten viele Sieche mit Öl und machten sie gesund.'

Im Laufe der Zeit vollzogen sich jedoch zwei merkwürdige Wandlungen: Die Ölung wird heutzutage vorwiegend bei Sterbenden als ‚Letzte Ölung' angewendet, wobei man annimmt, daß die Kraft rein geistiger Art sei. Außerdem wurde die Verwendung des Öls, sowie das Handauflegen zum rein symbolischen Akt. Deshalb glaubt man, daß nur der geweihte Priester es ausführen darf und es durch ihn wirksam wird.

An diesen Einschränkungen hält man noch immer fest, obwohl sich in den vergangenen Jahren ein erneutes großes Interesse an der sogenannten ‚Geistigen Heilung' zeigte, wenn sich auch die verschiedenen Organisationen, die sich ihrer bedienen, nicht ganz sicher sind, was sie im einzelnen unter ‚Geistiger Heilung' verstehen. Die spiritistischen Geistheiler (Spirit Healers) glauben zum Beispiel, daß die Heilung durch Geister geschieht, während die Anhänger der Christian Science (Christliche Wissenschaft) annehmen, daß sie durch den vollkommenen und absoluten Glauben an die Heilkraft Gottes hervorgerufen wird.

Es gibt auch einige, denen bewußt ist, daß das ‚Handauflegen' nicht nur einfach eine symbolische Geste ist, sondern daß von dem Heiler wirklich Heilkraft auf den Patienten übergeht. Diese Tatsache mag auch der Grund dafür sein, warum es gute und schlechte Krankenpfleger gibt, und warum einige Masseure soviel besser sind als andere, die über eine größere technische Geschicklichkeit verfügen. Das gleiche gilt auch für die Osteopathen. Es wurde außerdem beobachtet, daß ein Heiler ein Stück Fleisch oder Fisch mummifizieren kann, wenn er es zwischen seinen Händen hält. Es kann dadurch der Verwesung sogar auf die Dauer widerstehen.

2. Durch Berührung zusammen mit materiellen Hilfsmitteln.

Es ist eine sehr interessante Gruppe, da man diese Hilfsmittel nach der Huna-Lehre durchaus als Mittel zur Beeindruckung des Unteren Selbst ansehen kann.

a. Ein Blinder: ‚Und er nahm den Blinden bei der Hand und führte ihn hinaus vor den Flecken und spützte in seine Augen und legte seine Hände auf ihn und fragte ihn, ob er etwas sähe. ‚Ich sehe Menschen gehen, als sähe ich Bäume.' Darauf legte Er abermals die Hände auf seine Augen und ließ ihn aufblicken. ‚Und er ward wieder zurechtgebracht, daß er alles scharf sehen konnte.'

Die interessanten Punkte daran sind: 1. die Anwendung von Speichel, welcher neben Urin und Blut einer von den drei Körperflüssigkeiten ist, die alle Kräfte des Körpers enthalten. 2. die Tatsache, daß die Heilung nicht unmittelbar geschah, sondern das Zeitelement hier eine bestimmte Rolle spielt.

b. Ein Blindgeborener: Christus ‚spützte auf die Erde und machte einen Kot aus dem Speichel und schmierte den Kot auf des Blinden Augen und sprach zu ihm: Gehe hin zu dem Teich Siloah und wasche dich! Da ging er hin und wusch sich und kam sehend.'

Auch hier haben wir wieder die Anwendung des Speichels,

aber diesmal in der Verbindung mit Erde, die – wie wir durch die Radiesthesie wissen – Fehler im äußeren Feld des Aetherleibs korrigiert. Auch das Zeitelement spielt wieder eine Rolle, indem wir es hier mit einem längeren Heilungsaufschub zu tun haben als bei dem vorhergehenden Wunder. Man beachte auch die Waschung. In okkulten Kreisen ist es durchaus bekannt, daß das Waschen von den krankheitsbeladenen Aura-Kräften befreit. Daher das Händewaschen nach jeder Behandlung.

Es lohnt sich die volle Darstellung des Wunders bei Joh. 9 nachzulesen, da er von der typischen Reaktion der Skeptiker berichtet, die entweder nicht zugeben wollten oder nicht zugeben konnten, daß es sich hier um einen übersinnlichen Vorgang handelte. Genauso wie heutzutage!

c. Ein Taubstummer: Auch hier haben wir wieder die Anwendung des Speichels. ‚ . . . und legte ihm die Finger in die Ohren und spützte und rührte seine Zunge und sah gen Himmel, seufzte (dies wurde nur noch einmal bei der Auferweckung des Lazarus berichtet!) und sprach zu ihm . . . Tu dich auf! Und alsbald taten sich seine Ohren auf, und das Band seiner Zunge ward los, und er redete recht.' Es ist möglich, daß hier unter ‚seufzen' tief atmen zu verstehen ist, mit der Absicht, dadurch das Mana zu verstärken.

3. Durch Berührung und mündliche Aufforderung.

a. Der Aussätzige: ‚Herr, so du willst, kannst du mich wohl reinigen. Und Jesus streckte seine Hand aus, rührte ihn an und sprach: . . . Sei gereinigt! Und alsbald ward er von seinem Aussatz rein.'

b. Petrus Schwiegermutter – am Fieber erkrankt: ‚Und er trat zu ihr und gebot dem Fieber, und nahm sie an der Hand und richtete sie auf und alsbald verließ sie das Fieber.'

c. Des Edelmanns Tochter.

d. Der Sohn der Witwe. s. Gruppe 9.

4. Durch eine mündliche Aufforderung:

Hier scheint sich die Heilung allein durch die mündliche Aufforderung zu vollziehen, ohne daß ein körperlicher Kontakt oder ein Handauflegen stattfindet.

a. Ein Gelähmter: Man findet diese Stelle bei Luk. V, 18-26 und sollte sie von A bis Z nachlesen, da sich daraus eine sehr wichtige Frage ergibt und zwar keine geringere als die Frage nach der Ursache der Heilungen. Ich möchte hinzufügen, daß sich hinsichtlich der modernen Wunder, wie sie von Dr. Leuret in seinem Buch ,Modern Miraculous Cures' (Moderne Wunderheilungen, Vlg. Peter Davies) aufgezeichnet wurden, die gleiche Frage erhebt.

Aus mehreren Sellen geht klar hervor, daß Christus keinen Zweifel daran aufkommen ließ, daß die Heilung eine Offenbarung seiner göttlichen Kraft war. Sie geschah zur Ehre Gottes. Und diese Kraft heilte nicht nur auf körperlichem Gebiet, sondern auch auf *allen übrigen*. Daher die tiefere Bedeutung der Frage: ,Was ist wohl leichter zu sagen: Deine Sünden sind dir vergeben (d. h. du wurdest von deinen Fixierungen und Komplexen erlöst) oder: Erhebe dich, nimm dein Bett und wandle!'

Es ist ganz offensichtlich, daß wir es hier mit einer Heilkraft zu tun haben, die den *ganzen* Menschen heilt, sowie mit einem Heiler der totalen Persönlichkeit. Da er aber von Grund auf heilt, findet auch zugleich eine körperliche Heilung statt. Darin haben auch die religiösen Sekten recht, indem sie sich ganz auf die geistige Heilung einstellen; sie haben recht in dem, was sie behaupten, und unrecht in dem, was sie leugnen.

Dieses ganzheitliche Heilen war allen großen Ärzten bekannt, wie zum Beispiel Paracelsus. Er war durchaus mit der Grundform der Krankheit vertraut – nämlich der geheimen Wucherung eines sündhaften Vergehens (d. h. einer Schwäche des Ego) – und er kannte auch ihren Verlauf bis zur Manifestation körperlicher oder materieller Symptome – sei es in einer akuten Infektion oder einer chronischen Krankkeit. Dies wird uns keineswegs so merkwürdig vorkommen wie unseren Vorfahren, da die psychosomatische Medizin klar gezeigt hat, daß gewisse Krankheiten mit einer bestimmten Charakterverfassung verknüpft sind.

Ich möchte hier nicht weiter über diese tiefgründigen Probleme sprechen, sondern nur noch folgendes bemerken: Nach Paracelsus kann eine umfassende Heilung nur dann stattfinden, wenn sich das erfüllt, was er die ‚richtige Stunde' nennt. ‚Gott hat die Medizinen geschaffen, um der Krankheiten Herr zu werden; zu dem gleichen Zweck schuf er auch die Blutegel, dennoch gewährt er die Heilung erst dann, wenn die ‚richtige Stunde' da ist: denn erst dann ist für die Natur und Kunst die Bahn frei. Deshalb bedenkt es wohl: Nicht eher ‚als die Zeit erfüllet ist!'

Offensichtlich war bei dem Gelähmten die ‚richtige Stunde' gekommen.

Wolfram sagt in einer Anmerkung seines Buches 'The Occult Causes of Disease' (Die okkulten Gründe der Krankheit): ‚Wann und wo kann eine Krankheit in Gesundheit übergehen? Die Antwort darauf heißt: Nur dann, wenn das Ego diejenigen Fähigkeiten erworben hat, deren Nichtvorhandensein zum Anlaß der Krankheit wurde; erst dann ist die ‚richtige Stunde' da!'

Wenn es den Patienten nicht gelingt, diese Fähigkeiten zu erwerben, ist dies wahrscheinlich der Hauptgrund, warum es ihnen trotz aller Behandlung nicht besser geht.

b. Mann mit verdorrter Hand: ‚Strecke deine Hand aus! Und er streckte sie aus; und sie ward ihm wieder gesund gleich wie die andere.'

c. Ein Mann, der achtunddreißig Jahre bettlägerig war: Er konnte nicht in dem Teich baden. ‚Willst du gesund werden? ... Stehe auf, nimmt dein Bett und gehe hin! Und alsbald ward der Mensch gesund und nahm sein Bett und ging hin',und weiter Vers 14: ‚Siehe zu, du bist gesund geworden; sündige hinfort nicht mehr, daß dir nicht etwas Ärgeres widerfahre.'

5. Durch das Vertreiben ‚unsauberer Geister.'

Nach den Lehren der modernen Psychologie gilt es nicht länger als wissenschaftlich zuläßig, an Geister oder Besessenheit durch Geister zu glauben. Es fehlt uns daher heutzutage die diesbezügliche Erfahrung. In Anbetracht der ‚unmenschlichen' Lustmorde in neuerer Zeit frage ich mich allerdings, ob wir wirklich so weise sind, wie wir annehmen.

Das Kapitel XVI des Buches ‚The Secret Science behind Miracles' (Die Geheimwissenschaft hinter den Wundern) das die Überschrift trägt: ‚Wie die Kahunas die scheußlichen Dinge der Dunkelheit bekämpften', dürfte in diesem Zusammenhang für den eifrigen Leser und Forscher sehr lohnend sein. Denn die Kahuna Methode, bei der auf den Besessenen oder Geisteskranken schockartig gleichzeitig große Mengen von Mana und heilsamen Vorstellungen übertragen wurden, dürfte in der Hand eines befähigten Heilers sehr wohl auch in der modernen Therapie von Erfolg sein.

Hierunter fallen nur fünf Wunderheilungen. Die landläufige Erklärung dafür ist, daß es durchweg Epileptiker waren.

a. Der Besessene mit den Legionen unsauberer Geister.

b. Das von einem Dämon besessene Kind.

c. Der von einem unsauberen Geist Besessene.

d. Der taube Besessene.

e. Der blinde und taube Besessene.

Von den beiden letzteren wissen wir nur, daß die Teufel ausgetrieben und die Leidenden geheilt wurden. Bei den anderen Fällen ist das Wesentliche, daß der unsaubere Geist oder die unsauberen Geister Christus sofort als Sohn Gottes erkannten – als den Heiland mit den übernatürlichen Kenntnissen und Befugnissen. Christus reagierte darauf, indem er sie zurechtwies und ihnen befahl auszufahren. In Fall a) hieß der Befehl: ‚Fahre aus, du unsauberer Geist, von dem Menschen!' (‚Legion heiße ich, denn wir sind unser viele') . . . Da fuhren die unsauberen Geister aus und fuhren in die Säue.' In Fall b): ‚Du sprachloser und tauber Geist, ich gebiete dir, daß du von ihm ausfahrest und fahrest hinfort nicht in ihn! Da schrie er und riß ihn sehr und fuhr aus. Und er ward, als wäre er tot.' Und in Fall c): ,Verstumme und fahre aus von ihm! Und der unsaubere Geist riß ihn und schrie laut und fuhr aus von ihm.'

Im Fall des von einem Dämon besessenen Kindes bedarf ein spezieller Punkt noch der besonderen Klärung. Sie erinnern sich bestimmt, daß die Jünger die Austreibung erfolglos versuchten und später Christus – nachdem er das Kind geheilt hatte – fragten, warum sie es ihm nicht gleichtun konnten. Christus aber sagte: ,Wegen eures Kleinglaubens. Wenn ihr einen Glauben habt wie ein Senfkörnlein wird euch nichts unmöglich sein.' Daraus dürfte sich ergeben, daß der Heiler unbedingten Glauben an seine Heilkraft haben muß. Sobald er daran zweifelt, versagt sie. Ich glaube, ein berühmter Ausspruch des Paracelsus läßt dies noch deutlicher werden: ,Entschlossener Vorstellungskraft ist kein Ding unmöglich.' Das bedeutet: Vermag man sich das jeweils Gewünschte klar und ohne Schwanken vorzustellen, wird es auch geschehen, da die Vorstellungskraft dadurch aktiv schöpferisch wird. Stellt man sich daher einen Kranken als normal und gesund vor, so wird er auch wieder normal und gesund werden.*

6. Durch Berühren Seiner Gewänder:

Hiermit kommen wir zu Wundern, die besonders vom radiesthetischen Standpunkt aus interessant sind, da wir bereits wissen, daß Stoffe mit Kraft geladen oder getränkt werden können und sich die Kraft in ihnen ungemindert erhält, sobald die Ladung vorgenommen wurde. Die Heilerin Mrs. Kingsley Tarpey pflegte ständig Bandagen, sowie Wolle und Seide ,aufzuladen', um sie später Patienten zu geben oder zu schicken, damit diese auch ohne Mrs. Tarpeys Anwesenheit behandelt werden konnten.

Wenn das aber bereits gewöhnliche Heiler vermögen, um

* Man vergleiche damit Dr. Hector Munros Technik, die in 'Radiesthesia' IV, Seite 41 beschrieben wird.

wieviel mehr müssen dann die Gewänder eines mit höchsten Kräften ausgestatteten Heilers, wie Christus es war, von seiner Heilkraft vollgesogen sein, so daß die folgenden Bibelstellen dadurch vollkommen erklärlich erscheinen.

‚Und alles Volk begehrte ihn anzurühren, denn es ging Kraft von ihm aus, und er heilte sie alle.'

‚Und wo er in die Märkte oder Städte oder Dörfer einging, da legten sie die Kranken auf den Markt und baten ihn, daß sie nur den Saum seines Kleides anrühren möchten; und alle, die ihn anrührten, wurden gesund.'

Ein Wunder dieser Art wurde sogar mit allen Einzelheiten aufgezeichnet, nämlich das von dem Weib, das ‚den Blutgang hatte zwölf Jahre lang'. Und der Bericht klingt durchaus wahr, denn ich selbst machte mit diesen geringeren Wundern der Heilung durch Dinge meine Erfahrungen.

7. Durch Anweisungen:

a. Zehn Aussätzige: ‚Jesu, lieber Meister, erbarme dich unser! Und ... er sprach zu ihnen: Gehet hin und zeiget euch den Priestern! Und es geschah, da sie hingingen, wurden sie rein ...' Aber nur einer – wie man sich erinnern wird– kehrte um und dankte dem Herrn.

b. Ein Blinder: ‚Geh hin zu dem Teich Siloah.' Auch hier wieder die Heilung mit Hilfe der Waschung.

8. Aus der Ferne:

a. Der gichtbrüchige Knecht des Hauptmanns. Durch den Glauben seines Herrn.

b. Die Tochter des kanaanäischen Weibes, die vom Teufel geplagt wurde.

c. Der todkranke Sohn des Königischen.

In keinem der drei Fälle kam Christus mit dem Kranken persönlich zusammen oder auch nur in seine Nähe. Er sagte lediglich: ‚Geheilt!' Diese Wunder lassen sich durch die Huna-Theorie der Telmentation (Heilung aus der Ferne durch willentlich angewandte geistige Kraft, d. Übers.) erklären – übrigens eine Methode, die auch von modernen Heilern angewendet wird.

Im Fall a) sagte Christus: ,Geh hin; dir geschehe, wie du geglaubt hast! Und sein Knecht ward gesund zu derselben Stunde.' In Fall b): ,O Weib, dein Glaube ist groß! Dir geschehe, wie du willst. Und ihre Tochter ward gesund zu derselben Stunde.' Und im Fall c): ,Gehe hin, dein Sohn lebt!... Da forschte er von ihnen (seinen Knechten) die Stunde, in welcher es besser mit ihm (seinem Sohn) geworden war. Und sie sprachen zu ihm: Gestern um die siebente Stunde verließ ihn das Fieber. Da merkte der Vater, daß es um die Stunde war, in welcher Jesus zu ihm gesagt hatte: ,Dein Sohn lebt!'

9. Durch Totenerweckung:
a. Des Jairus Töchterlein.
b. Der Sohn der Witwe.
c. Lazarus.

Mit unserem augenblicklich noch begrenzten Wissen sind diese Wunder nicht leicht zu erklären. Wir können nur sagen, daß auf Grund der Huna-Lehre der Aetherleib, der Astralleib und der Ego-Körper vorübergehend von dem physischen Körper getrennt bleiben können, solange der Akafaden den Aetherleib mit dem physischen verbindet. Solange dies der Fall ist, können die immateriellen Körper jederzeit zurückkehren. Sollte jedoch der Akafaden abgerissen sein,bedarf es einer Betätigung des Höheren Selbst, um ihn wieder anzuknüpfen – mit anderen Worten: eines Wunders. Max Freedom Long gibt dafür das Beispiel eines betrunkenen jungen Mannes, der wieder zum Leben erweckt wurde, nachdem er acht Stunden tot war. (Kap. XII seines Werkes ,The Secret Science' (Geheimwissenschaft).

Im Fall des Lazarus können wir nur die markantesten Punkte hervorheben:

1. Daß Christus zunächst sagte, die Krankheit sei nicht tödlich, worin er sich täuschte. Denn er stellte später fest, daß Lazarus wirklich tot war, wie er es auch seinen Jüngern mitteilte.

2. Selbst dann schob er die Wiedererweckung aus keinem offensichtlichen Grund noch zwei Tage lang auf.

3. Der Tod versetzte Jesu in große geistige Erregung. Denn in der Bibel heißt es: ,Jesus ... ergrimmte ... im Geist und betrübte sich selbst ... Und Jesu gingen die Augen über .. Da ergrimmte Jesu abermals in sich selbst und kam zum Grabe.'

Was dies alles bedeutet, wissen wir nicht.

4. Die tatsächlich angewendete äußere Heilmethode war einfach: ,Jesu aber hob seine Augen empor und betete ... (und darauf) rief er mit lauter Stimme: Lazarus, komm heraus!' – also eine Aufforderung.

Im Fall von Jairus Töchterlein mutmaßt man, daß sie sich in einem Trancezustand befunden habe, der nach Stanley Hall beim Eintritt der Pubertät nichts Ungewöhnliches sei. Daher sagt er: ,In der modernen Literatur finden wir gerade in diesem Entwicklungsstadium zahlreiche Fälle einer totenähnlichen Trance und Ohnmacht', wonach Christus nichts anderes tat, als sie daraus zu erwecken. Der Bibel nach war das Volk anderer Meinung, denn als Christus sagte: ,Das Kind ist nicht gestorben, sondern es schläft', verlachten sie ihn, da sie wußten, daß es tot war.'

Die angewandte Technik ist interessant:

1. Entfernung aller störenden Elemente: ,Und er trieb sie alle aus.'

2. Ein paar wenige Auserwählte – die Eltern und drei seiner Jünger (um die Heilkraft zu erhöhen?).

3. Eine Kombination von Berührung und Befehl: ,Und ergriff das Kind bei der Hand und sprach zu ihr: Mägdelein, ich sage dir, stehe auf! Und alsbald stand das Mägdelein auf und wandelte.'

4. ,Und sie entsetzten sich über die Massen.'

5. Geheimnis: ,Und er verbot ihnen hart, daß es niemand wissen sollte.' Diesen Zug trifft man auch bei den anderen Wundern an. Es muß daher ein wichtiger Anlaß dafür vorhanden gewesen sein – möglicherweise, daß der Verlauf der Heilung nicht unterbrochen werden sollte.

6. Körperliche Stärkung: ‚Er sagte, sie sollten ihr zu essen geben.'

c. Der Sohn der Witwe zu Nain: Auch wenn wir bei Jairus Töchterlein annehmen, daß sie tatsächlich tot war, so war doch seit ihrem Tod nur geringe Zeit vergangen, während der Tod bei dem Sohn der Witwe schon vor längerer Zeit eingetreten sein muß. Allerdings argumentiert man in seinem Fall, daß es sich um eine Art Starrkrampf gehandelt haben soll.

Die angewandte Heiltechnik ist sehr einfach:

1. Jesus kam und berührte den Sarg, jedoch offensichtlich nicht den Toten selbst.

2. Als die Sargträger anhielten, sagte er: ‚Jüngling, ich sage dir, stehe auf! (die Aufforderung). Und der Tote richtete sich auf und fing an zu reden.'

10. Durch Übertragung der Kraft auf seine Jünger:

‚Macht die Kranken gesund, reinigt die Aussätzigen, weckt die Toten auf, treibt die Teufel aus... Gehet aber und predigt und sprecht: Das Himmelreich ist nahe herbeigekommen.'

Ich hoffe, damit bewiesen zu haben, daß wir wenigstens etwas – mag es auch nicht viel sein – von dem Vollzug der Wunder begreifen. Ich bin fest überzeugt, daß unser Verständnis für diese Dinge gegen das Ende des Jahrhunderts noch weit größer sein wird, da wir dank der immer umfangreicheren wissenschaftlichen Erkenntnisse auf dem Gebiet des Transzendenten immer mehr davon verstehen und anwenden lernen. Es wird sich außerdem herausstellen, daß diese Heilkraft nicht nur ein Merkmal und ein Vorrecht des Göttlichen ist, sondern auch uns Sterblichen gegeben wurde – insofern wir Gottes Söhne sind, denn Christus sagte: ‚Wahrlich, ich sage euch: So ihr Glauben habt und nicht zweifelt, so werdet ihr nicht allein solches tun, sondern, so ihr werdet sagen zu diesem Berge: Hebe dich auf und wirf dich ins Meer! So wird's geschehen.'

ELFTES KAPITEL

MC DONAGHS GANZHEITSTHEORIE
DER KRANKHEIT

Während der ganzen Zeit, in der ich mich mit den obigen Problemen auseinandersetzte, habe ich die Erforschung der medizinischen Radiesthesie unentwegt weiterbetrieben und wurde immer mehr von den Möglichkeiten beeindruckt, die sie zu bieten scheint.

Im Herbst 1953 faßte ich mein gesamtes klinisches Material zu einem Bericht zusammen, den ich unter dem Titel ‚The Contribution of Radiesthesia to the New Medicine' (Der Beitrag der Radiesthesie zur Modernen Medizin) vor der Medizinischen Gesellschaft zum Studium der Radiesthesie im November des Jahres hielt. Diesem folgte im Januar 1954 ein weiterer unter dem Titel ‚Towards Radiesthethic Reliability – further Clinical Examples' (Auf dem Weg zu radiesthetischer Zuverläßigkeit – weiteres klinisches Material) in dem zusätzliches klinisches Material verarbeitet wurde.

Ich beabsichtige nicht, hier irgendwelche klinischen Einzelheiten zu bringen, sondern halte es lediglich für wichtig, ein oder zwei bedeutsame Überlegungen zu erörtern, auf denen diese klinischen Ergebnisse fußten.

Im Titel des zweiten Berichts ist bereits ein Hinweis auf die eine Überlegung – die *radiesthetische Zuverläßigkeit* – gegeben. Es war mir schon lange klar – seit dem Beginn meiner wissenschaftlichen Streifzüge – daß die medizinische Radiesthesie kaum Zukunftsaussichten hat, wenn es nicht gelingt, sich auf ihre Befunde absolut verlassen zu können. Denn sonst würde sie eher zur Landplage als zum Segen, wenn es möglich war, daß jeder Hans und Franz oder

Käthchen und Gretchen in sich die Gabe zum Pendelschwingen entdeckte und sich daraufhin für berufen hielt, Diagnosen zu stellen und alles und jedes zu behandeln. Das wäre wirklich ein ausgezeichnetes Beispiel dafür, wie man den Narren Tür und Tor öffnet. Lückenhaftes, geringes Wissen ist wirklich eine große Gefahr!

Die Wahrheit ist: je mehr man von der medizinischen Radiesthesie versteht, desto besser erkennt man die Fallgruben und außerordentlichen Schwierigkeiten, um zu einer richtigen Diagnose und Behandlung zu kommen. Ich glaube, daß man allgemein empfindet und fühlt, daß durchaus etwas an der Radiesthesie dran ist, was jedoch zugleich auch eine gewisse Skepsis herausfordert.

Angesichts der Wichtigkeit, auf dieses ganze Problem eine Antwort zu finden, habe ich viel Zeit darauf gewendet und bin auch einigermaßen damit vorangekommen. Eine teilweise Antwort gab ich bereits in Kapitel 9, wo der Mechanismus des Pendels im Lichte der Hunalehre besprochen und die Wege gezeigt wurden, wie das Untere Selbst trainiert und erzogen werden kann.

Ich fand jedoch, daß dies nicht ausreicht. Denn jeder, der sich damit beschäftigt, muß dazu kommen, daß er seine Denkweise umorientiert und den gesamten Fragenkomplex von einem gänzlich neuartigen Standpunkt aus betrachtet.

Vielleicht ist das der Grund, warum die Radiesthesie nur so langsam Fuß faßt. Denn dieses *Umdenken-Müssen* ist sehr schwierig, da sich das wissenschaftliche Denken bereits seit drei Jahrhunderten nach den philosophischen Begriffen Descartes richtet. Diese Begriffe treffen wohl für die Erforschung materieller Phänomene zu, nicht aber, wenn es um die Radiesthesie und andere vormaterielle Probleme geht.

Für den Mediziner ist dies besonders schwierig, da seine Ausbildung durchweg auf der Pathologie, der Krankheitserforschung, aufbaut. Es dürfte schon eine Binsenwahrheit sein, daß die moderne Medizin von der Pathologie ausgeht und eben ihr die Befreiung von mittelalterlichen Fesseln verdankt. Die Pathologie beschäftigt sich jedoch nur mit den groben Endergebnissen des Krankheitsprozesses und kann uns so nur wenig von den Vorgängen verraten, die sich vor der Sichtbarwerdung der ersten pathologischen Veränderungen abspielten, in welcher Sphäre wahrscheinlich die Radiesthesie schon wahrnimmt.

Der Unterschied dürfte jedoch noch tiefgehender sein, denn wie Dr. Wilhelm Reich einmal sagte, sind ‚diese uranfänglichen, prä-atomaren Probleme für die Methodik des mechanistisch materialistischen Denkens undurchdringlich. Sie können nur dann verständlich werden, wenn man sie von der funktionellen Seite her anpackt.' Wir müssen uns daher dazu bringen, ebenfalls *funktionell* zu denken. Die Ergebnisse sind, wie Reich sagt, ‚von ganz entscheidender Bedeutung für die weitere Naturerforschung, besonders für die Ergründung der lebenden Natur, sowie der allgemeinen Naturvorgänge und das grundlegende Verständnis der unbelebten Natur.'

Ich kann hier kaum mehr tun als auf diese tiefgründigen Probleme hinzuweisen. Wer Näheres darüber erfahren möchte, muß sich mit Dr. Reichs Aufsatz über ‚Orgonomic Functionalism' (Orgonomischer Funktionalismus) in seinem ‚Energy Bulletin' beschäftigen.* Der spezielle Bezug auf unsere momentane Erörterung besteht darin, daß McDonaghs ‚Ganzheitstheorie der Krankheit' durch die Idee des Funktionalismus untermauert wird und – um nochmals Reich zu zitieren – uns dadurch ‚ein neues Kriterion für die Beurteilung biologischer Gesundheit und Krankheit an die Hand gegeben wird. Die unverletzte Totalität organismischer Funktionen, sowohl in somatischer wie auch in psychischer Hinsicht, machen die Gesundheit oder den Normalzustand in bio-energetischem Sinne aus. Jede Verletzung dieser Totalität oder Ganzheit – sei es im somatischen oder auch im psychischen Bereich – wird zum

---

* vol. II Nr. 1, 2 und 3; vol. IV Nr. 1 und 4

Ausgangspunkt für eine mehr oder minder schlimme Erkrankung.'

Nach der radiesthetischen Terminologie würde dies bedeuten, daß man Gesundheit und Krankheit nur nach den jeweiligen *Energie-Grundformen* definieren kann. Ein ausgeglichenes, harmonisches Verhalten der Energieformen bewirkt Gesundheit, dagegen führt eine auch noch so leichte Disharmonie oder Erschütterung der Ausgeglichenheit zur angeschlagenen oder Teil-Gesundheit, während grobe oder chronische Disharmonie Krankheit bedeutet.

Leider haben die meisten Radiesthetiker nicht begriffen, wie notwendig es ist, ihr Denken umzustellen. Die Mehrzahl von ihnen denkt immer noch in denselben alten Bahnen, vor allem aber nach den Gesetzen der Pathologie anstatt des Funktionalismus, indem sie von der Krankheit anstatt von der Gesundheit ausgehen und von der Materie anstatt der Energie. Ihre Diagnosen sind daher im großen und ganzen nur eine verfeinerte und genauere Feststellung pathologischer Veränderungen des Körpers, während wir keine vitalen Auskünfte erhalten, um die es uns letztlich geht, und die uns die Radiesthesie durchaus geben könnte.

Nachdem wir auf die grundlegend neue Weise des Denkens eingingen, sollte es uns gelingen, neue Gebiete zu erforschen und außerdem eine neue und moderne Form der ganzheitlichen Philosophie der Medizin zu erarbeiten. Denn durch sie würde es möglich sein, Ordnung und Vereinfachung in die immer kompliziertere, differenziertere und spezialisiertere medizinische Wissenschaft zu bringen, die, ohne die Aufstellung einer neuen medizinischen Theorie nach Art Newtons, bereits droht, uns durch die Fülle der unzusammenhängenden Einzeldaten vollständig zu überwältigen.

Ich möchte anregen, in McDonaghs ,Ganzheitstheorie der Krankheit' diese allumfassenden Theorie zu erblicken, auf die die Medizin schon so lange gewartet hat, und auf die sie anscheinend noch länger zu warten bereit ist. Obwohl McDonagh in verschiedenen Zeitabständen Berichte über die ‚Natur der Krankheit' veröffentlichte, scheint die Bedeutung seiner grundlegenden Leitsätze – genau wie die von Dr. Reich – von der Ärzteschaft völlig übersehen oder ignoriert worden zu sein.

Er selbst hat seine Theorie samt ihren Folgerungen und Ergebnissen in einer Reihe von Veröffentlichungen dargelegt, wie vor allem in der Reihe ‚*Die Natur der Krankheit*', die 1924 und 1959 im Verlag Heinemann erschien. Die Schwierigkeit für die meisten Leser besteht allerdings darin, daß er eine solche Fülle von Tatsachen bringt, die sich über ein derartig umfangreiches wissenschaftliches Gebiet erstrecken, daß es oft schwerfällt, den Wald vor lauter Bäumen zu erkennen. Ich glaube, McDonagh empfand dies selbst, indem er eine Zusammenfassung seiner Theorie brachte und zwar in dem Anfangskapitel von ‚A Further Study in the Nature of Disease' (Eine weitere Untersuchung über die Natur der Krankheit) wie auch in dem letzten Kapitel seines Werks ‚*A Final Study of the Nature of Disease*' (Abschließende Untersuchung der Natur der Krankheit) das die Überschrift ‚Evolution of the Protein in the Blood' trägt (Die Entwicklung des Eiweißes im Blut).

Hier einen Gesamtüberblick darüber geben zu wollen, ist ein zweischneidiges Schwert. Denn die Gefahr der zu großen Vereinfachung und Verzerrung ist offensichtlich. Trotzdem halte ich es angesichts der Bedeutung dieser Theorie und ihrer vielen Folgerungen für angebracht, diesen Versuch dennoch zu wagen.

McDonagh fordert eine uranfängliche ‚Aktivität'*, aus der die Materie in einer Entwicklungsspirale entstand. Diese Materie ist durch Pulsieren und dreierlei Grundfunktionen – Speichern, Strahlung und Anziehung – gekennzeichnet.

---

* Seine 'Aktivität ist m. E. nur ein anderer Name für die Vis Medicatrix Naturae, die uranfängliche, vor-materielle Energie, über die ich schon in Kapitel 4 unter den verschiedensten Bezeichnungen sprach.

Der Zyklus beginnt mit den subatomaren Partikeln, von denen das Proton und das Neutron die typischsten sind.

In dem zweiten Zyklus finden wir die atomaren Elemente – 92 im ganzen. Davon sind sechsundsiebzig Metalle, die überwiegend die Funktion der Strahlung aufweisen; zehn sind Nicht-Metalle, die die Eigenschaft der Anziehung besitzen und sechs sind inaktive Gase, die die Möglichkeit der Speicherung haben. Außer sechs Spurenelementen sind nur vierzehn für den zukünftigen Entwicklungsprozeß erforderlich.

Der dritte Zyklus umfaßt die kristallinischen Produkte, unter denen der Kohlenstoff mit seinen Verbindungen von einzigartiger Bedeutung ist, da rings um den Kohlenstoff herum die organische Welt entstand. Diese drei Zyklen bilden die präkolloidale Hälfte der Spirale.

Darauf folgt der vierte Zyklus, in dem wir die Kolloide finden, zu denen das Protein gehört. Das Kennzeichen des kolloidalen Zustands ist, um McDonagh zu zitieren, ‚das Vermögen, alle drei Funktionen gleichzeitig auszuüben, während ein kristallinisches Produkt, ein Molekül oder ein Element, nur eine zu einer Zeit betätigen kann.'

Dies führt dann zu dem fünften Zyklus, in dem das Kolloid – das Protein – sich in dem verschiedenen Aufbau der Pflanzenwelt differenziert, was nunmehr den Beginn der gegenseitigen Abhängigkeit voneinander zeigt oder mit McDonaghs eigenen Worten: ‚«Leben» und «Voneinander-Abhängig-Sein» sind sich deckende Bezeichnungen. Für beide ist das harmonische Zusammenarbeiten der drei Funktionen des Proteins als absolute Einheit charakteristisch.'

Beim letzten und sechsten Zyklus – der Tierwelt mit dem Menschen als Endprodukt – wird das Protein zum Ausgangsprodukt der Gewebe und Organe, wobei sich vollständige Abhängigkeit voneinander zeigt.

Auch hier möchte ich wieder McDonagh zitieren: ‚In der Pflanzen- und Tierwelt entsprechen Gesundheit und Krankheit dem Fortschritt und Rückschritt der atomaren, kristallinischen und kolloiden Produkte. Diese beiden

Wandlungen sind in der Tat zwei der grundlegendsten, zu denen jedes Produkt fähig ist, da die ‚Aktiviät' ihre pulsierenden Kreise in ihnen beschreibt. Was die ‚Aktivität' diese pulsierenden Kreise beschreiben läßt, ist eine ihrer Seins-Formen, die ich mit dem Ausdruck ‚Klima' bezeichnen möchte (worunter McDonagh offensichtlich die ‚Aktivität' hauptsächlich in der Form variierender, hoher Energieausstrahlungen versteht). Diese Form der Aktivität durchdringt beständig jedes Produkt bis zu den verschiedenen Tiefen und setzt dadurch ‚Aktivität' frei.'

‚Die Folge davon ist, daß die Produkte pulsieren und sich abwechselnd ausdehnen und zusammenziehen und dabei die drei Funktionen der Aktivität in nachstehender Reihenfolge zeigen: Strahlung, Anziehung und Speicherung. Das Verhalten eines jeden Produktes kann nicht nur auf die Betätigung dieser drei Funktionen reduziert werden, sondern jedes Produkt läßt sich auch in seinen Strahlungs-, Anziehungs- und Speicherungsteil aufspalten, wobei es gleich ist, ob es sich um ein Wasserstoffatom oder den Menschen handelt – oder mit anderen Worten: um das zuerst oder das zuletzt Geschaffene.' (‚An Up-to-date Correlative View of the Nature of Disease, S. 2).

Das Protein bildet keine Ausnahme; es pulsiert rhythmisch, da die ‚Aktivität' einen doppelten Zyklus durch jeden seiner drei Teile beschreibt.*

Solange alle drei Funktionen normal und rhythmisch verlaufen, haben wir es mit dem Zustand der Gesundheit zu tun. Sobald jedoch eine ausfällt, tritt der Zustand der Krankheit ein. In diesem Sinn gibt es nur eine einzige Krankheit*, da die üblichen Krankheiten lediglich verschiedene Formen und Arten der Disharmonie und Abweichung des Proteins sind, und man keine heilen kann, wenn zuvor nicht das Gleichgewicht wieder hergestellt wurde.

---

* Vergleiche damit das fundamentale Pulsieren der Reichschen Kosmischen Orgon Energie.
* Vergleiche Paracelsus, siehe Seite 31

Obwohl es nach McDonagh nur eine einzige Krankheit gibt, ist sie dennoch ,in verschiedene Erscheinungsformen unterteilbar – die drei Stadien: akut, subakut und chronisch; außerdem in die beiden krankhaften Zustände: Entzündungen und Krebs.' (,A Further Study in the Nature of Disease'. Weitere Untersuchungen über die Natur der Krankheit, S. 1).

Die auftretenden Symptome wie auch der betroffene Körperteil geben einen Hinweis, welcher von den drei Teilen des Blut-Proteins speziell in Disharmonie geraten ist.

Denn aus dem Speicher-Funktionsteil (Mesoblast) entstanden die Ovarien und das Muskel-Knochen-System; die Hoden und das Herzgefäßsystem; die Nebennierenrindendrüse und das Urogenital-System.

Aus dem Strahlungs-Funktionsteil (Hypoblast) entstanden die Nebenschilddrüse und das Blut; die Brustdrüse und das Atmungssystem; die Langerhansschen Inseln mit dem Pfortadersystem, sowie die Schilddrüse.

Aus dem Anziehungs-Funktionsteil (Epiblast) entstanden das Nebennierenmark mit Haut und Augen; der Hypophysen Hinterlappen und das Nervensystem, sowie die Hirnanhangdrüse und die Zirbeldrüse.

Abweichungen oder Disharmonien können in allen drei Funktionsteilen aus den verschiedensten Gründen vorkommen und sich dann in dem dementsprechenden Gewebe oder Organ als Krankheit manifestieren.

Die Hauptabweichung besteht in einer Überausdehnung oder zu großen Zusammenziehung des Proteins insgesamt oder in einem seiner Teile. ,Bei dem Vorgang der Überausdehnung', sagt McDonagh, ,wird weitere ,Aktivität' zusammen mit den verschiedenen Bestandteilen des Proteins freigemacht. Falls die freigewordene ,Aktivität' ionisiert, entsteht Fieber. Bei dem Vorgang der zu großen Zusammenziehung geht dem Protein durch sukzessive Strahlung viel ,Aktivität' verloren. Zu große Zusammenziehung führt außerdem dazu, daß das gerinnende Eiweißgewebe verkürzt wird; durch die Lostrennung der zu stark zusammengezogenen Teile von dem Verbindungsstück zwischen den aufspeichernden und den ausstrahlenden Teilen (der ersten Brücke) entstehen sogenannte Viruse, die demnach ein Erzeugnis der Krankheit sind und nicht die Ursache für ihr Zutagetreten.' (‚A Further Study in the Nature of Disease', S. 3). Eine Feststellung von allergrößter Bedeutsamkeit!

Lassen Sie mich dies noch einmal in McDonaghs eigenen Worten zusammenfassen: ‚Man kann feststellen: 1. daß es nur eine einzige Krankheit gibt; 2. daß die Krankheit grundsätzlich in Pflanze, Tier und Mensch die gleiche ist; 3. daß es mehrere Erscheinungsformen der Krankheit gibt; 4. daß diese Erscheinungsformen der Krankheit bei Tier und Mensch durch den Schaden verursacht werden, den das Protein im Blute erlitt; 5. daß sich die Erscheinungsformen in denjenigen Geweben und Organen zeigen, die einst aus den verletzten Funktionsteilen des Proteins hervorgingen und 6. daß die für den Schaden verantwortlichen Faktoren folgende sind: a) das sogenannte ‚Klima'; b) die fehlerhafte Nahrung; c) pathogene Aktivität der Entwicklungsformen der Kolibakterien, die sich im Darmtrakt aufhalten* und d) die unnatürlichen Umstände, unter denen die Haustiere gezwungenermaßen leben... genau wie die Maßnahmen, mit denen man erreichen will, daß man von den Haustieren mehr Nutzen hat, als die Natur es vorsah.' (‚Third Annual Report, Nature of Disease Institute', 3.

* Die Kolibakterien sind sowohl für die innere Infektion verantwortlich, wie auch für die Entwicklung pathologischer Formen. Sie vermögen auch außerhalb des Körpers zu leben und von außen her zum Anlaß von Infektionen zu werden — echte Infektionen. Man sollte jedoch beachten, daß die geeignete homöopathische Behandlung sie nicht eliminiert, sondern zunächst Mutationen erzeugt, die dann später wieder ihre ursprüngliche Form annehmen, also wieder echte Kolibazillen werden (von denen McDonagh behauptet, daß sie die gemeinsame Elterngeneration darstellen) bis sie schließlich ganz verschwinden.

Jahresbericht des Inst. f. d. Erforschung der Natur der Krankheit, S. 39).

Weitaus der wichtigste dieser Faktoren ist die *Qualität* der Nahrung, von der Pflanze, Tier und Mensch existieren müssen, denn minderwertige Nahrung neigt dazu, die ‚Aktivität' zu steigern, die das ‚Klima' aus dem Protein, in dem sie gespeichert ist, freisetzt... Die Nahrung, von der sich die Pflanzen ernähren, wird durch den Boden geliefert, ihre Qualität hängt von der Menge und der Qualität des im Boden in Form von Bakterien, Pilzen und Protozoen vorhandenen Lebens ab, dem sogenannten ‚Herzen'. (Third Annual Report, Nature of Disease Institute, S. 35).

Wenn die Qualität der Nahrung längere Zeit unterhalb des Normalwertes liegt, wie es momentan der Fall ist, wird das Protein energiemäßig minderwertiger und der heutzutage so weitverbreitete Circulus vitiosus der Krankheit zur Alltäglichkeit. Er läßt sich auf der körperlichen Ebene nur dann überwinden, wenn man durch eine richtige innere Einstellung, Planung und Aktion Boden, Pflanze, Tier und Mensch wieder zu hochwertigem Protein verhilft.

Ein derartig kurzgefaßter Überblick wird McDonaghs allgemeiner Theorie keineswegs gerecht, dennoch hoffe ich, wenigstens seinen Zentralgedanken zum Ausdruck gebracht zu haben.

Es gab jemand, der sofort die tiefe Bedeutung dieser Theorie erkannte, und der auf Grund ihres offensichtlichen Wertes ausprobierte, ob sie sich auch in der Praxis bewährte, und ob man auf ihr eine Therapie aufbauen könnte, die sich mit der Krankheit in dieser grundlegenden Weise auseinandersetzte. Es handelt sich um Dr. George *Laurence*.

Er war dafür bestens qualifiziert, da er in seinem Leben als Chirurg und als praktischer Arzt viele und reiche Erfahrungen gesammelt hatte. Er war stets darum bemüht gewesen, der Krankheit medizinisch auf den Grund zu gehen. Er fand jedoch erst in der Radiesthesie das, was er suchte, und wurde schließlich ein geschickter Radiesthetiker und eine Autorität auf dem Gebiet des medizinischen Pendelns.

Er stelle fest, daß man mit einer speziellen, jedoch im wesentlichen einfacheren radiesthetischen Technik die Abweichungen und Disharmonien des Proteins entdecken konnte und dadurch zur Diagnose der Krankheit, d. h. der Abweichung von der Gesundheit, kam – und zwar von einem fundamentalen Standpunkt aus, nämlich dem des Ur-Proteins in seinem Energie-Aspekt.

Vielleicht noch wichtiger war die Feststellung, daß er so auch die genauen Heilmittel (hauptsächlich homöopatische) bestimmen konnte, die die Disharmonien wieder ausglichen und dadurch das Protein wieder zu dem Normalzustand des rhythmischen Pulsierens brachten.

Dr. Laurence veröffentlichte einen kurzen Bericht über seine grundlegenden Entdeckungen in ,Radiesthesia' IV (1952) in einem Artikel mit der Überschrift: ,The Unitary Conception of Disease in relation to Radiesthesia and Homoeopathy' (Die ganzheitliche Auffassung der Krankkeit in bezug auf die Radiesthesie und Homöopathie).

Ich genieße den Vorzug, seit mehreren Jahren mit Dr. Laurence zusammenzuarbeiten und mit ihm gemeinsam diesen neuen, faszinierenden Standpunkt der medizinischen Wissenschaft zu erforschen.

Daher bin ich fest davon überzeugt, daß wir durch die Kombination der McDonaghschen Theorie mit der von Dr. Laurence entwickelten radiesthetischen Technik ein einzigartiges Instrument für eine grundlegende Diagnose besitzen. Und was noch wichtiger ist: Wir können damit chronische Leiden kurieren, die bisher jeder Form von Therapie widerstanden.

Für jeden, der auf dem Gebiet der Radiesthesie arbeitet, ist der Gegensatz zu den Anschauungen der modernen orthodoxen ,wissenschaftlichen' Medizin zumindesten überraschend.

Trotz der eindrucksvollen orthodoxen medizinischen Forschungsarbeit und den neuen ,Wunder-Heilmitteln' vermag man chronischen Leiden kaum beizukommen und schon gar nicht, sie etwa von Anfang an zu verhindern. Der Grund dafür ist klar: Nur selten wird eine zutreffende Diagnose in dem Sinne gestellt, daß wirklich die grundlegende Ursache berücksichtigt wird. Wenn man jedoch nicht die grundlegende Ursache kennt, muß sich die Behandlung im großen und ganzen notwendigerweise mit rein empirischem Ausprobieren begnügen.

Die moderne orthodoxe Medizin hat sich somit zum großen Teil darauf beschränkt, dem Leiden einen Namen zu geben und demgemäß lediglich die Anzeichen und Symptome zu behandeln. Dies ist jedoch weder intelligent noch wissenschaftlich und schon gar nicht ein Anlaß zur Selbstzufriedenheit und am allerwenigsten ein Grund, eine Theorie wie die von McDonagh, die zur Entdeckung der Wahrheit führen könnte, unbeachtet zu lassen.

In den letzten sechs Jahren haben Dr. Laurence und ich viel dazugelernt. Je tiefer wir in die Materie eindringen, desto aussichtsreicher ist es. Unter anderem gelangten wir zu neuer Einsicht und Verständnis der Hahnemannschen Ansteckungstheorie bei chronischen Krankheiten (die m. E. niemals richtig verstanden wurde, seitdem Hahnemann sie zum ersten Mal vor hundertundfünfzig Jahren propagierte) sowie zu einer modernen homöopathischen Therapie dieser chronischen Krankheiten, wie man sie zu Hahnemanns Zeiten noch nicht aufstellen konnte, da damals dafür noch die Grundkenntnisse fehlten.

Eine Erörterung und Beschreibung dieser Dinge würde über den Rahmen dieses Buches hinausgehen und soll an anderer Stelle erfolgen. Ich möchte hier nur hinzufügen, daß ich sehr glücklich bin, darin endlich (um mich selbst zu zitieren:) ‚eine exaktere und sinnreichere Methode entdeckt zu haben zur Feststellung, was los ist, sowie zur rechtzeitigen Verordnung der dementsprechenden Heilmittel'. Beides bereitete mir in meinen Anfängertagen sehr viel Kopfzerbrechen.

Lassen Sie mich dieses Kapitel mit einer Feststellung von Dr. Laurence schließen, in der es heißt: ‚Was mich anbelangt, so ist für mich McDonaghs Theorie durch die Radiesthesie bewiesen worden, während ich andererseits dank seiner Theorie die Radiesthesie viel systematischer und wirksamer anzuwenden lernte.'

ZWÖLFTES KAPITEL

AUF DER SUCHE NACH DEN GRUNDFORMEN DER GESUNDHEIT

1954 wurden meine Forschungen in eine neue und uner-
wartete Richtung gedrängt, da ich in diesem Jahr in der
Person von Mr. W. O. *Wood* einen sehr beachtenswerten
Menschen kennen lernte. Ich machte seine Bekanntschaft
durch den verstorbenen Dr. Winter Gonin (einem bekannten Forscher auf diesen Gebieten der Medizin) der mir erzählte, daß sich Mr. Wood sehr für die Radiesthesie und die
damit zusammenhängenden Probleme interessierte. Das
überraschte mich um so mehr, da er sich zur Zeit unserer
Bekanntschaft mit sehr umfangreichen, gewagten Über-
seegeschäften abgab, während er in früheren Jahren in der
Britischen Polizei in Indien Karriere gemacht hatte und später, im Zweiten Weltkrieg, dem Britischen Geheimdienst in
Mittel-Ost angehörte. All dies schien mir kaum etwas mit
medizinischem Pendeln zu tun zu haben.

Trotzdem fand ich, daß er tatsächlich auf dem gesamten
Gebiet außerordentlich beschlagen war und alle führenden
Leute dieser Richtung kannte und seit 1951 intensiv die
gesamten diesbezüglichen Gesichtspunkte studierte.

Damals, im Jahre 1954, diskutierte man eifrig über eine
automatische radiesthetische Anzeigevorrichtung und suchte angestrengt etwas derartiges zu finden, denn man sah in
der Unzuverläßigkeit des menschlichen Individuums als
Pendler und Rutengänger einen der schwachen Punkte der
Radiesthesie. Persönlich betrachtete ich die Konstruktion
eines solchen Apparates mit einer gewissen Skepsis, da gerade der Mensch in der Radiesthesie eine hervorragende

Rolle spielt. Ihn ausschalten zu wollen, kam mir vor, als ob man Hamlet ohne den Prinzen von Dänemark spielen wollte.

Wie man sich erinnern wird, war dieses gleiche Problem anfänglich auch für Dr. Abrams sehr wichtig, bis er fand, daß keinerlei Apparatur den radiesthetisch begabten Menschen ersetzen könne.

Mr. Wood machte sich mit der üblichen Gründlichkeit und Begeisterung an die Lösung dieser Frage. Er versprach sich von einer speziellen Registriervorrichtung besonders viel, litt aber trotzdem damit im Endresultat Schiffbruch und konnte ebenfalls keine automatische radiesthetische Anzeigevorrichtung finden.

Die Suche danach brachte jedoch auch etwas Positives zutage. Denn sie diente dazu, die Natur des fraglichen Problems klarer herauszuarbeiten.

Zunächst fiel uns die eigenartige Tatsache auf, daß die Radiesthesie in den letzten dreißig Jahren in technischer Hinsicht, ebenso wie in den Anwendungsmöglichkeiten und den Ergebnissen keine großen Fortschritte gemacht hatte, obwohl man zur gleichen Zeit auf fast allen anderen wissenschaftlichen Gebieten bedeutend vorangekommen war. Mr. Wood wies 1955 bei seinem Vortrag in der B. S. D. (Brit. Ges. der Pendler und Rutengänger) ausdrücklich darauf hin und sagte:

‚Für den Beobachter bietet die Radiesthesie einen Anblick merkwürdiger Gegensätze – während man in den allgemeinen wissenschaftlichen Erkenntnissen und Leistungen stürmisch vorankam, fehlen in Großbritannien auf radiesthetischem Gebiet alle nennenswerten Impulse. Denn es dürfte nur wenig geben, was über den Stand des Kongresses für Radionik und Radiesthesie im Jahre 1950 hinausgeht (der selbst schon sehr unergiebig war, wenn man von dem strittigen Gebiet der Radionik absieht). Die Pendler und Rutengänger scheinen zum großen Teil von dem ererbten Kapital zu zehren und ihm nur wenig hinzugefügt zu haben. Ein Anlaß mehr zum Nachdenken, da die Öffentlichkeit all-

mählich die Möglichkeiten der radiesthetischen Fähigkeiten
zu begreifen beginnt.'

Welches war denn der Grund für diese merkwürdige
Stagnation? Woods Antwort hieß: Wahrscheinlich haben
wir uns der Radiesthesie von einem zu einseitigen Gesichtspunkt aus genähert.

War es tatsächlich richtig, die Radiesthesie nur als rein
physikalisches Phänomen anzusehen, das sich mit den Ausdrücken der modernen Physik erklären ließ? Mr. J. Cecil
Maby, der dem Studium dieses gesamten Fragenkomplexes
sein Leben widmete, läßt auf Grund seiner Forschungen*
keinen Zweifel darüber aufkommen, daß die Radiesthesie
eine ausgesprochen physikalische Erscheinung ist, die von
den der Wissenschaft bekannten Kräften beherrscht wird.
Aber war das alles?

Auf keinem Gebiet trifft die Feststellung mehr zu als bei
der Radiesthesie, daß jeder Fortschritt von den eigenen
grundlegenden Überzeugungen abhängig ist. Glaubt man,
daß die Radiesthesie ganz und gar oder zumindesten in der
Hauptsache mit den Ausdrücken der modernen Physik zu
erklären ist, wird einem zweifellos das weit umfangreichere
Gebiet verschlossen bleiben, das sich nicht mit den Ausdrücken einer rein materialistischen Wissenschaft erfassen
und erklären läßt. Columbus glaubte trotz aller Weisheit und
autoritären Kenntnisse des von Königin Isabella zusam-
mengerufenen Staatsrates an das Vorhandensein von Land
jenseits des westlichen Ozeans, obwohl man ihm schlüssig
bewies, daß seine Vorstellungen unsinnig seien. So stach er
trotzdem in See und bewies ihnen, daß sie unrecht hatten.
Ebenso kann jeder Radiesthetiker, der die engen Grenzen
der psysikalischen Radiesthesie durchbricht, beweisen, daß
die Radiesthesie bei der augenblicklichen Einstellung der

---

* Man vergleiche seine beiden Aufsätze 'Instrumental Recording of Radionic Fields' (Instrumentale Aufzeichnung radionischer Felder) und ‚Psychological Aspects of Dowsing' (Psychologische Gesichtspunkte des Pendelns und Rutengehens).

Wissenschaft nicht völlig befriedigend durch sie erklärt werden kann.

Signore *Pereti,* ein großer Praktiker und Deuter der Radiesthesie, wurde einmal gefragt: ‚Wie würden Sie erklären, was Radiesthesie ist, und wo ihre Grenzen zu finden sind?' Seine Antwort lautete: ‚Die Radiesthesie steht in bezug auf ihre Erkenntnisse und ihre Betätigung außerhalb des Gesichtskreises der überlieferten physiologischen fünf Sinne; sie ist praktisch unbegrenzt, wenn man von der persönlichen Unzulänglichkeit des sie jeweils Ausübenden absieht.'

Mr. Wood ließ keinen Zweifel darüber, daß unsere Ideen und Auffassungen in höchst vitaler und grundlegender Weise eines Umdenkens und einer Erweiterung des Gesichtskreises bedurften, falls wir je das Geheimnis der Radiesthesie lösen wollten. Der physikalische und materialistische Standpunkt ist keineswegs ausreichend. Wir wir gesehen haben, hat er zwar bis zu einem gewissen Grad Gültigkeit, aber jenseits davon liegt noch ein weiteres Gebiet, das zugleich wissenschaftlicher und religiöser Art ist und nur im Lichte der Geisteswissenschaften verstanden werden kann, um einen Ausdruck Rudolf Steiners zu gebrauchen. Dieser Ausdruck gibt genau das wieder, was für ein wahres Verstehen des Weltalls notwendig ist, und was von Herrn Pastor J. A. *Murray* mit zwingender Beweiskraft in folgendem Zitat zum Ausdruck kommt. (Aus seinem Aufsatz ‚Science and Religion Open a New Chapter in the Evolution of Man', Wissenschaft und Religion schlagen ein neues Kapitel in der Entwicklung des Menschen auf).

Nachdem er den Schlag erwähnt hat, den die Wissenschaft durch die verschiedenen nuklearen Entdeckungen hinsichtlich ihrer Grundauffassungen hinnehmen mußte, fährt er fort: ‚Aus dem Strudel der Veränderungen, der noch nicht zum Stillstand kam, tauchten viele Dinge auf. Die Wissenschaft mußte demzufolge ihr Wissengebäude von Grund auf neu errichten, und die Wissenschaftler lernten fürwahr bei der Aufstellung von Gesetzen sehr vorsichtig zu sein. Seitdem sie ständig auf dem Pulverfaß saßen, wurden sie hinsichtlich gewisser Erfahrungsbereiche, die sie früher einfach ignorierten, viel aufgeschlossener. Sie wissen jetzt, daß die Wirklichkeit viel weiter reicht, als die bisher gesammelten Tatsachen es wahr haben wollen. Ein Zweig der Wissenschaft – und das ist für unser momentanes Ziel sehr erheblich – der mit den neuen, in der Materie vorhandenen Kräften experimentiert und sich mit gewissen Strahlungsenergien beschäftigt, die sich in einer neuen, von Zeit und Raum unabhängigen Dimension zu betätigen scheinen, kam zu einer Heilmethode, die in ihren Voraussetzungen so revolutionär ist, daß sie alle herkömmlichen medizinischen Auffassungen über den Haufen zu werfen droht. Außerdem handelt es sich bei der Beherrschung der Schwingungen und Strahlungen um nahezu Immaterielles, so daß sie bereits an die Tore der übersinnlichen Welt pocht. Selbstverständlich meine ich die Radiesthesie, die mir mit der Anwendung rein menschlichen Mittel am ehesten einen *Ausblick auf die Ewigkeit* zu gewähren scheint. In Verbindung mit der neuen Einstellung zu der Materie, die ich bereits erwähnte, weist die Radiesthesie am klarsten die Tatsache nach, daß es keine unerschütterlich festen Grenzen zwischen Materie und Geist gibt. Die künstliche Trennung, die bis vor kurzem auf Grund des jahrhundertelangen materialistischen Denkens bestand, ist niedergerissen worden. An ihrer Stelle beginnt sich, noch halb verschleiert, eine Stetigkeit der Schwingung und Strahlung abzuzeichnen, die sich ungebrochen vom Kern der sogenannten ,toten' Materie geradewegs über die Oktaven der Ausstrahlungen von Fleisch und Blut, sowie die immateriellen Geistesprozesse zu den Regionen jenseits des menschlichen Spektrums fortsetzen, in denen Kräfte anderer Ausmasse sichtbar zu werden beginnen. Es ist deshalb sehr leicht möglich, daß gerade hier die langwierigen Kämpfe zwischen der Wissenschaft und der Religion endlich zum Stillstand kommen, und daß die Strahlungen, die durch den menschlichen Intellekt entdeckt und rekonstruiert wurden, sich mit denjenigen, die nur dem Geist wahrnehmbar sind, vereinigen und vermischen. Wir werden dadurch etwas von der Einheit der Schöpfung entdecken, einer Einheit, die im Wesen ihres Schöpfers begründet ist und sich daher auch in seinen Werken widerspiegeln muß. Anscheinend präsentiert sich uns hier wiederum das merkwürdige Muster der aufsteigenden Spirale, die geradewegs vom Innern des Steins zum Zentrum der Unsterblichkeit führt.'

Alles sehr schön und wahr gesagt! Aber was bedeutet es für die tatsächliche, praktische Arbeit der Radiesthesie?

Um dies herauszufinden, bildeten Mr. Wood und ich eine kleine Studien- und Forschungsgemeinschaft. Die Anzahl der Mitglieder schwankte im Verlaufe ihres Bestehens. Den Stamm bildeten wir vier: Mr. *Wood*, Maj. C. L. *Cooper-Hunt* (ein ehemaliger Pastor), seine Frau, eine begabte Rutengängerin und Pendlerin, und ich selbst. Später wurde Mr. Cooper-Hunt mit seiner Frau durch Maj. Blythe *Praeger* und meine eigene Frau, eine geborene Radiesthetikerin, abgelöst. Unsere Arbeit schuldet diesen beiden ausgezeichneten und zuverläßigen Radiesthetikerinnen großen Dank.

Um zu einer Erklärung der Tatsachen zu kommen, gingen wir von der Annahme aus, daß sich der Rutengänger oder Radiesthetiker auf verschiedenen Ebenen betätigt.

Die unterste Ebene, die physikalische, ist bereits ausgiebig von vielen erforscht worden, wobei ihre Forschungsergebnisse diejenigen der Radiesthesie bestätigten. Der menschliche Rutengänger ist auf dieser Ebene ein sehr feinfühliges Instrument, das die ‚Strahlungen' verschiedener Substanzen auffängt und aufzeichnet, vor allem die von Wasser, Öl und Mineralien. Der physikalische Rutengänger ist tatsächlich mit seinen zwölf Sinnen* als Abstimmvorrichtung eine Art tönendes Rundfunkgerät. Es muß jedoch zugegeben

---

* Nach Rudolf Steiner haben wir nicht nur die fünf überlieferten Sinne, sondern noch sieben weitere, 12 Sinne in Gruppen zu je drei eingeteilt: Ichsinn, Gleichgewichtssinn, Gedankensinn; Gesichtssinn, Lebenssinn, Wärmesinn; Tastsinn, Bewegungssinn, Gehörsinn; Geruchssinn, Sprachsinn und Geschmackssinn.

werden, daß der Rutengänger auf dieser Ebene – falls es sich um die Reaktion auf physikalische Strahlungen handelt – durch die Erfindung mechanischer Instrumente übertroffen werden kann. Sie können sogar noch exakter sein als er, ohne den Nachteil des subjektiv gefühlsmäßigen Faktors, das hat sich bereits bewahrheitet.

Erst auf der nächsten Ebene benutzt der Rutengänger seine Sinne und auch seine besonderen Gaben. Insofern ist sein Aktionsradius erweitert und wird nicht durch die Orientierung in dem elektro-magnetischen Feld der Erde begrenzt, wie beispielsweise bei dem sehr bekannten Phänomen des Pendelns über eine Landkarte. Man könnte dies eventuell exakter mit ‚*Divinieren*‛ anstatt mit Rutengängerei bezeichnen (worauf ich bereits hinwies). Diese psychische Rutengängerei ist jedoch im Grunde noch das Gleiche wie das physikalische Rutengehen. Denn alles, was geschah, war, daß der Rutengänger andere Seiten seiner Begabung spielen ließ, um diese Art von Schwingungen zu erfassen, benutzte er für seine Aufzeichnungen sein Nervensystem anstatt die Drüsen, wie beim physikalischen Rutengehen.

Ist ein Rutengänger auf dieser Stufe voll einsatzfähig, so kann man seine radiesthetische Begabung nutzen, um durch die bekannte Frage, Antwort-Technik (F und A) zu bestimmten Erkenntnissen zu kommen. Wenn man sich dieser durchaus zuläßigen Methode bedient, muß man jedoch notwendigerweise die folgenden Bedingungen beachten:

1. Jeder Teilnehmer muß es mit seinem Wunsch nach Wahrheit ehrlich meinen. Es darf bei der Erforschung kein anderes Motiv mitspielen.

2. Das Ganze muß sich bei vollem Bewußtsein und Wachsinn abspielen. Ein Trancezustand oder ein mediales Verhalten im landläufigen Sinn oder auch jegliche Art von Spiritismus ist unzuläßig.

3. Alle sollten soweit wie möglich – vor allem aber der Fragesteller – reelle Kenntnisse besitzen und ein geistiges Verständnis für das haben, wofür die Erleuchtung und Bestätigung gesucht wird.

4. Es ist wünschenswert, daß die Probleme zunächst mit den übrigen Mitarbeitern besprochen werden, und man erst einmal versucht, nach Möglichkeit auf dem gewöhnlichen Denkweg zu einer Antwort zu kommen. F und A sollte man nur dann anwenden, wenn man auch bei scharfem Nachdenken keine Lösung findet.

5. In letzterem Falle sollte man sich im voraus sorgfältig Gedanken über die Art und den Rahmen der gewünschten Informationen machen und dann erst die diesbezüglichen Fragen stellen.

6. Die Fragen müssen klar und bestimmt sein. Zweideutige, unklare und verworrene Fragen sind zu verwerfen, genauso wie das vom-Thema-Abschweifen und mangelnde Konzentration beim Fragestellen.

7. Die Antworten müssen der Kritik des klaren Menschenverstandes unterworfen werden (der göttlichen Gabe der Weisheit) und müssen außerdem sinnvoll sein. Falsche Antworten kann man für gewöhnlich auf einen Mangel an exaktem Denken des Fragers zurückführen oder auch auf fehlerhafte Formulierung und schlechte Konzentration.

8. Es sollten bei derartigen Untersuchungen Vernunft, radiesthetische Begabung und gesunder Menschenverstand gleichzeitig betätigt werden.

In den ersten Monaten des Jahres 1956 pflegten Mr. Wood und ich während der furchtbaren Kälteperiode Maj. Cooper-Hunt und seine Frau aufzusuchen und Sitzungen zu veranstalten, bei denen wir die F und A Technik anwandten, wobei Mr. Wood den idealen Fragesteller abgab.

Seine Geschicklichkeit war außergewöhnlich, da er einen ganz besonderen Sinn dafür besaß, Fragen genau und korrekt zu formulieren und sie in passender Weise zu ergänzen. Er besaß einen sehr lebhaften und wendigen Geist, der trotzdem ausgeglichen war und für gewöhnlich völlig unter der Kontrolle seiner sehr scharfen Vernunft stand. Wirklich eine ideale Kombination.

Mrs. Cooper-Hunt benutzte bei unseren anfänglichen Sitzungen eine sogenannte de la Warrsche ‚stick box' (ein mit Gummi überzogenes Täfelchen, d. Übers.), während meine Frau, die später ihre Stelle einnahm, mit dem Pendel arbeitete, auf dem eine einfache Ja und Nein-Skala angebracht war.

Bei fortschreitender Arbeit passierte etwas Merkwürdiges. Es stellte sich heraus, daß sich die Bewußtseinsebene auf Grund der Brunlerschen Skala*, besonders bei der Pendlerin aber auch mehr oder minder bei den übrigen Beteiligten erweiterte. Was anfänglich ein gewöhnliches Funktionieren der rutengängerischen Begabung auf der zweiten Ebene war – so wie ich es bereits beschrieb – hörte nach einer Weile auf, lediglich radiesthetische Feinfühligkeit zu sein und wurde statt dessen zu einer Empfänglichkeit für verständnisvolles Begreifen, d. h. es hatte nichts mehr mit physikalischem Pendeln oder mit Divinieren zu tun. Als die Brunler Skala auf 508 anstieg, gelangte die Pendlerin auf eine neue dritte Ebene. Hier schien sie jedoch eine geistige Ebene des vollen Bewußtseins erreicht zu haben, wo sie von der Begrenzung durch Zeit und Raum unabhängig wurde in dem Sinn, daß es ihr möglich war, Vergangenes zu rekonstruieren, ohne daß dazu Zeugen oder Hilfsmittel oder eine besondere Orientierung nötig waren. Dieser Zustand ist als die achte Ebene des Bewußtseins beschrieben worden.

Es schien sogar noch höhere Ebenen zu geben, auf denen Hellsehen und Hellhören eintrat, allerdings nicht im üblichen Sinn, da die Visionen und die ‚Stimmen’ im Innern auftraten und nicht nach außen drangen. Es ist die gleiche innere Vision und die unhörbar leise Stimme, die man bei

---

* Nach Brunler dürfte dies eigentlich nicht geschehen, da man mit einer bestimmten ‚Gehirnausstrahlungsrate ’geboren wird, die das ganze Leben lang die gleiche bleibt. Man wird sich allerdings erinnern, daß Mrs. Kingsley Tarpey diese Ansicht anficht, da sie sich oft genug während ihrer Heilbehandlung bei Patienten verändert hatte. Dies sind jedoch Ausnahmefälle, denn überwiegend bleibt die Brunlersche ‚Gehirnausstrahlungskrate’ wirklich ständig die gleiche.

vollem Bewußtsein wahrnehmen kann, und die nichts mit dem Sprachrohr spiritistischer Sitzungen bei Trancezuständen zu tun hat.

Wir fanden, daß gerade die schon beschriebene F und A Technik besonders für die Empfänglichkeit der dritten Stufe geeignet war, da plötzlich eine ganz neue Welt der Erkenntnisse und des Verständnisses auftauchte und zwar ohne die Beschränkungen der unteren Bewußtseinsebenen. Diese Technik wurde daher benutzt, um die verschiedensten derartigen Probleme zu erhellen.

Lassen Sie mich hier noch einmal alles Bisherige zusammenfassen. Der gewöhnliche Radiesthetiker oder Pendler benutzt seine psychosomatische Begabung dazu, um zu Ergebnissen zu kommen, die rein physikalischer oder rein psychischer oder auch physikalischer und psychischer Natur zugleich sein können. Der Pendler, der jedoch auf den höheren Ebenen arbeitet, bedarf mehr der Empfänglichkeit als der bloßen Sensitivität und ist von dem bewußten Verstehen der Wahrheit und ihrer Folgerungen abhängig. Was zutage kommt, ist somit eine Kombination von Empfänglichkeit, Wissen, Unterscheidungsvermögen, Vernunft, Phantasie und nicht zuletzt gesundem Menschenverstand. Dank dessen wurde uns Zugang zu den höheren Bewußtseinsebenen verschafft, die wir in aller Ehrfurcht als die Schwelle zu dem Kontakt mit dem Geiste Christi kennen lernten. Es wurde uns immer klarer, daß die für unsere Zeit benötigte Wahrheit nur durch diese Quelle entdeckt und aus ihr abgeleitet werden kann.

Lassen Sie uns nunmehr die Natur des auf diese Weise gewonnenen Gebiets betrachten und zwar im Zusammenhang mit den Ergebnissen, zu denen wir teils durch verstandesmäßiges Erwägen und zum anderen durch direkte Offenbarung oder Intuition (Mr. Woods besondere Stärke!) oder auch durch die F und A Technik gelangten. Die letztere wandten wir stets an, wenn wir auf keine andere Weise zur Wahrheit vordringen konnten, wobei wir uns zugleich auf das Versprechen verließen: ‚Wo zwei oder drei versammelt sind in meinem Namen, da bin ich (die Wahrheit) in eurer Mitte.' Wenn die Pendlerin auf diesen hohen Bewußtseinsebenen arbeitete, stellte sie sich geistig darauf ein, mit der Wahrheit in Berührung zu kommen und machte sich ganz bereit, sie in sich aufzunehmen und sie durch die de la Warrsche ‚Stick box' (s. S. 129) oder das Pendel bekanntzugeben.

Wir wandten uns zunächst dem Gebiet der Radionik zu, das sich – wie schon erklärt wurde – durch die Benutzung spezieller Instrumente von der Radiesthesie unterscheidet.

Für jeden, der sich dieser radionischen Instrumente bedient hat und damit seine Erfahrungen machte, ist es klar – ganz gleich, ob es sich um die von Abrams, Drown, de la Warr oder anderen handelt – daß sich damit auf jeden Fall Ergebnisse erzielen lassen, meistens sogar gute, zuweilen natürlich auch zweifelhafte – je nach dem Patienten, den man testet. Aber wie kommt es überhaupt zu diesen Ergebnissen? Welche Kräfte und Einflüsse spielen dabei eine Rolle? Und auf welche Weise wirken sie sich aus?

Da wir uns nicht mit den üblichen Erklärungen zufrieden geben mochten, vor allem nicht mit der, daß es sich um ein sogenanntes ‚Senden' handle, kam uns der Gedanke, die Lösung könne möglicherweise in der Grundform der Instrumente selbst liegen.

Obwohl der Begriff der *Grundform,* die ein Ding zu dem macht, was es ist, keineswegs ein neuer Gedanke ist, gehört er doch zu denen, deren Weiterentwicklung wesentlich ein Verdienst des zwanzigsten Jahrhunderts ist. Denn *Whyte* betrachtet zum Beispiel in seinem Buch ‚Accent on Form' (Das Maßgebliche der Form, Vlg. Routledge, Kegan Paul) die Grundform als die dynamische Idee der Wissenschaft der Zukunft, genau wie die Zahl, der Raum, die Zeit, das Atom, die Energie, der Organismus, das Bewußtsein, das Unbewußtsein, der historische Prozeß und die Statistik jeweils zu ihrer Zeit die dynamische Idee der Vergangenheit verkörperten und unmittelbar dazu dienten – wie er behauptet – ‚Instrumente zum Verständnis des Universums zu sein.'

‚Um etwas verstehen zu können', sagt Whyte, ‚muß man tief genug, bis zu der Urform vordringen. Nur eine neue wissenschaftliche Lehre von der Struktur und der Form – mit anderen Worten: des Grundmusters oder der Grundform – kann uns die Spur zu den maßgeblichen Experimenten weisen, die eine Lösung der Hauptprobleme: Materie, Leben und Geist versprechen.' Diese Probleme werden von ihm als die ‚Theorie der Grundteilchen, die Theorie der pulsierenden Struktur des Organismus und die Theorie der pulsierenden Struktur des Gehirns' definiert. Er sagt ferner: ‚Viele der heutigen Spezialwissenschaften verlangen nach der Möglichkeit, komplexe Systeme einfach erscheinen zu lassen, damit eine einzige Beobachtung zugleich über das System als Ganzes etwas aussagt. Wenn es eine solche Methode gäbe, müßte es möglich sein, sie ebenso auf das System der Grundteilchen wie auch auf die innere Anordnung eines Organismus oder die Tätigkeit des Gehirns anzuwenden.'

Hinsichtlich der Whyteschen Verwendung des Wortes Gehirn im Zusammenhang mit Geist ist es sehr wichtig, an dieser Stelle klar zwischen Intellekt und Geist zu unterscheiden, um jede Verwirrung auszuschließen. Der Intellekt gehört in die körperliche Sphäre der menschlichen Aussteuer und ist eine Funktion des körperlichen Gehirns. Deshalb ist es auch möglich, Maschinen zu erfinden, die eine große Anzahl intellektueller Aufgaben bereits besser als das menschliche Gehirn ausführen. Das Denken ist demnach eine mechanische Betätigung.

Die Betätigung des Geistes ist dagegen ganz anderer Natur und läßt sich nicht mechanisieren, da sie aus Erkenntnis, Unterscheidungsvermögen und Vorstellungskraft besteht, die insgesamt Merkmale der Weisheit und des Verstandes sind. Wie bekannt ist, sagte Steiner, daß es vier Welten gebe: die körperliche mit dem Intellekt; die seelische mit der Imagination; die untere geistige mit der Inspiration und die höhere geistige mit der Intuition. So wie die seelische außerdem der Schauplatz für die Kämpfe um die Ausgeglichenheit ist, findet in der unteren geistigen Welt der Kampf um die Freiheit statt, deren Realität uns in so erschreckender Weise durch das kürzlich veröffentlichte Buch von William *Sargent* ‚Battle of Mind'. (Der Kampf des Geistes. Vlg. Heinemann) vor Augen geführt wurde.

Aber um auf das Hauptthema zurückzukommen: Die Grundform ist anscheinend von höchster Bedeutung, besonders wenn man sich daran erinnert, daß die Urform zugleich *Resultante* und *unabhängige Kraft* ist.

Aus all dem schien uns hervorzugehen, daß die radionischen Instrumente dank ihrer Grundform funktionierten und dann versagen mußten, wenn diese nicht korrekt oder unvollständig war.

Experimentell wurde bewiesen, daß dies zumindesten zum Teil stimmt. Dies veranlaßte uns, zu versuchen, die richtigen Grundformen zu finden, die nicht nur funktionierten, sondern auch einen Schlüssel zu der Natur der dabei mitspielenden Kräfte lieferten und uns tatsächlich zeigten, daß diese Grundformen notwendigerweise der *Brennpunkt* für die Manifestation der unbekannten kosmischen Kräfte sind.

Es war uns klar, daß diese Grundformen, falls es sich um Grundformen der Heilung und vor allem der geistigen Heilung handelte, alle menschlichen Gesichtspunkte berücksichtigen mußten, und daß in ihnen ein ununterbrochener Kausalzusammenhang vom Geistigen bis zum Körperlichen bestehen müsse und umgekehrt.

Wir waren uns ferner alle bewußt, daß eine Beziehung bestehen müßte zwischen unserem Körper mit seinen körperlichen Funktionen und andererseits unseren Sinnen, Empfindungen und Gefühlen, sowie unserer geistigen und spiritiuellen Einstellung. Dennoch scheint äußerst wenig über diese Beziehungen bekannt zu sein, genauso wenig wie über die kausalen Zusammenhänge dieser Verbindung.

Wenn man an derartige Kenntnisse herankommen könnte,

sollte es möglich sein, die wahre Natur des Menschen zu verstehen, genau so wie die wahre Natur der Gesundheit und die tatsächlichen Gegebenheiten geistiger Heilung. Es wäre außerdem dankbar, die Blockierungen auf den verschiedenen Ebenen oder Welten festzustellen, die die freie Betätigung der Kräfte verhindern, und die sich uns als Krankheit oder Zerrüttung manifestieren. Ferner müßte die Stärke und Qualität der Betätigung dieser Kräfte zu messen und festzustellen sein, ob zuviel oder zu wenig davon vorhanden ist.

Derartige Gedanken kommen einem nur deshalb merkwürdig vor, weil wir so gut wie keine Ahnung von der Existenz dieser Kausalkette, sowie der Art der gegenseitigen Beziehungen und ihren kausalen Ergebnissen besitzen. Sie lassen sich auch zunächst nicht bestimmen, da die für die Forschung notwendige Grundform noch unbekannt ist.

Im Anfang unserer Arbeit stießen wir dann auf diese für die Ausdeutung notwendige Grundform, die sich alsbald als die ‚Meister-Grundform' erwies, die alle weitere Arbeit zugleich beherrschte und erklärte.

Das Auftauchen der ‚Meister-Grundform' bestimmte die erste Phase unserer Arbeit und beschäftigte uns den größten Teil des Winters und auch noch im Frühling 1956.

Danach wurde mein kleiner Landsitz am Rande des New Forests zum Mittelpunkt unserer gemeinsamen Arbeit, da Mr. Wood seinen Wohnsitz zu uns verlegte, und ich ihm zu diesem Zweck einen Wohnwagen zur Verfügung stellen konnte (es war ein Prachtsexemplar von Zigeunerwagen und schon mindestens hundertfünfzig Jahre alt). Ob dieser ungewöhnliche Wohnwagen irgendwelchen Einfluß auf unsere Arbeit ausübte, weiß ich natürlich nicht, aber auf jeden Fall trug Mr. Wood in diesen zwölf Monaten, in denen er darin lebte, eine so verwirrende Fülle von Material zusammen, daß er dazu nur intuitiv gekommen sein konnte.

Bei unserer Arbeit tauchten eine Reihe von Grundformen auf, die sich von der Meister-Grundform ableiten ließen.

Als erstes lernten wir den ‚Diamanten' kennen. Kaum aber hatten wir uns damit vertraut gemacht, so erschien auch schon die zweite, der wir den Namen ‚Keltisches Kreuz' gaben und alsbald tauchte sogar noch eine dritte auf, die unter der Bezeichnung ‚Stern von Bethlehem' bekannt ist. Alle drei zusammen bildeten eine Einheit, die sich uns als die ‚Statischen Grundformen' enthüllten.

Zunächst glaubte ich, daß dies alle seien, aber ich täuschte mich, denn zu gegebener Zeit lernten wir für jede dieser drei statischen Grundformen auch noch je eine dynamische kennen, die wiederum eine Dreierreihe bildeten: ‚Der Dynamische Diamant', ‚Das Dynamische Keltische Kreuz' und ‚Der Dynamische Stern von Bethlehem'. Zum Schluß wurde die ganze Reihe noch höchst unerwartet durch eine siebente Grundform gekrönt, die eine Zusammensetzung und Kombination der statischen und dynamischen Formen war und keinen Namen hatte. Der grundlegende Unterschied zwischen den statischen und den dynamischen Grundformen bestand offensichtlich in den Proportionen; die statischen verhielten sich 1:3, die dynamischen 2:5.

War es schon schwierig genug, diese Grundformen überhaupt herauszuarbeiten und sie zu verstehen, so war es noch schwieriger, ihre Anwendung zu erlernen. Diese Bemühungen verschlangen einen großen Teil der Zeit unserer allgemeinen Forschungsarbeit, sowie der F und A Sitzungen.

Anscheinend sollten diese abgeleiteten Formen zum Verständnis der Meister-Grundformen dienen, obwohl es sich erwies, daß sie gleichzeitig auch selbständige Heil-Formen waren.

Von den drei statischen schien der ‚Statische Diamant' der Stabilisierer und Energiespender zu sein; das ‚Statische Keltische Kreuz' bezog sich auf funktionelle Zerrüttungen und der ‚Statische Stern von Bethlehem' auf pathologische Zustände.

Wie wir heraufanden, bedurften die statischen Grundformen gewisser Zusätze, wie Bachsche oder biochemische Heilmittel, Nosoden (Präparat aus Darmbakterien in homöopathischer Verdünnung, d. Übers.) bestimmter Grundstoffe und verschiedener ‚Gifte' in homöopathischer Verdünnung. Diese Zusätze hatten in den verschiedenen Grundformen ihren festgelegten Platz. Die dynamischen Formen schienen dagegen ohne zusätzliche Substanzen wirksam zu werden; es war lediglich notwendig, die Namen an dem richtigen Ort einzuordnen.

Bei den statischen Formen schienen die ‚Kräfte' von innen nach außen zu wirken – sie strahlten sozusagen aus. Deshalb ist Vorsicht geboten, wenn man mit ihnen arbeitet, wie wir zu unserem Schaden feststellen mußten.* Die dynamischen ‚Kräfte' schienen dagegen in entgegengesetzter Richtung zu wirken (von außen nach innen). Da sie nicht ausstrahlten, bedurfte es keiner besonderen Schutzmaßnahmen bei ihrer Anwendung.

Wir kamen später auf den Gedanken, daß es interessant wäre, sie anstatt zweidimensional, dreidimensional zu konstruieren. Demzufolge fertigten wir die drei statischen und die erste dynamische Grundform (den ‚Diamanten') in Sperrholz an.* Wir fanden, daß bei der Herstellung in Holz vier Ebenen entstanden, die durch drei konzentrische Kreise und eine Basis erzielt wurden. Diese Ebenen repräsentieren unserer Auffassung nach symbolisch die vier Steinerschen Wesensglieder: die physische Welt, die Seelenwelt, die unter geistige Welt und die höhere geistige Welt oder: die Welt des Verstandes, die Welt der Imagination, die Welt der Inspiration und die Welt der Intuition.

Wir begannen nunmehr, diese Instrumente – wie wir sie jetzt nannten – auch therapeutisch zu verwerten. Die Heilmittel, die in jedem speziellen Fall zusätzlich auf die ‚In-

* Dies traf auf den ‚Stern von Bethlehem' in einer Weise zu, daß wir ihn vorsichtshalber in zerlegbaren Teilen herstellten, die am Schluß der Behandlung wieder auseinandergenommen werden konnten.
* Beachtlich ist, daß die Kosten dieser therapeutischen ‚Instrumente' unendlich viel geringer sind als die der modernen schulmedizinschen therapeutischen Apparaturen.

strumente' gelegt werden mußten, wurden durch gewöhnliche radiesthetische Methoden festgestellt. Sowohl der ‚Statische Diamant' wie auch das ‚Keltische Kreuz' verlangten ausschließlich nach den zwölf biochemischen und den vierzig Bachschen Heilmitteln, d. h. den achtunddreißig plus der Rettungsmedizin (Mischung aus den fünf Heilmitteln: Zistrose, Clematis vitalba, Impatiens glandulifera, Prunus cerasifera und Ornithogalum umbellatum; d. Übers.) und Strahlungsmedizin (Mischung Bachscher Medizinen; d. Übers.).

Bei der letzten der statischen Grundformen, dem ‚Stern von Bethlehem', fanden wir ein ganz auffälliges und unerwartetes Verhalten, nämlich daß das automatische Element hier in ganz anderer Weise zutage trat, als wir es erwartet oder praktisch gesucht hatten.

Wir stellten bei der Benutzung dieses Instruments zu Heilzwecken fest, daß es nicht nötig war, schon vor der Behandlung zu entscheiden, welche Heilmittel der Patient brauchte (wie bei den beiden anderen statischen Instrumenten). Wir mußten vielmehr weiter nichts tun, als einen Blutstropfen des Patienten in die Mitte der Grundform zu plazieren und außerdem alle vierzig Heilmittel in der richtigen Position anzuorden. Danach wurde der Bluttropfen für die angezeigte Behandlungszeit einfach in seiner Lage belassen.

Auch hinsichtlich der dynamischen Instrumente nahmen wir an, daß sie sich in der gleichen automatischen Weise verhielten, was wir allerdings – mit Ausnahme des ‚Dynamischen Diamanten' – nicht selbst durch Versuche festzustellen suchten.

Der Leser wird über dieses völlig neuartige Bild einer Heilmethode zweifellos genauso erstaunt sein, wie wir es waren. Nach ihr scheint die Grundform mit ihren Heilmitteln alle Typen von Krankheiten zu erfassen und dem Patienten (oder dem kranken Tier) selbst die Auswahl des Benötigten zu überlassen, anstatt daß sie von dem Arzt oder dem Testenden getroffen wird.

Schließlich erwies es sich als möglich, zusätzlich noch eine Reihe von Grundformen auf den verschiedenen Ebenen – der höheren geistigen Welt, der unteren geistigen Welt, der Seelenwelt und der physischen Welt – zu erarbeiten. Sie ergaben ganz deutlich eine Reihe von vergleichbaren gegenseitigen Beziehungen, sowie sie verknüpfenden Kausalverbindungen, da die gleiche Meister-Grundform in ihnen durchgängig zu finden war. Diese Reihe der auf verschiedenen Ebenen miteinander verbundenen Grundformen nannten wir ganz einfach ,Mensch'.

Mit einem solchen vollständigen Satz von Grundformen läßt sich eine maßgebliche Analyse aufstellen, mit deren Hilfe man herausfinden kann, auf welchen Ebenen und an welcher Stelle der jeweiligen Ebene eine Blockierung stattgefunden hat. Dabei vermag man die negative Wirkung dieser Blockierung sowohl nach unten wie nach oben zu verfolgen. Die *Farbe* war dabei – wie wir herausfanden – das gemeinsame Bindeglied. Sie trat auf allen Ebenen in Erscheinung, wobei jede spezielle Farbe in den Grundformen an der gleichen Stelle zu finden war und zu allem übrigen die gleichen Beziehungen hatte. Dadurch wurde es möglich, die eine Ebene mit der anderen zu vergleichen und eine echte Wechselbeziehung herzustellen.

Sowohl bei der Aufstellung dieser Wechselbeziehung, wie auch überhaupt, fanden wir bei unserer ganzen Forschungsarbeit große Hilfe durch die bereits vorliegenden Arbeiten dreier hervorragender Persönlichkeiten unseres Jahrhunderts, nämlich bei Dr. Edward *Bach*, Dr. Rudolf *Steiner* und Dr. *Bullinger*. Ohne ihre Beiträge wäre es tatsächlich ganz unmöglich gewesen, sinnvolle Fortschritte zu machen.

Über Dr. Bachs Beitrag sprachen wir bereits im 2. Kapitel. Wie sich der Leser noch erinnern wird, entdeckte er zunächst zwölf Heilmittel, denen sieben weitere folgten, bis schließlich noch neunzehn andere dazukamen – im ganzen also achtunddreißig. Diese achtunddreißig konnte man –

wie sich herausstellte – in drei Gruppen einteilen, von denen jede für eine andere Ebene zuständig war. Die ursprünglichen zwölf gehören der Seelenwelt an, die nächsten sieben plus sieben weitere der Neunzehner-Gruppe – im ganzen vierzehn – der unteren geistigen Welt und die letzten zwölf der höheren geistigen Welt. Zu den letzteren muß außerdem die berühmte Rettungsmedizin zugerechnet werden und ferner die von unserer Gruppe entdeckte Strahlungsmedizin, ein kombiniertes Heilmittel, das Dr. Bach seiner Zeit noch nicht entdecken konnte, da die nukleare Strahlung noch Zukunftsmusik war.* Die körperliche Ebene reagierte indirekt auf die Bachschen Heilmittel und direkt auf die biochemischen Salze.

Hinsichtlich Dr. Rudolf Steiners Lehre fand ich im Verlauf meiner Arbeit, daß sie in vieler Hinsicht, besonders was die grundlegende Struktur des Menschen samt der ihn kon-

---

* Es folgt hier die Liste der drei Gruppen von Medizinen, wobei die Grundformen im Uhrzeigersinn angeordnet sind:

Seelenwelt:	*untere geistige Welt:*	*höhere geistige Welt:*
(2. oder mittlerer Kreis)	(3. oder innerer Kreis)	(1. oder äußerer Kreis)
Scleranthus	Rote Kastanie	Castanea sativa
Verbena	Vitis	Walnuß
Impatiens glandulifera	Heidekraut	Rüster
Gentiana	Ornithogalum umbellatum	Rettungsmedizin
Zichorie	Hundsrose	Weißbuche
Ceratostigma Willmottiana	Quellwasser heilkräftiges	Ilex
Clematis vitalba	weiße Kastanie	Lärche
Axgrimonia	Olive	Espe
Zistrose	Stachelginster	Weide
Centaurium umbellatum	Eiche	Fichte
Wasserveilchen	Senf	Strahlungsmedizin
	Geißblatt	Buche
	Wilder Hafer	Prunus cerasifera
		Krappapfel

trollierenden Bildekräfte anbelangt, unumgänglich notwendig zum Verständnis unserer Arbeit war. Deshalb las ich von seinen Schriften alles, was auf unsere Probleme Bezug hatte, und fand seine Ansichten in jedem Fall erstaunlich fruchtbar und klärend. Alle seine Begriffe, die unserer Arbeit Sinn und Zusammenhang verliehen, waren offensichtlich ein Teil von dem, was er ,Geheimwissenschaft' nennt. Sie legte für unsere Forschungsarbeit über die Grundformen den richtigen Standort gegenüber der materiellen Wissenschaft fest. Vor allem aber fühlte ich, daß ich in den Steinerschen ,Aetherischen Bildekräften' den Schlüssel zu der wahren Natur der Vis Medicatrix Naturae gefunden hatte.

Es ist eine eigenartige Tatsache, daß man erst dann die Bedeutung einer Persönlichkeit oder einer Idee erkennt, wenn man innerlich bereit ist, das Gebotene in sich aufzunehmen. Was Steiner anbelangt, so war ich ca. 1928 schon einmal mit der Anthroposophischen Gesellschaft – von Steiner inspiriert und gegründet – in Berührung gekommen. Damals fand ich jedoch nichts, was mich besonders ansprach – im Gegenteil. Erst nach der hier beschriebenen dreißigjährigen Forschungsarbeit wurde mir klar, daß Steiner in jeder Beziehung das verkörperte, was ich anstrebte und wofür ich gearbeitet hatte, vor allem durch seinen Begriff der Geistes- oder Geheimwissenschaft, der die Ergänzung und das Gegenmittel gegen die überalterte und sich übermäßig breitmachende materialistische Wissenschaftslehre unseres Jahrhunderts war. Ohne Bedenken möchte ich Steiner als die überragendste und bedeutendste Persönlichkeit unseres Zeitalters bezeichnen. Sein Einfluß muß ständig zunehmen, da er die Antwort auf die grauenhaften Probleme unserer Zeit zu geben weiß.

Auf Grund dieser Tatsache wird der Leser häufig in diesem Buch einen Hinweis auf Steinersche Gedanken finden. Sollten sie ihm Schwierigkeiten machen, da sie sich auf ihm ungewohnte Auffassungen beziehen, würde ich ihm die Lektüre folgender drei Bücher empfehlen (unter Hunderten von anderen, die von Steiner oder seinen Anhängern geschrieben wurden) die ihm das hier Angeführte viel verständlicher machen werden, nämlich 'A Scientist of the Invisible', (Ein Erforscher des Unsichtbaren von Canon *Shepherd*, Vlg. Hodder und Stoughton) ‚Die aetherischen Bildekräfte in Kosmos, Erde und Mensch' von Dr. *Wachsmuth* und ‚Mensch und Materie' von Ernst *Lehrs*.

Wir setzten unsere Arbeit im Sommer, Herbst, Winter und Frühling 1956–57 mit einigen Unterbrechungen fort. Zunächst versuchten wir, die Grundformen noch weiter zu erforschen und auszuarbeiten und ihre therapeutischen Möglichkeiten auszuschöpfen. Gegen Ende des Winters, sowie im Frühling 1957 verlegten wir das Schwergewicht auf andere Studien, die vielleicht sogar noch wichtiger waren, aber mit unserem augenblicklichen Thema nichts zu tun haben.

Im Sommer 1957 verließ Mr. Wood Godshill und fuhr nach London, um mit der Hon. Mrs. Shuttleworth die astronomischen Folgerungen unserer Forschungsergebnisse zu bearbeiten. Ich muß bekennen, daß der ganze Fragenkomplex zu dieser Zeit bereits so weit vorangetrieben und vertieft worden war, daß es selbst den übrigen Mitgliedern unserer Gruppe kaum mehr möglich war zu folgen. Zweifellos mußten jedoch diese bedeutsamen Erkenntnisse noch weiter erforscht und durchleuchtet werden.

Mr. Wood war während des Winters, Frühlings und Sommers von einem Drang nach größter Beschleunigung vorangetrieben worden, der sich zwangsweise auch auf die ganze Gruppe übertrug und unserer Arbeit gelegentlich etwas Hektisches gab. Damals dachten wir, daß dieses Vorandrängen mit der sich ständig verschlechternden internationalen Lage zusammenhing. Denn ein großer Teil seiner späteren Arbeit nahm indirekt darauf Bezug. Leider verstanden wir erst im Herbst 1957 sein inneres Getriebensein richtig, als er plötzlich und friedlich während des Schlafes verschied.

Sein Tod war für alle, die an seinem Werk mitgearbeitet

hatten, ein böser Schlag. Bei genauerem Nachdenken wurde es jedoch klar, daß er dank seines schonungslosen Einsatzes während der letzten Zeit im großen und ganzen alles vollendete, was er sich vorgenommen hatte. Allerdings lagen die Ergebnisse auf einer ganz anderen Ebene als das, was er ursprünglich angestrebt hatte.

Seine Arbeit hat wirklich ganz neue Gesichtspunkte und große Möglichkeiten geschaffen. Dies verdankte Mr. Wood zum großen Teil der Tatsache, daß er – komme, was wolle – stets den Eingebungen seiner inneren Stimme folgte. Von einem weltlich materialistischen Standpunkt aus gesehen macht es allerdings den Eindruck, als ob er alles umsonst geopfert habe.

Nach Mr. Woods Tod unterstützte mich Maj. *Blythe-Praeger* in dem energischen Versuch, die weiteren therapeutischen Verwendungsmöglichkeiten der ‚Instrumente‘ noch intensiver zu erforschen.

Maj. Blythe Praegers große radiesthetische Begabung ließen ihn für diese Arbeit wie geschaffen sein, besonders da er selbst bereits umfangreiche eigene Forschungsarbeiten mit der Lesourdschen Skala, sowie andere selbständige Arbeiten auf ähnlichen Gebieten durchgeführt hatte, die die denkbar günstige Vorbereitung für unsere gemeinsamen Untersuchungen waren, die ich im nächsten Kapitel beschreiben möchte.

DREIZEHNTES KAPITEL

NEUER STIL DER GEISTIGEN HEILMETHODE

Im Kapitel über Heilen und Heiler sagte ich, wie Sie sich erinnern werden, daß ich in der heutigen Zeit geistiges Heilen durch Händeauflegen nicht für die bestmöglichste Methode halte. Ehe wir jedoch im einzelnen prüfen, was das wirklich Geeignete wäre, lassen Sie uns ausführlicher bei den Ursachen verweilen, die abgrundtief die moderne wissenschaftliche Medizin von der Heilmethode trennt, wie sie in der frühchristlichen Kirche als Teil der Evangelienverkündigung ausgeübt wurde. Wir werden dadurch in die Lage versetzt, die Erfordernisse der modernen Zeit besser zu erkennen und zu verstehen, welche Form des geistigen Heilens in Zukunft die gegebene sein dürfte.

Die geschichtlichen Aufzeichnungen machen klar, daß die frühchristliche Heilmethode nicht nur das Heilen durch ein Wort der Aufforderung oder durch Handauflegen oder einfach durch das Gebet kannte, sondern ihr auch die Kraft vertraut war, die echte Wunder wirken konnte. Vielleicht läßt sich sogar sagen, daß die Evangeliumsverkündigung in jenen Tagen mit der Krankenheilung gleichzusetzen war. Denn es geht deutlich aus Jacobus 5, 14 und 15 hervor, daß man nichts anderes für die Heilung notwendig hielt: ‚Ist jemand krank, der rufe zu sich die Ältesten von der Gemeinde, daß sie über ihm beten und ihn salben mit Öl in dem Namen des Herrn. Und das Gebet des Glaubens wird dem Kranken helfen, und der Herr wird ihn aufrichten; und so er hat Sünden getan, werden sie ihm vergeben sein.‘

Aber wenn man von einigen ungewöhnlichen Ausnahmefällen absieht, verlor sich diese Kraft allmählich mit den

Jahrhunderten, so daß man wohl sagen muß, daß die Kirche diese Möglichkeit der Krankenheilung aufgegeben hat.

In letzter Zeit zeigte sich jedoch erneutes Interesse daran, sowie Bemühungen, diese verlorene Kraft zurückzugewinnen. Dies offenbart sich besonders in den vielen christlichen Sekten, die mehr oder minder erfolgreich darum bemüht sind, Kranke durch Gebet und Handauflegen zu heilen.

Die durchaus authentischen Wunderheilungen in Lourdes, auf die ich hinwies, und von denen die Katholische Kirche zwischen 1939 und 1949 fünfzehn anerkannte, haben ein großes Interesse an dieser noch rätselhaften Heilweise erweckt, obwohl die moderne medizinische Wissenschaft zunächst noch keine Erklärung für diese nicht zu bestreitenden Tatsachen gefunden hat. Sie wird es auch nicht, solange sie ihren Standpunkt nicht grundlegend in dem von Dr. *Leuret** formulierten Sinne ändert: ‚Der Mediziner muß sein Begriffsvermögen sehr vergrößern, wenn er die Ursache der Wunderheilung ganz verstehen will ... Das Studium der Wunder verlangt, daß wir unseren Gesichtskreis über die heutigen anthropomorphischen Begrenzungen hinaus erweitern und uns über die von den Wissenschaftlern des neunzehnten Jahrhunderts dogmatisch festgelegten Gesetze erheben, die völlig veraltet sind ... denn wenn wir die wahre Natur der Wunderbetätigung näher betrachten, müssen wir feststellen, daß darin nichts willkürlich Irrationales liegt, das die Ordnung der Dinge umstoßen könnte, sondern vielmehr die Betätigung einer überwältigenden Kraft.'

Bisher stießen jedoch alle Bemühungen, diese verloren gegangene Kraft zurückzugewinnen, auf bestimmte Hindernisse: 1. Der Faktor der anscheinenden Zufälligkeit dieser Heilungen wirkte bestürzend. 2. Wenn sie geschehen, scheinen sie sich an keinerlei bestimmte Grundformen zu halten.

* Mitverfasser des Buches 'Modern Miraculous Cures' (Moderne Wunderkuren).

3. Die Ergebnisse sind ungewiß und lassen sich nicht voraussagen. 4. Anscheinend muß man daran glauben, ohne eine Erklärung dafür zu haben. Vergleicht man damit die voraussehbaren Erfolge der modernen medizinischen Wissenschaft, so sind die Wunderheilungen durchaus unzuverläßig und nicht wiederholbar. Der Schlüssel zu ihnen scheint in der Paracelsischen Auffassung von der ‚richtigen Stunde' gegeben zu sein. (s. S. 109)

Tatsächlich ist jeder Versuch, den frühchristlichen Krankenheilungs-Gottesdienst in der alten Form wieder aufleben zu lassen, so gut wie unmöglich und zwar aus Gründen, die bei allen aufrichtig und ernsthaft auf diese Weise Heilung Suchenden wenig Verständnis finden.

Lassen Sie es mich erklären. Wenn wir uns rückschauend der Vergangenheit zuwenden, neigen wir dazu, bei den Männern und Frauen früherer Zeiten die gleiche intellektuelle, gefühlsmäßige und geistige Haltung vorauszusetzen, wie sie uns heutzutage selbstverständlich ist. Das ist ein grundlegender Fehler und führt zu durchaus trügerischen Vergleichen.

In früheren Zeiten war das gegenseitige Verhältnis der verschiedenen Wesensglieder des Menschen ein völlig anderes, wofür ich ein Zitat aus Rudolf Steiners ‚Lukas-Evangelium' anführen möchte: ‚Nun macht man sich von der Menschheitsentwicklung eine ganz falsche Vorstellung, wenn man glaubt, daß der Mensch während dieses Zeitraums der nachatlantischen Entwicklung immer so beschaffen war, wie er heute ist; er hat sich immer wieder verändert; gewaltige Veränderungen gingen mit der Menschennatur vor sich … Wenn wir gleich einen etwas weit auseinanderliegenden Vergleich gebrauchen wollen, so können wir einen alten indischen Leib mit einem Leib unserer Zeit vergleichen … Beim indischen Leib ist der Aetherleib noch verhältnismäßig frei und die Seele kann Kräfte entfalten, die in den physischen Leib hineinwirken; der Aetherleib nimmt die Kräfte der Seele auf, weil er noch nicht so an den physischen Leib gebunden ist; dafür aber beherrscht er auch mehr den physischen Leib, und die Folge davon ist, daß die Wirkungen, die in dieser Zeit auf die Seele ausgeübt werden, in ungeheurem Masse auch auf den Leib wirken... Weil man mit dem, was auf die Seele wirkte, eine ungeheure Wirkung auf den Leib erzielen konnte, deshalb konnte man mit dem vom richtigen Willenimpuls durchströmten Wort auf die Seele des anderen Menschen so wirken, daß diese Seele wiederum die Wirkung übertrug auf den Aetherleib und dieser wieder auf den physischen Leib. Hatte man eine Ahnung davon, welche Wirkung man auf die andere Seele ausüben wollte, so konnte man bei erkrankter Organisation die richtige Wirkung in der angedeuteten Weise auf die Seele ausüben und dadurch auf den physischen Leib, was dann die Gesundheit herbeiführte.'

So war es in alten Zeiten in hohem Masse möglich, unmittelbar geistig zu heilen und ebenso auch noch in der hellenistischen Zeit, da damals noch das Körperliche und das Psychisch-Geistige einigermaßen im Gleichgewicht waren. Aus dem gleichen Grund hören wir auch aus frühchristlicher Zeit von unmittelbarem geistigen Heilen.

Seitdem hat jedoch, um Steiner nochmals zu zitieren: ‚In unserer Zeit das Physische ein Übergewicht erlangt... und das Geistig-Seelische beherrscht. Wir sehen, daß das Geistig-Seelische in gewisser Beziehung ohnmächtig geworden ist; es kann nur mehr theoretisch aufgenommen werden.'

Vom Gesichtspunkt der menschlichen Entwicklung her war dies unvermeidlich, da es für den Menschen darauf ankam, sich innerlich zur entfalten und sein Selbstbewußtsein zu steigern. Dazu mußte er sich notwendigerweise noch intensiver mit dem Körperlich-Materiellen einlassen, wobei ihm die Sicht auf die geistigen Welten fast völlig verlorenging, d. h. wenigstens soweit es sich um direkte Erfahrungen handelte. Diese Tendenz erreichte etwa in der Mitte des neunzehnten Jahrhunderts ihren Höhepunkt, als die materialistische Auffassung des Weltalls in voller Blüte stand.

Lassen Sie mich hier nebenbei bemerken, daß ihr höchster Ausdruck, der dialektische Materialismus, bereits seit etwa hundert Jahren veraltet ist, ohne jedoch von geringerer tödlicher Wirkung zu sein.

Seitdem vollzog sich eine Wandlung. Die Menschheit befindet sich wieder auf dem Pfad nach oben, und das Geistig-Psychische wird wieder in wachsendem Masse in der Lage sein, das Körperliche zu beherrschen, aber diesmal von der entgegengesetzten Seite her, indem es in vollem Bewußtsein und unter der Herrschaft des Geistes geschieht, der durch den Intellekt wachsam gemacht und aufgeklärt wird.

Auf Grund dieser Wandlung belebt sich das Interesse an der geistigen Heilung, deren Möglichkeiten man erkannte. Wie ich jedoch bereits erwähnte, muß der Zugang zu ihr ein anderer sein, in der Ausdrucksweise unserer Zeit, d. h. durch die *induktive* Methode der Wissenschaft, die sich bis zu dieser neuen geistigen Welt heranarbeitet.

Während dies zweifellos stimmt, bleibt noch immer die Frage offen: Was bedeutet dies für die Praxis, und wie kann man tatsächlich dem Problem in neuer Weise zu Leibe rücken und in welcher Form?

Zunächst möchte ich klar und deutlich feststellen, daß ich auch heutzutage die Möglichkeit geistiger Heilung im frühchristlichen Sinn – selbst in Form von Massenheilungen – nicht für völlig ausgeschlossen halte, wie es zum Beispiel T. L. *Osborn* in seinem Büchlein ‚Java Harvest' (Javaernte) behauptet, in dem er Massenwunder aus Java beschreibt.*

Ich kann mir gut vorstellen, daß unter einfachen und primitiven Völkern die seelische Verfassung noch immer derartige Wunderheilungen zuläßt. Aber dies steht hier nicht zur Debatte.

* Berichtet in der 'Weekly Religious Review' (Wöchentliche religiöse Rundschau vom 27. Januar 1961).

Das wahrhaftig brennende Problem unserer Zeit ist dagegen die Form, die das geistige Heilen auf seinem Siegeszug durch die Welt der wissenschaftlichen Zivilisation des Westens aller Wahrscheinlichkeit annehmen wird.

Die Medizin unserer Zeit beschäftigt sich mit der immer umfangreicheren Aufklärung aller materiellen Faktoren, die zur Heilung auf körperlicher Ebene beitragen, und zahlreiche Wissenszweige und Spezialkenntnisse sind daran beteiligt. Sie ermöglichten zweifellos große Fortschritte dank der Anwendung wissenschaftlicher Erkenntnisse und Methoden auf die Erforschung der physischen Probleme.

Obendrein erkannte man natürlich in den letzten Jahrzehnten, daß auch emontionelle Faktoren eine sehr maßgebliche Rolle als Krankheitsursache, wie als Anlaß zur Heilung spielen können. So wurde die Psychologie – zwar etwas widerstrebend – ein Bestandteil der materiell ausgerichteten wissenschaftlichen Medizin, wobei die momentan so beliebte psychosomatische Betrachtungsweise das Bindeglied bildete. Weitere Zugeständnisse hat man jedoch bisher nicht gemacht.

Allerdings hat man seit geraumer Zeit anerkannt, daß Heilungen gelegentlich in einer unklaren und schwer zu definierenden Weise mit Hilfe der geistigen Heilung stattfinden. Derartige Fälle führt man jedoch gewöhnlich auf Suggestion zurück oder auf ein Zusammentreffen von Zufällen oder Ähnlichem, das nur schwer zu erklären sei. Die Kirche hat, wie erwähnt, das Wissen um die Heilung als Teil des frühchristlichen Gottesdienstes verloren und trachtet bisher vergebens danach, diese Kenntnisse wiederzugewinnen. Aber selbst, wenn ihr dies gelingen sollte, würde trotzdem der Abgrund zwischen ihrer Methode und der modernen psychosomatischen der medizinischen Wissenschaft bestehen bleiben.

Angesichts dieser Situation legen wir uns an dieser Stelle die Frage vor: Hat unsere im vorhergehenden Kapitel beschriebene Arbeit dieses Problem irgendwie erhellt, und könnte sie als Ausgangspunkt für die Überbrückung dieses Abgrunds angesehen werden?

Unsere Antwort hieß: ‚Ja.' Denn die weitere Erforschung der Grundformen und ihrer therapeutischen Anwendung erwies ganz offensichtlich, daß wir es hier mit einer neuen Form der Heilung, nämlich der geistigen Heilung, zu tun haben.

Es wurde uns sehr bald klar, daß wir anscheinend das entdeckt hatten, was man als die ‚Meister-Grundform' der Gesundheit bezeichnen kann. Sollte das richtig sein, so war dies äußerst wichtig, denn genauso wie man in der materialistischen Medizin Grundformen der Krankheit (Krankheitsbilder) kennt, die zum Ausgangspunkt für die Wiedergewinnung der Gesundheit werden, so gelt man beim geistigen Heilen von einer *Grundform der Gesundheit* aus, deren Abweichungen das Bild der Krankheit ergeben. Durch diese Grundformen wurde es zum ersten Mal im McDonaghschen Sinne möglich, ‚sich der Krankheit durch das Tor der Gesundheit zu nähern'.

Der springende Punkt schien jedoch folgender zu sein: In unserem wissenschaftlichen Zeitalter dürfte es auch für das geistige Heilen angezeigt sein, einen körperlichen und materiellen Brennpunkt zu besitzen, und daher bedarf es für die Manifestation der kosmischen Kräfte einer konkreten Grundform (der Gesundheit).

Nach Rudolf Steiner gibt es sieben nicht-materielle geistige Kräfte, die stetig auf die Erscheinungswelt einwirken und sie in einem beständigen Zustand des Gleichgewichts zwischen Schöpfung und Zerfall erhalten. Drei davon befassen sich mit den höheren Wesensgliedern des Menschen, die übrigen vier – die sogenannten Bildekräfte – mit den verschiedenen Zuständen des physischen Leibes. Die erste, der Wärme-Äther, bewirkt den Zustand der Wärme; die zweite, der Licht-Äther, hat in erster Linie mit dem gasförmigen und elektro-magnetischen Zustand der Materie zu tun; die dritte, der chemische oder Klang-Äther, mit den

Flüssigkeiten und dem Magnetismus, und die vierte, der Lebensäther, mit den festen Körpern.*

Der freie Fluß, die harmonische und ausgeglichene Wechselwirkung aller dieser Kräfte bewirken den Zustand der Gesundheit oder Ganzheit. Wenn jedoch aus irgendwelchem Grunde eine Störung des freien, ungehinderten Flusses stattfindet, was ein Abdämmen, ein Abgeschnittensein, eine Veränderung und Zerrüttung zur Folge hat, so treten Mängel, Unausgeglichenheiten, Wucherungen usw. auf, die wir als Krankheit bezeichnen.

Diese Auffassung der Krankheit als eine Störung oder Blockierung ist interessanterweise das Zentralthema der Huna-Lehre, die dort die ‚Blockierung des Weges‘ genannt wird und auf jeder Ebene stattfinden kann.

Das genauere Studium der Huna-Lehre hat mir diesen gesamten Fragenkomplex erhellt, während die moderne Psychologie – besonders die *Freudsche* und die der Psychoanalyse verwandte Lehre *Hubbards* – uns mit dieser Idee vertraut machte, indem sie von Blockierungen in Form von Fixierungen oder Komplexen sprach, die zunächst aufgelöst oder beseitigt werden müßten, ehe der Mensch, psychologisch gesehen, wieder gesund werden konnte.

In der gleichen Weise existiert – uns allen vertraut – in der religiösen Sphäre die Auffassung von der Sünde als einer Blockierung, die uns vom Göttlichen trennt. Erst nach ihrer Beseitigung, d. h. nach der Sühne können Reinheit und Gesundheit wieder auftreten. Das gilt für den physischen Leib wie für den Ätherleib.

Zwischen ‚Sünde‘ und ‚Krankheit‘ besteht kein Wesens-

* Wachsmuth, Die ätherischen Bildekräfte: Die gegenseitige Relation zwischen den ätherischen Kräften ist derart, daß der letzter Aether ... stets in sich die Attribute des früheren in sich trägt, dennoch aber stets als neue Daseinsform eine Aktivität entwickelt, die sich deutlich von der des anderen unterscheidet. So enthält der Lebensäther den Wärmeäther, Lichtäther und chemischen Aether in sich; der chemische Aether enthält den Lichtäther und den Wärmeäther usw.'

unterschied. Beides ist eine Blockierung. Man muß vor allen Dingen nach dem Niveau fragen, auf dem die Blockierung zu finden ist und nach der dadurch in Mitleidenschaft gezogenen speziellen Kraft. In diesem Zusammenhang sagte Christus zu den Schriftgelehrten, die seine Tat tadelten: «Was denkt ihr in eurem Herzen? Welches ist leichter zu sagen: Dir sind deine Sünden vergeben, oder zu sagen: Stehe auf und wandle?» Die Beseitigung der Blockierung auf der geistigen Ebene bedeutete in seinen Augen die körperliche Heilung des Gelähmten.

Unsere Aufgabe als Ärzte würde gewaltig vereinfacht, falls sich ein Mittel fände, Blockierungen – auf welcher der vier Ebenen auch immer – zu beseitigen; dann ließe sich eine grundlegende Heilung garantieren. Könnte man dem Leidenden dadurch wieder in seinen Normalzustand einsetzen, den Zustand der Gesundheit, der Ganzheit, dann wäre auch das freie, ungehinderte Fließen aller Kräfte, die an der schöpferischen Erhaltung des Menschen beteiligt sind, gesichert.

Wenn man sich dies vergegenwärtigt, zeigt sich beim Experimentieren mit den Grundformen, daß als Vermittler der Heilung drei Hauptfaktoren zu berücksichtigen sind:

1. Auf welcher der vier Ebenen die Blockierung stattfand.

Diese Blockierungen können entweder vererbungsmäßig bedingt sein oder auch von dem Individuum selbst hervorgebracht werden. Wenn wir zum Beispiel an die drei rassisch bedingten Ansteckungsstoffe (Miasmen)* denken, die der Fluch der Menschheit sind, so manifestieren sie sich auf der körperlichen Ebene in den pathologischen Endformen oder Endzuständen der Tuberkulose in allen ihren Variationen, den verschiedenen Geschlechtskrankheiten und den mannigfachen Krebsgeschwüren. Sie treten jedoch auch auf den anderen Ebenen in Erscheinung. Vielleicht ist das nicht ohne weiteres zu verstehen, aber unsere Forschungsarbeit zeigte, daß es für Sycosis, Syphilis und Psora (Hahnemanns Bezeichnungen für die Miasmen) entsprechende geistige Leiden gibt, die auf der geistigen Ebene zu Blockierungen führen. Das gleiche gilt auch für die beiden anderen Ebenen (Wesensglieder).

In Wahrheit ist das Ganze noch viel komplizierter, und daher kommt es, daß es so schwierig ist, mit den Miasmen fertig zu werden. Man kann durch Radiesthesie beweisen, daß diese Ansteckungsstoffe auch im Boden vorhanden sind, sowie in den Pflanzen, die auf diesem Boden wachsen, und außerdem in den Tieren und Menschen, die sich von diesen Pflanzen ernährten und schließlich in den Exkrementen, die wiederum in den Boden zurückgingen, so daß der pathologische Kreislauf vollständig und ohne Unterbrechung verläuft. Daher ist es notwendig, den Boden zu entgiften und wieder gesunden zu lassen, wenn wir diese Geissel der Menschheit ausrotten und wieder einen gesunden Boden haben wollen.

2. Wenn die Blockierungen beseitigt sind, muß das freie Fließen der Kräfte wieder einsetzen. Ein langanhaltendes Aussetzen kann Betriebsstörungen oder Falschorientierung der Kräfte bewirken, was sich nur dadurch wieder in Ordnung bringen läßt, daß man den Patienten, d. h. seinen

* Der Ausdruck Miasma (Ansteckungsstoff) wurde zum ersten Mal von Hahnemann, dem Begründer der Homöopathie, angewendet, um etwas anscheinend Nicht-Körperliches zu bezeichnen, das die Kraft besitzt, Gesundheitseinbußen hervorzurufen durch einen Schwund oder eine Unausgeglichenheit des Proteins im Körper. Man kann die Miasmen als ätherische Gegenstücke der Mikroben oder Viren ansehen, und als solche sind sie die Hauptursache für die chronischen Krankheiten. Im Verlauf unserer Untersuchungen stießen wir noch auf einen vierten Ansteckungsstoff, dem wir den Namen 'Andromeda Miasmus' gaben. Er schien eine nahe Verwandtschaft zu den nuklearen Abfallprodukten zu haben, falls er nicht aus einer 'natürlichen Sternenquelle' stammen sollte.

Bluttropfen, auf die vollständige ‚Heil-Grundform' überträgt, bei der alle Kräfte frei und normal fließen.

Das Verkennen dieses Faktors kann unter Umständen der
Grund dafür sein, daß sich der Patient trotz der offensichtlichen Beseitigung aller Blockierungen im Laufe der Be-
handlungen nicht wohlfühlt und sogar tatsächlich häufig
wieder rückfällig wird.

3. Dies bringt mich auf den dritten Faktor – nämlich
die Notwendigkeit, das Bewußtseinsniveau zu heben. Für
eine dauerhafte und vollständige Heilung ist es sehr wichtig,
daß man das allgemeine Bewußtseinsniveau hebt, da der Patient nur so die notwendige Einsicht erlangt, die ihn befähigt, aus freien Stücken nach dem geistigen Gesetz der
Gesundheit zu handeln.

Lassen Sie mich hier eine Stelle aus *Diogenes'* Wochen-
übersicht zitieren, die den Titel ‚The Search for Meaning',
Auf der Suche nach der inneren Bedeutung' trägt.* Diogenes
hatte über den Mangel an Übereinstimmung zwischen Tugend und Erfahrung, sowie über Christi Worte gesprochen, daß wir ‚in dieser Welt nicht erwarten dürfen, daß
irgendeine zwingende Verbindung zwischen Schlechtigkeit
und Unglück oder zwischen Tugend und Belohnung besteht. Von dem ‚Gesetz des Zufalls' kann man sich nur durch
Reue freimachen.' Etwas weiter sagt er: ‚Es ist ein großer
Nachteil für das Verständnis vieler äußerst wichtiger Dinge, die Jesus lehrte, daß das Wort ‚Reue' für uns eine gefühlsmäßige, tränenreiche Bedeutung hat, voller Gewissens-
bisse und Mea-culpa-Murmeln. Wir bringen es in Verbindung mit Versammlungen zur Wiedererweckung des religiösen Eifers oder mit Bußübungen und der Beichte der sündhaften Vergangenheit und dem Versprechen der zukünftigen
Besserung. Aber das griechische Wort, das man in unserer
Sprache mit ‚Reue' übersetzt, besitzt nicht diese Bedeutung.
Das griechische ‚*Metanoia*' heißt vielmehr: *Wandlung des
Bewußtseins.*' Wenn wir vermeiden wollen, daß wir in die-

* Zeitschrift 'Time and Tide', 22. Juni 1957.

ser unmoralischen, chaotischen, zufallsbeherrschten Welt ‚Schiffbruch erleiden’, müssen wir eine innere Wandlung des Geistes vollziehen. Wir müssen aufhören, die Antworten, nach denen uns verlangt, außerhalb unserer selbst zu suchen, sondern sie in uns selbst finden dank eines geistigen Wandels, einer neuen Form des Bewußtseins.’

Eine derartige Veränderung bedeutet in unserer Zeit die Steigerung des Bewußtseins auf die rein geistige Ebene – die Bewußtseinsebene Christi des innerlichen Verstehens, der inneren Vorstellung, der klaren Unterscheidung, der Grundform. Ich halte es für bedeutsam, daß eins der Bachschen Heilmittel, das für die Blockierungen auf dieser Ebene zuständig ist – nämlich Prunus cerasifera – in allen Fällen verwendet wird, wo man fürchtet, daß der Geist die Kontrolle verliert. Diese Befürchtung kann sehr realer Art sein, denn wenn die geistige Kontrolle für längere Zeit verlorengeht, ist nicht nur das Verstehen verloren gegangen, sondern auch die Grundform, was bedeutet, daß die Bildekräfte nicht länger unter Kontrolle stehen und sich ungehindert auf der körperlichen Ebene, beispielsweise als Krebs auswirken können.

Interessant ist, daß die Bewußtseinsebene anscheinend automatisch gesteigert wird, wenn man die für den Patienten erforderliche richtige Grundform benutzt.

Beinahe die ganze Therapie beruht auf dem sogenannten ‚Senden’, was jedoch, nebenbei bemerkt, eine vollständig irreführende Bezeichnung ist, da man dadurch den Eindruck bekommt, als ob dem Patienten Strahlen zugesandt würden. Was tatsächlich geschieht, ist etwas ganz anderes. Ein Blutstropfen oder etwas Speichel oder Urin des Patienten wird pars pro toto auf das geeignete ‚Instrument’ gebracht, d. h. die erforderliche richtige Grundform. Ist diese Grundform nun eine Grundform der Gesundheit, so wird der Bluttropfen etc. Kräften ausgesetzt, die danach trachten, die Grundform der Gesundheit wieder in ihrer Ursprünglichkeit herzustellen, indem sie die Blockierungen beseitigen, den freien Fluß wieder ermöglichen und eine

Bewußtseinssteigerung herbeiführen. Dies alles ist bereits geheimnisvoll genug, und dennoch wird es noch übertroffen von der geheimnisvollen Beziehung zwischen dem Patienten und seinem Bluttropfen, da man für alle praktischen Zwecke ohne weiteres den Blutstropfen mit dem Patienten selbst für identisch erklären kann.

Natürlich erhebt sich dabei die Frage, ob diese Grundformen tatsächlich eine Wirkung ausüben? Erfüllen sie wirklich die ihnen gestellte Aufgabe? Sind sie effektiv als therapeutische Kraftfelder anzusehen?

Die beiden folgenden Beispiele vermögen vielleicht, diese Fragen zu klären.

1. Meiner Frau und zwei meiner erwachsenen Kinder war sehr daran gelegen, ‚in Form' zu sein, da eine sehr arbeitsreiche Zeit vor ihnen lag. Ich schlug daher vor, sie sollten sich einer Behandlung mit Hilfe der Grundform des ‚Keltischen Kreuzes' unterziehen. Nach der Behandlung folgte die übliche, vierundzwanzigstündige Stabilisierung mit der Grundform des ‚Statischen Diamanten'. Zu meiner Bestürzung fühlten sich jedoch alle drei am nächsten Tag durchaus nicht wohl, sondern ziemlich elend und viel schlechter als sonst – ganz im Gegensatz zu dem, was sie und ich erwartet hatten. Dies war rätselhaft und auch bedrückend. Zum Glück erschien an diesem Tag eines der radiesthetisch begabten Mitglieder der Gruppe und schlug vor, wir sollten die Behandlung wiederholen, aber während der Behandlung ständig radiesthetische Messungen vornehmen. So fanden wir, daß nach dem anfänglichen Ansteigen der Vitalität – was stets zu Beginn passiert – die Vitalität wieder auf den Normalpunkt zurücksank (was das Ende der Behandlung anzeigt) obwohl erst die Hälfte der vorgeschlagenen Behandlungszeit vorüber war. Hätte man die Behandlung trotzdem fortgesetzt, würde die Vitalität sicher immer weiter gesunken sein, d. h. es hätte eine Überdosis stattgefunden. Unser Fehler vom Tage vorher war also, daß wir uns in der Behandlungsdauer verrechnet hatten und sie zweimal

so lang ansetzten, wie erforderlich war. Dadurch wurde eine Abnahme der Vitalität hervorgerufen, die dann durch die vierundzwanzigstündige Stabilisierung auf diesem niedrigen Stand fixiert wurde. Es war daher nicht verwunderlich, daß sich alle drei elend fühlten. Sobald wir uns darüber klar waren, erhielten sie eine Behandlung von der richtigen Zeitlänge und fühlten sich am nächsten Tag ausgezeichnet.

Dies war eindeutig. Einer Fahrläßigkeit verdankten wir den Hinweis, daß die Grundformen tatsächlich eine bestimmte vitale Funktion haben und die gesundheitlichen Ergebnisse auf die Kräfte dieser Grundformen zurückzuführen sind, und nicht auf irgend eine Suggestion.

2. Ehe ich das zweite Beispiel bespreche, muß ich noch einiges über die oben erwähnte Farbentherapie ausführen.

Diese Behandlungsmethode hat den großen Mangel, daß es fast unmöglich ist, die für die Genauigkeit des Farbtones erforderlichen Raster oder Filter zu bekommen. Die verstorbene Mme. de Chrapowicki, eine der führenden Sachverständigen auf diesem therapeutischen Gebiete, beklagte sich bei mir, daß es sozusagen nichts Befriedigendes gebe. Aus diesem Grunde verwandte man die Methode auch nur selten.

Als wir jedoch die Grundformen und besonders den ,Statischen Diamanten' entdeckten, fanden Maj. Blythe Praeger und ich zu unserer großen Überraschung, daß wir in ihm anscheinend ein zuverläßiges Instrument besassen, um die Farbtherapie durchzuführen, ohne uns die geringste Sorge um die korrekte Farbe selbst zu machen.

Das war möglich, weil jede Farbe ihren Platz an einer bestimmten Stelle der Grundform hat. Daher handelte es sich nur darum, den Blutstropfen des Patienten an den richtigen Platz zu bringen, worauf eine Farbbehandlung auf jeder der vier Ebenen stattfinden konnte, wobei die volle Skala des Steinerschen zwölf Farben Spektrums benutzt wurde: pfirsichfarben, infrarot, rot, orange, gelb, gelbgrün, grün, blaugrün, blau, indigo, violett, ultraviolett und wieder zurück zu pfirsichfarben.

Nachdem uns der Platz der Farben auf der Grundform bekannt war, brauchten wir nur noch mittels der Radiesthesie herauszufinden, welche Farbe für die Behandlung in Frage kam und auf welcher Ebene und für wie lange Zeit.

Nach dieser Erläuterung möchte ich das zweite Beispiel anführen. Eine Patientin, die seit sechs Wochen an einer Hautreizung litt, sagte mir, daß es nicht mehr zu ertragen sei, und ich sie deshalb behandeln sollte. Gemäß der Farbtherapie wäre violett für sie das richtige gewesen.

Als wie sie jedoch radiesthetisch testeten, stellten wir fest, daß grün ihre dominierende Farbe war, während indigo und infrarot als Gegensatz dazu angegeben wurden, d. h. daß beide Farben aus irgendwelchen Gründen bei ihr im Übermaß auftraten, was wahrscheinlich der Anlaß für die Hautreizung war.

Wir behandelten sie denn sieben und eine halbe Minute mit violett. Nach der Behandlung konnte man kein Indigo mehr feststellen und später am Nachmittag fanden wir, daß plötzlich violett ihre dominierende Farbe war, d. h. daß sie von grün zu violett übergegangen war.

Am Abend teilte sie uns dann telefonisch mit, daß sie sich großartig fühle, wirklich ganz ausgezeichnet, und die Hautreizung zum ersten Mal seit sechs Wochen verschwunden sei – zu ihrer eigenen großen Überraschung. Suggestion scheidet in diesem Fall völlig aus, da sie keine Ahnung von dem hatte, was wir mit ihr unternahmen, und nicht einmal wußte, daß überhaupt eine Behandlung stattgefunden hatte. Eine spätere Nachfrage ergab, daß das Aufhören der Hautreizung mit dem Zeitpunkt der Behandlung übereinstimmte. Eine weitere Behandlung erübrigte sich.

Wir hatten viele andere Fälle, die zu ausgezeichneten Ergebnissen führten, nachdem wir sie auf diese Weise mit Farben behandelten. Wann immer eine Farbtherapie angezeigt war, erwies sie sich für gewöhnlich als sehr wirksam und war außerdem leicht durchzuführen.

Der eindrucksvollste Beweis für die Wirksamkeit der Grundformen lieferten jedoch dreihundertundsiebzig Fälle, die Maj. Cooper-Hunt mit Hilfe des ‚Keltischen Kreuzes' behandelte. Er benutzte drei Jahre lang diese Grundform und die von uns anfänglich erarbeitete Technik und teilte mir mit, daß er in 95 Prozent der auf diese Weise behandelten Fälle voll und ganz erfolgreich war. Die restlichen 5 Prozent gehen auf das Konto von Patienten, denen bereits nicht mehr zu helfen war, obwohl er ihnen auch in diesen Fällen große Erleichterungen verschaffen konnte.

Die therapeutischen Ergebnisse, die wir durch die Experimente mit sämtlichen Heilungs-Grundformen in der verschiedensten Weise und Abstufung erhielten, lassen sich m. E. am besten dahingehend zusammenfassen – wobei ich betonen möchte, daß sie ganz anders verliefen, als ich es als praktischer Arzt erwartet hatte: Wenn sich der Patient voll darauf einstellt, erreicht man durch die allgemeine Heilwirkung eine seelische Entspannung und ein Gefühl des Befreitseins, weshalb diejenigen Patienten, die jahrelang vergeblich zu gesunden versuchten und bisher durch ihr Leiden von anderen abhängig waren, plötzlich das Empfinden haben, wieder allein mit sich fertig werden zu können, falls man ihnen gelegentlich dabei hilft. Dabei scheint die körperliche Besserung nur eine Sache zweiten Ranges zu sein oder vielmehr ein zusätzliches Ergebnis für die, die vor allem nach dem Reiche Gottes trachten.

Zur weiteren Erläuterung möchte ich über den folgenden Fall berichten – und zwar mit allen Einzelheiten, da sie in mannigfacher Hinsicht bedeutsam und beachtenswert sind.

Mrs. X, vierundsechzig Jahre alt, wurde am 22. November als Todeskandidatin zu einer Probelaparatomie wegen Ascites (Flüssigkeitsansammlung in der Bauchhöhle) und Erbrechen ins Krankenhaus eingeliefert. Man fand, daß ihr Bauchfell mit Krebsmetastasen übersät war und zapfte ihr über fünf Liter Flüssigkeit ab. Ihr Zustand schien hoffnungslos zu sein. Man nähte sie deshalb wieder zu und sagte ihren Verwandten, man hoffe um ihretwillen, daß sie sich nicht mehr allzu lange zu quälen brauche – im äußersten Fall etwa drei Wochen.

Zu diesem Zeitpunkt fragte man mich, ob sich noch irgendetwas für sie tun ließe. Ich war bereit, die Möglichkeiten der Heilgrundformen auszuprobieren, falls die Verwandten damit einverstanden waren. Da der Fall als völlig hoffnungslos galt, hielt ich mich moralisch für berechtigt, diese neue Behandlungweise anzuwenden, obwohl keiner ihr Ergebnis voraussagen konnte. Die Verwandten willigten ein, und auch die notwendige Mitarbeit der Patientin war gesichert, indem sie gefragt worden war, ob man es bei ihr mit einer Art geistiger Heilung versuchen solle.

Die für die Behandlung ausgewählte Grundform war der ‚Stern von Bethlehem', in dessen Mittelstern ein Tropfen ihres Blutes gebracht wurde. Man beließ ihn dort während der ermittelten Zeit, was in ihrem Fall achtzehn Stunden war.

Die Behandlung begann am 3. Dezember morgens halb neun und wurde am 4. Dezember um halb drei Uhr nachts abgeschlossen.

Darauf wurde der Bluttropfen zur Stabilisierung vierundzwanzig Stunden lang auf den ‚Statischen Diamanten' übertragen und zwar zusammen mit den ermittelten biochemischen Heilmitteln.

Am Anfang der Behandlung war die Patientin sehr benommen und wirr, ein Zustand, in dem sie sich bereits seit der Operation befand. Als man sie jedoch am Abend des 4. Dezembers besuchte, meinte sie, daß sie sich besser fühlte und auch zum Sprechen aufgelegt sei.

In der Woche darauf erhielt sie eine tägliche Nachbehandlung auf dem ‚Keltischen Kreuz', worauf ihr Sohn uns berichtete, daß sich ihr Befinden zusehends besserte.

Hier sind die täglichen Berichte, die ich von ihrem Sohn erhielt:

11. Dezember:

Seine Mutter stand zum ersten Mal auf (eben vierzehn

Tage nach der Operation). Er gab offen zu, daß ihn ihre Besserung verblüffte, denn sie fühlte sich viel wohler, als man erwartet hatte – sie beabsichtigte sogar, sich frisieren zu lassen. Sie war aufgeräumt und zuversichtlich und aß gut. Das Krankenhaus meinte, daß sie für einen Krankenhausaufenthalt kaum mehr in Frage käme. Der Sohn sagte, daß alles in allem wirklich phantastisch sei.

12. Dezember:

Die Besserung ist offen gesagt erstaunlich. In den beiden letzten Tagen machte sie mehr Fortschritte als in allen sieben vorangehenden zusammen. Sie fühlte sich besser, als sie je zu hoffen wagte. Schon ehe das Schicksal zuschlug, wurden ihre Augen ständig schlechter; sie litt an Kopfschmerzen und steifen Gelenken, besonders in den Fingern. All dies war jetzt verschwunden: sie konnte einwandfrei sehen; ihr Kopf war klar und die Steifheit gewichen.

Sie lächelt und ist gut aufgelegt und außerdem viel mitteilsamer als bisher. Auch ißt sie gut und hat Appetit.

Die Schwester meinte, daß es ein offensichtlicher Irrtum sei, ihr nur noch drei Wochen Lebenszeit zuzugestehen. Ihrer Ansicht nach war die Heilung auf Mrs. X Willensstärke und Lebenswillen zurückzuführen, wogegen ihr Sohn behauptete, daß sie niemals einen besonders starken Lebenswillen besessen habe.

Ein Symptom, das die Ärzte beunruhigte, war eine Art Trancezustand, in den sie gelegentlich verfiel. Sie beschrieb ihn ihrem Sohn und sagte, daß es ihr fünfmal so ergangen sei. Es war die unangenehmste Begleiterscheinung ihrer Genesung. Sie glaubte, daß man die ersten Trancezustände nicht bemerkt hätte und sie vielmehr für einen Schlaf- oder Dämmerzustand gehalten habe. Nach ihren Worten war sie dabei bei vollem Bewußtsein gewesen und hatte genau beobachtet, was vor sich ging. Sie hatte lediglich das Gefühl, sozusagen eingefroren und vollständig steif und gelähmt zu sein. Ein derartiger Trancezustand dauerte jeweils etwa eine Stunde. Danach war sie wieder wohl und ganz auf der Höhe.

13. und 14. Dezember:
Die Besserung hält an. Es geht ihr wirklich sehr gut, so daß sie sogar ein Bad nahm. Es fehlt ihr nichts außer einer leichten Schwellung der Füße.

Sie hat keine Schmerzen oder Beschwerden und sieht fabelhaft wohl aus und ist heiter, zuversichtlich und harmonisch. Ihre Stimme klingt kräftig, und die Wunde ist vollständig verheilt.

Der Chirurg, der sie täglich untersuchte, sagte, daß sie gegen alles Erwarten ausgezeichnete Fortschritte gemacht habe, was ihm ganz unverständlich war.

An diesem Tag erzählte sie ihrem Sohn von einem eigenartigen Erlebnis, das sie gehabt habe. Man weiß nicht, warum sie bisher darüber geschwiegen hatte.

Sie sagte, daß sie kurz nach der Operation, als sie sich damals sehr elend fühlte, eine Vision erlebte. Ihr Sohn nimmt an, daß dies während der Behandlung am 3. und 4. Dezember passierte.

Zwei Engel unterhielten sich miteinander, worauf der eine sich ihr zuwandte und sagte: ‚Wir passen auf dich auf – du wirst gesund werden', und nach einer Pause fuhr er fort: ‚Lebe dein eigenes Leben; du hast ein Recht auf deine eigene Persönlichkeit. Du besitzt selbst einen Verstand und mußt ihn benutzen und dich nicht von anderen beherrschen und herumdirigieren lassen.'

Ihr Sohn beendete seinen Bericht an diesem Tag mit den Worten, daß er den Zustand seiner Mutter nur als eine völlige Verwandlung bezeichnen könne.

Am 17. Dezember kam sie in ein Pflegeheim zur weiteren Genesung, wo ich sie am 22. Dezember besuchte. Das ist das erste und einzige Mal, daß ich sie selbst gesehen habe. Ich war ganz überrascht über ihr Aussehen, da sie durchaus den Eindruck machte, als ob sie sich wohlfühle, was im krassen Gegensatz zu ihrer Krankengeschichte stand. Sie sah wohlernährt aus und zeigte keine Anzeichen von Kränklichkeit und hatte sogar zugenommen.

Sie erzählte mir, daß sich Zustand erstaunlich gebessert

habe und sie sich schon seit Jahren nicht mehr so wohl und jung gefühlt habe. Der Rat der Engel hätte völlig ins Schwarze getroffen, da sie bisher immer geneigt gewesen sei, sich von anderen abhängig zu machen und keinen eigenen Willen zu besitzen.

Sie könne jetzt wieder ausgezeichnet sehen und fühle sich – abgesehen von einer gewissen Schwäche – vollkommen wohl.

Eine Untersuchung des Unterleibs zeigte, daß die Operationswunde tadellos verheilt war. Die Krebswucherungen waren durch die Bauchdecke hindurch noch genauso deutlich zu fühlen, aber es war keine Spur irgendwelcher Absonderungen, obwohl seit der Operation schon über vier Wochen vergangen waren.

In der weiteren Unterhaltung gab sie zu, sich sehr glücklich und zufrieden zu fühlen und in ihrem Glauben nie geschwankt zu haben. Er war sogar noch gestärkt worden, so daß Bibel und Gebetbuch, mit denen sie sich jetzt eifrig beschäftigte, ihr noch mehr zu sagen hatten als früher.

Bis zum 2. Januar ging es ihr ständig besser. Zwei Tage vor ihrer Rückkehr nach Hause erlitt sie jedoch einen leichten körperlichen Rückfall, und die Absonderungen der Bauchdecke begannen von neuem. Am 16. Januar wurde ihr nochmals Flüssigkeit abgezapft, das heißt zum ersten Mal seit der Operation am 22. November. Es war jedoch verhältnismäßig wenig Flüssigkeit vorhanden, so daß der Chirurg berichtete, es sei viel besser, als er erwartet habe. Ihr Sohn berichtete, daß sie sich trotz der erneuten Ascites (Flüssigkeitsansammlung) anscheinend im allgemeinen weiterhin ganz wohl fühle. Gemütsmäßig und geistig blieb sie bis zum 30. Januar ganz auf der Höhe, bis plötzlich ein rascher Verfall eintrat und sie am 3. Februar friedlich einschlief.

Seit der ursprünglichen Behandlung am 3. und 4. Dezember hatte sie nie wieder irgendwelche Schmerzen gehabt und beklagte sich bis zum Schluß nur über die Beschwerden, die die Absonderungen der Bauchdecke verursachten. Immer wieder erzählte sie ihren Besuchern, daß sie keinerlei Schmerzen habe.

Ich weiß sehr wohl, daß eine Schwalbe noch keinen Sommer macht, und daß dieser Fall vom rein physischen Standpunkt aus völlig unakzeptierbar ist. Anderseits aber glaube ich behaupten zu dürfen, daß er einen schlagenden Beweis für die Wahrheit meiner These als solcher liefert, vor allem anbetracht der Vision, der Trancezustände, der verschiedenen Heilungsvorgänge, des Aufhörens der Schmerzen, der Wandlung der Persönlichkeit, des erhöhten inneren Verstehens und der Wiedererlangung eines Teils der jugendlichen Frische.

Alle, die die Patientin sahen, stimmten darin überein, daß die ‚Genesung' auf eine grundlegende geistige Wandlung zurückzuführen sei. Ihr Sohn sagte sogar, daß seine Mutter zum ersten Mal ihr wahres Wesen gezeigt habe. Bis dahin sei sie so abweisend und zurückhaltend gewesen, daß sie nur wenig Gemeinsames verband. Dies würde für die Auslegung sprechen, daß geistiges Heilen eine Erneuerung des Geistes und intensiveres Verstehen dank einer gewissen Bewußtseinssteigerung bedeutet, woraus sich auch ein körperliche Wandlung – wenn auch nicht mit Notwendigkeit – ergeben kann.

Zu einer endgültigen Heilung des Krebses war es nie gekommen; seine Auswirkung wurde nur für eine gewisse Zeit aufgehalten. Die Kenntnisse, um ihn zu heilen, besaßen wir nicht. Denn im großen und ganzen tappen wir immer noch im Dunkeln hinsichtlich einer allesumfassenden Heilung. Wir sind zu sehr geneigt, eine Heilung nur vom körperlichen Standpunkt aus zu beurteilen und vergessen dabei die berechtigten Bedürfnisse der Seele.

In dem anbrechenden Zeitalter werden wir diese Ansprüche in Rechnung stellen und unser Denken neu orientieren müssen. Dies aber kann nun geschehen, wenn wir bereit sind, den wichtigsten Dingen auch den maßgeblichen Platz einzuräumen. Denn wie Rudolf Steiner sagte, es ist die Zeit gekommen, daß wir klar und deutlich erkennen müssen, daß das Wessen um das Übersinnliche aus dem Grab der materialistischen Einstellung auferstehen muß.

Dies war das Ende von höchst anregenden und aufschlußreichen Experimenten – sozusagen ein Ausflug in die moderne Alchemie – denn, abgesehen von Maj. Cooper-Hunts Experimenten mit dem ‚Keltischen Kreuz‘, war es leider nicht möglich, diese vielversprechenden und wahrhaftig einzigartigen Forschungsergebnisse weiter zu verfolgen. Es bleibt der Zukunft überlassen, die volle Auswirkung der Heilkraft – der Vis Medicatrix Naturae – festzustellen, die sich uns in dieser neuen Form des geistigen Heilens offenbarte.

VIERZEHNTES KAPITEL

DIE RADIESTHETISCHE BEGABUNG

Man wird sich daran erinnern, daß ich mich im dritten Kapitel ‚Über das medizinische Pendeln' mit den verschiedensten Problemen herumschlug, auf die ich seiner Zeit noch keine befriedigende Antwort wußte. Unsere bisherigen wissenschaftlichen Streifzüge sollten uns jedoch nunmehr in die Lage versetzen, das ganze Problem der Radiesthesie mit weit größerer Urteilskraft zu durchleuchten und dabei für die meisten Fragen annehmbare Lösungen zu finden.

Lassen Sie uns daher die Situation im Lichte unserer neuen Erkenntnisse nochmals überprüfen und versuchen, die wahre Funktion und den Wirkungsradius der Radiesthesie und ihres Handlangers, der radiesthetischen Begabung – dem Sesam-öffne-Dich zu diesen neuen Bereichen – abzugrenzen und zu bestimmen.

Ich erinnere mich noch sehr gut an eine Veranstaltung der ‚Medizinischen Gesellschaft zur Erforschung der Radiesthesie'. Damals stand ein Arzt nach einem Vortrag von Dr. Guyon Richards über ‚Die okkulten Kräfte hinter dem Wünschelrutengehen' auf und fragte, was dieser Vortrag denn überhaupt mit den Forschungszielen der Gesellschaft zu tun habe. Wenn ich mich recht entsinne, hatte er die meisten übrigen Mitglieder auf seiner Seite. Dr. Richards Antwort lautete kurz und bündig: ‚Alles', und als er dies aussprach, wirkte er wie ein Prophet, denn zu damaliger Zeit schienen solche Untersuchungen zum großen Teil abwegig zu sein. Nunmehr aber weiß ich ganz genau, daß Dr. Richards recht hatte. Man kann die Radiesthesie einfach nicht verstehen und sie auch nicht zu erklären versuchen, wenn man sich dazu nur der wissenschaftlichen, materialistischen Terminologie bedient, denn die Radiesthesie gehört gleichzeitig auch der rein geistigen Sphäre an.

Es wird Zeit, daß man dies begreift, damit die Radiesthesie ihren richtigen Platz findet, denn es ist meines Erachtens für unsere heutige Zeit von größter Bedeutung – ganz besonders aber für die Wissenschaft und das wissenschaftliche Denken – daß man wenigstens anfängt, die richtigen Vorstellungen und die richtigen Bezeichnungen zu finden.

Mr. Wood wies sehr klar auf diesen Punkt hin, wenn er sagte: ‚Der springende Punkt ist die anscheinende Widerwilligkeit des Rutengängers oder Pendlers, seine Gabe ganz besonderer Feinfühligkeit in vollem Maße zu nutzen, indem er seine Gedanken mit Vorliebe auf das beschränkt, was man als ‚Holzhacken' und ‚Wasseradernanziehen' bezeichnet. Nachdenkliche Menschen sind sich aber vollkommen darüber klar, daß man unmöglich damit das ganze Ausmaß der radiesthetischen Befähigung umschreiben kann. Die Probleme, die der Menschheit aufgegeben wurden, sind größer, als lediglich Brunnen zu entdecken und die geeigneten Heilmittel festzustellen – sozusagen ‚Klempnern' und ‚Pflaster-Aufkleben' – wir müssen uns vielmehr mit den Streitfragen unserer Zeit auseinandersetzen und der Wirklichkeit ins Auge schauen. Es ist notwendig, den Gesichtskreis des Rutengängers so zu erweitern, daß er begreift, worum es Wissenschaft und Philosophie in vorderster Linie im Kampf um die Wahrheit geht.'

Jeder weiß, daß die materialistische Wissenschaft auf allen Gebieten geradezu aufsehenerregende Fortschritte gemacht hat. Noch nie wußte man soviel über das materielle Universum und das Wesen der Materie. Und niemals besaß der Mensch derartige Kenntnisse der weltbeherrschenden physikalischen Gesetze, die es ihm heutzutage ermöglichen, in einem Ausmaß zu erzeugen und zu zerstören, wie es noch vor fünfzig Jahren für völlig unmöglich galt.

Dieser einmalige Fortschritt in der Erkenntnis und Dienstbarmachung der Materie führt andererseits zu einer solchen Einseitigkeit, daß sie dringend durch die entsprechende wissenschaftliche Erforschung der immateriellen oder geistigen Seiten des Universums berichtigt werden muß. Traditionell wäre dies die Aufgabe der Religion oder der Metaphysik. Unser wissenschaftliches Zeitalter ist jedoch wenig geneigt, die Feststellungen der Mystiker und Metaphysiker hinzunehmen, wenn sie sich nicht zugleich wissenschaftlich beweisen lassen.

Es ist allerdings einigermaßen unklar, was man darunter verstehen soll. Sollte es, wie üblich, bedeuten, daß alle Erkenntnisse in den Ausdrücken der materialistischen Wissenschaft erklärt werden müssen, so würde man etwas Unmögliches verlangen und nichts als Fehlleistungen hervorbringen. Sollte dagegen die Anwendung der wissenschaftlichen Methodik gemeint sein, das heißt die Erforschung von unmittelbar wahrgenommenen Tatsachen – auch derjenigen aus dem Reiche des Übersinnlichen – mit Hilfe klarer, vernunftgemäßer Beurteilung, so darf man durchaus mit echten Ergebnissen und wahren Fortschritten rechnen.

Hier kann man jedoch in eine Sackgasse geraten. Denn die direkte Wahrnehmung dürfte auf das beschränkt sein, was unsere gewöhnlichen Sinne uns mitteilen, nämlich das, was der Gesichts-, der Gehör-, der Geruchs-, der Gefühls- und der Geschmackssinn für uns ermittelt, sowie die Folgerungen, die der Verstand aus solchen Wahrnehmungen ableitet. Ganz offensichtlich können uns diese Sinne jedoch keine Klarheit über das verschaffen, was über die Sinneswahrnehmung hinausgeht.

Nehmen wir jedoch einmal an, es gäbe trotzdem eine Möglichkeit, diese immateriellen Welten wahrzunehmen. Dann wäre es natürlich auch denkbar, daß wir das Wahrgenommene mit dergleichen Vernunft und Kritik erforschen wie die materialistische Wissenschaft die Sinneseindrücke erforscht. Damit ließe sich außerdem das durchaus berechtigte Verlangen des modernen Menschen befriedigen, auch die Eindrücke der übersinlichen Geschehnisse wissenschaftlicher Durchleuchtung und Wertung zu unterwerfen.

Die Schwierigkeit schiene in diesem Fall darin zu bestehen, wie eine direkte Wahrnehmung des Übersinnlichen zu bewerkstelligen ist. Der Geisteswissenschaftler weiß darauf eine durchaus positive Antwort.

Er behauptet, daß alle Menschen unterentwickelte immaterielle Sinnesorgane besitzen. Sie können mit den geeigneten Trainingsmethoden geweckt werden und vermitteln uns alsdann Nachrichten und Kenntnisse von den immateriellen Bereichen – genau wie uns unsere gewöhnlichen Sinnesorgane Nachrichten und Kenntnisse von der materiellen Welt verschaffen.

In seinem Buch ‚Erkenntnisse Höherer Welten' hat Rudolf Steiner uns einen praktischen Leitfaden für die Entwicklung dieser höheren Sinnesorgane in die Hand gegeben. Alle, die dieses esoterische Training auf sich genommen haben, wissen jedoch, wie schwierig es ist, und welche durchaus berechtigten Anforderungen es an unsere Geduld, Ausdauer und volle Hingabe stellt. Dennoch kann derjenige, der bereit ist, ‚keine Mühe zu scheuen, kein Hindernis zu fürchten und die dafür aufgewendete Zeit nicht zu rechnen', Zugang zu den Mysterien erlangen und damit unmittelbare Erfahrungen und Kenntnisse aus erster Hand über die Realitäten dieser höheren Welten gewinnen. Es liegt jedoch in der Natur dieser Welten begründet, daß sie zunächts nur wenigen Auserwählten zugänglich sind, während sich die Massen mit der alltäglichen Welt und ihren Sinneserfahrungen zufrieden geben müssen.

Direkte Erfahrungen und Kenntnisse dieser geistigen Welten sind aber unbedingt erforderlich, um ein Gleichgewicht gegenüber der hochmaterialistischen Wissenschaft zu schaffen, die große Anstrengungen macht, unsere Welt zu zerstören.

Viele versuchen daher, in der Vergangenheit einen Schlüssel zu finden, indem sie alte magische Riten in ihrer alten Form wieder aufleben lassen möchten. Hier bestehen jedoch nur noch wenige Beziehungen zu unserer modernen Welt, mochten die Riten auch zu ihrer Zeit berechtigt sein. Ihr Wiederbeleben ist daher atavistisch und ein Rückschritt. Er liefert uns dämonischen Kräften aus.

Welche andere Lösung aber gäbe es sonst?

Als ich diesen sehr zeitgemäßen Fragenkomplex überlegte, kam ich auf den Gedanken, daß man möglicherweise im Rutengehen und seiner erweiterten Form, der Radiesthesie, einen Schlüssel zu diesem aktuellen Problem finden könnte.

Die Anwendung der Wünschelrute zur Wasserauffindung kennt man schon seit alten Zeiten, dennoch kann man wohl unbedenklich behaupten, daß sie erst in den letzten dreißig Jahren eine hervorragende Bedeutung erlangte. Anders ausgedrückt: die Radiesthesie ist ein modernes Phänomen. Sie verdankt den heutigen Entwicklungsstand weitgehendst der mühevollen Arbeit gewisser französicher Priester – eine Tatsache, die nicht ganz bedeutunglos zu sein scheint, wie ich später noch zu beweisen hoffe.

Meiner Ansicht nach haben wir in der Radiethesie ein ausgezeichnetes Instrument zur Erforschung des Übersinnlichen, besonders des Ätherischen. Sie steht, wenn man so will, in der Mitte zwischen unseren gewöhnlichen körperlichen Sinnen und unseren speziell erworbenen okkulten Sinnen – wobei der Unterschied darin liegt, daß sich zwar beide bemühen, die Phänomene bei vollem Bewußtsein zu erfassen, nur daß sich die Radiesthesie eines Sinnes bedient, der unter der Schwelle der gewöhnlichen Bewußtseinsebene funktioniert. Daher gebe ich im neunten Kapitel dieses Buches zu verstehen, daß die radiesthetische Befähigung eine der Eigenschaften des Unteren Selbst ist, das auf Grund der Definition ein unterbewußtes Selbst darstellt.

Ich weiß, daß man allgemein annimmt, daß das Pendel oder die Rute mit Hilfe des Versuchsleiters Strahlen der einen oder der anderen Art auffängt. *Archdale* formuliert dies in seinem Schriftchen ,Elementary Radiesthesia and the Use of the Pendulum' (Elementar-Radiesthesie und die Anwendung des Pendels) folgendermaßen: ‚Ich möchte, daß Sie es als Tatsache hinnehmen, daß alle Gegenstände – belebte und unbelebte – Strahlen aussenden, die Sie auffangen können, wenn sich der Gegenstand nahe genug befindet', und *Franklin* nimmt in seinem hervorragende Buch ‚Radiations' (Strahlungen) – eine Zusammenfassungen moderner Lehrmeinungen zu diesem Thema, die von der B. S. D. (Brit. Soc. of Dowsers) veröffentlicht wurde – an, daß dies der Schlüssel zu dem radiesthetischen Phänomen sei, obwohl er im letzten Kapitel zugibt, ‚daß dabei etwas Unbekanntes im Spiele ist, von dem wir nicht wissen, wie es sich bestätigt.' Der Glaube, daß die moderne Physik eine Erklärung geben könnte, ist auch heute noch weitverbreitet. Ich komme jedoch immer mehr zur Überzeugung, daß uns Analogien aus der physikalischen Welt hier völlig in die Irre geführt haben. Die Materie sendet allerdings Strahlen aus, eine Tatsache, die zu dem Aufbau unserer modernen technologischen Zivilisation und vor allem unseres Nachrichtenwesens führe, aber anderseits bezweifle ich sehr, daß diese Strahlen auch die Ursache für das radiesthetische Phänomen sind.

Lassen Sie es mich so erklären: Das Pendeln über einer Landkarte wird für gewöhnlich als peinliche Ausnahme von der allgemeinen Regel angesehen, da man nur schwer begreifen kann, wieso physikalische Strahlen damit etwas zu tun haben könnten. Nehmen wir jedoch einmal an, daß wir selbst diese Schwierigkeit auf Grund der falschen Voraussetzung verursachten, daß wir das Pendeln irrtümlich durch die Strahlentheorie erklärten. Wenn aber das Pendeln über einer Landkarte zur natürlichen Funktion der radiesthetischen Begabung gehört, die gar nichts mit dem Auffangen von Strahlen zu tun hat, sondern eine übersinnliche Wahrnehmungskraft ist, die direkten Kontakt mit der Ätherwelt – der Welt der Bildekräfte – herzustellen vermag, ja unter bestimmten Voraussetzungen sogar auch mit noch höheren Welten.

Dagegen wäre einzuwenden, daß offensichtlich durch

Rutengehen körperliche Substanzen wie Wasser, Öl, Gold und anderen Mineralien entdeckt werden können. Das mag – wie man für gewöhnlich annimmt – auf dem Auffangen körperlicher Ausstrahlungen beruhen, kann aber auch – selbst im Fall rein körperlicher Substanzen – ebensogut auf dem Direktempfang der ätherischen Präformation beruhen.

Ich will keineswegs leugnen, daß man tatsächlich körperliche Ausstrahlungen auffangen kann, aber dies ist nur ein Beiprodukt der Hauptfunktion der radiesthetischen Begabung. Auf jeden Fall halte ich das physikalische Pendeln nicht für das maßgebliche, denn, wie erwähnt, bin ich davon überzeugt, daß man Instrumente konstruiren wird, die physikalische Strahlungen (der Nachdruck liegt hier auf physikalisch) viel genauer und viel zuverlässiger auffangen können als der Durchschnittsrutengänger, obwohl der Radiesthetiker stets über den großen Vorzug verfügen wird, selbst über einer Landkarte erfolgreich das Pendel schwingen zu können.

An dieser Stelle müssen wir jedoch klar zwischen der radiesthetischen Begabung und der Art ihrer Manifestation unterscheiden. Wenn meine Vermutung stimmt, daß die radiesthetische Begabung eine übersinnliche Wahrnehmungskraft ist, so drückt sie sich durch eine Nerven- oder Muskelreaktion aus, die ihrerseits das Pendel oder die Wünschelrute in Bewegung setzt. Damit offenbart sie sich auch hier als ein Mittelding zwischen geistiger und körperlicher Welt.

Zu dieser Ansicht kam ich durch ein sehr merkwürdiges Phänomen, das allen praktischen medizinischen Radiesthetikern begegnet sein muß, und das große Verwirrung und mancherlei Zweifel ausgelöst hat.

Es zeigte sich bei Todkranken, die an unheilbaren Krankheiten wie zum Beispiel Krebs im letzten Stadium litten, immer wieder, daß die radiesthetischen Ablesungen nicht dem tatsächlichen körperlichen Befund entsprachen und sehr oft sogar eine Besserung anzeigten, obwohl der Patient in den letzten Zügen lag. Das ist sehr entmutigend. Denn eine günstige Prognose, wie ich sie als unwissender Anfänger früher ebenfalls auf Grund der radiesthetischen Ablesungen stellte, kann die Radiesthesie in allgemeinen Mißkredit bringen, falls der Patient gerade dann stirbt. Außerdem wird man dem Radiesthetiker selbst wegen der Ungenauigkeit seiner Ablesungen schwere Vorwürfe machen.

Lassen Sie mich deshalb an dieser Stelle noch einmal den Fall aus dem dritten Kapitel heranziehen. Es handelte sich um Krebs in den letzten Stadien. Während Berichte des Pendlers über den Zustand der Frau und ihren gesundheitlichen Fortschritt eintrafen, starb die Patientin, was jedoch nur mir, nicht dem Pendler, bekannt war. Bestimmt können Sie sich daher mein Erstaunen vorstellen, als ich folgenden Bericht erhielt: ,Es ist eine Besserung im Zustand der Patientin eingetreten.' In einem Brief, in dem ich um Aufklärung der mir völlig schleierhaften Situation bat, übte ich folgende Kritik: 1. Wie war es möglich, überhaupt zu einer Ablesung zu kommen, nachdem die Patientin bereits tot war, vor allem aber zu einer Ablesung, die eine Besserung ihres Zustandes anzeigte? 2. Wenn man jedoch zu Ablesungen kam, wie es tatsächlich der Fall war, mußten sie dann nicht anscheinend jeder soliden Grundlage entbehren, wenn die Patientin inzwischen bereits verstorben war? 3. Falls dies so sein sollte, wie kann man dann wissen, daß die Ablesungen wirklich den Tatsachen entsprechen, solange der Patient noch lebt? 4. Der einzige Schluß, den man berechtigterweise daraus ziehen kann, dürfte der sein, daß a) die Ablesungen unzuverlässig sind, da man nicht weiß, wann man ihnen vertrauen kann und wann nicht oder b) daß sie sich gar nicht auf körperliche Zustände beziehen.

Sollte jedoch das letztere zutreffen – daß sie sich nicht auf körperliche Zustände beziehen – wie ich persönlich annehmen möchte, so wird die ganze Angelegenheit um so mysteriöser. Denn wenn es sich um seelische Befunde handeln sollte, wie kommt man da außerdem zu körperlichen, die offensichtlich auch abgelesen werden können?

Seltsamerweise hatte ich es vor kurzem mit einem ähnlichen Fall wie dem obigen zu tun, wobei ich trotz aller Erfahrungen wieder auf die gleiche Weise hereinfiel. Es hadelte sich um eine chronische Nieren- und Herzerkrankung im letzten Stadium, das heißt es bestand keinerlei Hoffnung mehr, obwohl die letzte radiesthetische Ablesung eine entscheidende Besserung konstatierte. Ich teilte der Patientin diese ermutigende Nachricht schriftlich mit, aber sie starb, noch ehe sie meinen Brief erhielt. Auch hier wieder reflektierten die Ablesungen ganz offensichtlich nicht den körperlichen Zustand der Patientin, wenn ich auch in ihrem Fall nicht in der Lage war, selbst den klinischen Befund nachzuprüfen.

Ich glaube, die Erklärung für diesen anscheinenden Widerspruch liegt darin: Es stimmt, daß alle radiesthetischen Ablesungen ätherisch seelischer Natur sind. Bei dem augenblicklichen Entwicklungsstand der Menschheit ist jedoch der Ätherleib so tief in den physischen Leib hinabgesunken und so fest mit ihm verbunden, daß sie für alle praktischen Zwecke identisch sind und dieser Sachverhalt für alle gewöhnlichen Lebensumstände, einschließlich des Gesundheitszustandes, zutrifft. Ablesungen des äthrischen Verhaltens sind daher zugleich Ablesungen des körperlichen Befindens. In Fällen jedoch, wo der körperliche Zerfall durch den Tod unmittelbar bevorsteht, trennt sich der Ätherleib zusehends von dem physischen, so daß die radiesthetischen Ablesungen zwar ein wahres Bild vom Zustand des Ätherleibes geben, aber nur ein schwaches oder gar keines von dem physischen, der sich tatsächlich bereits in der letzten Auflösung befinden kann.

In gleicher Weise können Heilmittel, die anscheinend den gegebenen Zustand ausgleichen, tatsächlich günstig auf den Ätherleib einwirken, aber gleichzeitig auch die Trennung von dem physischen Leib beschleunigen. Ich bin heute der Überzeugung, daß die Behandlung in allen *hoffnungslosen* Fällen – besonders bei Krebsleiden – wohl den Ätherleib kräftigt, aber andererseits auch den physischen Tod des Patienten beschleunigt. Der Nachdruck liegt dabei auf ,hoffnungslos'; dies kann jedoch nur durch die genaue Überprüfung der Wechselbeziehung zwischen radiesthetischer Ablesung und klinischem Befund festgestellt werden und betont die Notwendigkeit genauester klinischer Beobachtung des Patienten anstatt der oft üblichen Überwachung aus der Ferne.

Es hat mich interessiert, mich darüber mit dem Arzt eines homöopathischen Krankenhauses zu unterhalten und dabei festzustellen, daß man dort das Gleiche hinsichtlich der Wirkung homöopathischer Behandlung bei Patienten im letzten Stadium chronischer Krankheiten beobachtete.

Wenn ich insgesamt damit recht haben sollte, so haben wir durchaus Anlaß, anzunehmen, daß die radiesthetischen Ablesungen unter gewöhnlichen und normalen Umständen ein *normales* Bild des körperlichen Zustandes ergeben, allerdings aus ganz anderen Gründen, wie die landläufigen Theorien annehmen.

Daraus sind vier bedeutsame Folgerungen zu ziehen:

1. Die medizinische Radiesthesie erhebt unter anderem Anspruch darauf, daß sie in der Lage sei, eine Erkrankung im Entstehen festzustellen, und zwar noch ehe sie sich körperlich manifestiert und ehe sie irgendwelche Symptome zeigt. Dies trifft besonders für *Krebs* zu – vorkrebsartige Erscheinungen können schon lange, ehe sie körperlich in Erscheinung treten, diagnostiziert werden. Der Grund dafür ist offensichtlich der, daß sich der schwebende Zustand zunächst im Ätherleib manifestiert und erst nach einer gewissen Zeitspanne – die ganz beträchtlich sein kann – auch im physischen Leib in Form eines Tumors auftritt.

Lassen Sie mich Ihnen das erklären. In einer Besprechung von Julian *Huxleys* neuem Buch ,Biological Aspects of Cancer' (Biologische Aspekte der Krebsbildung) sagte der Kritiker folgendes: ,Ein bösartiger Tumor tritt als komplexer Entwicklungsprozeß mit dem Ziel der Autonomie auf.' Bei diesem Prozeß stellt Huxley zwei Hauptstadien fest. ‚Während der Periode des ersten Auftretens und sich Entfaltens wird eine ganze Reihe von Nebenerscheinungen ausgelöst, die sich wohl verhindern ließen, aber nicht behandelt werden können, da sich körperlich noch keine Wandlung zeigt und der Krebs zunächst nur latent auftritt.' Vom orthodoxen Standpunkt der Medizin aus gesehen ist diese Feststellung durchaus berechtigt, nicht aber von dem der Radiesthesie, denn 1. kann Krebs schon im Vor-Krebs-Stadium diagnostiziert werden und 2. ist er in dieser Form durchaus zu behandeln und kann völlig ausgeheilt werden, da man den latenten Krebs ganz und gar beseitigen kann. Offensichtlich ist hier die Grundlage für eine wahrhaft *vorbeugende* Medizin gegeben, obwohl der wissenschaftliche Beweis dafür auf einem anderen Blatt steht. Denn zur Zeit gibt es leider noch keinen anderen Beweis für die Vor-Krebs-Diagnose, als daß man dem Krebs erlauben würde, sich zu einem bösartigen Tumor zu entwickeln – und das wäre doch wohl für den Patienten ein schlechter Trost, da dann wahrscheinlich keine Heilung mehr möglich wäre.

Der folgende Fall, der einige ungewöhnliche Züge aufweist, dürfte in diesem Zusammenhang von Interesse sein. Die Patientin zeigte gastrische und andere beunruhigende Symptome, die jeder Behandlung widerstanden. Eine radiesthetische Untersuchung ergab ein ausgesprochenes Vor-Krebs-Magenleiden, was man der Patientin jedoch nicht mitteilte. Sie erhielt die als geeignet angezeigte Behandlung, worauf die Vor- Krebs-Anzeichen verschwanden, obwohl sich der Zustand der Patientin nicht in dem Maße besserte, wie zu erwarten war. Tatsächlich wurde sie sogar rückfällig, obwohl sich die Vor-Krebs-Anzeichen nicht von neuem zeigten. Schließlich, nach vier Monaten, stellte es sich heraus, daß dennoch Anlaß zu einiger Beunruhigung gegeben war, obwohl selbst bei sorgfältigster Untersuchung keine Ursache dafür zu finden war.

Ganz zufällig erwähnte die Patientin jedoch einmal, daß sie vor fünfundzwanzig Jahren mit einer Freundin zusammen einmal eine Zigeuner-Wahrsagerin aufgesucht habe, die ihnen beiden die Zukunft voraussagte. Da hinsichtlich der Freundin alles in Erfüllung gegangen war, machte sich die Patientin jetzt Gedanken über ihr eigenes Schicksal, da die Wahrsagerin ihren Tod im fünfzigsten Lebensjahr vorausgesagt hatte. Ich fragte sie daher, ob sie kurz vor dem fünfzigsten Lebensjahr stände, was sie bejahte. Darauf sagte ich ihr, daß sie trotzdem nichts zu befürchten hätte. Denn die Zigeunerin hätte mit ihrer Prophezeiung recht gehabt, wenn keine anderen Umsände eingetreten wären. So aber hätte sie mich konsultiert, und ich hätte durch Radiesthesie festgestellt, was in ihr vorging und dann den Magenkrebs in einem Stadium behandelt, in dem er noch zu behandeln war. Damit hatte ich ihr zukünftiges Geschick verändert, so daß die Prophezeiung nun nicht mehr zutraf. Seit dieser Zeit – es ist jetzt vier Jahre her – hat sie sich nie wieder an die Vergangenheit erinnert und erfreut sich momentan der besten Gesundheit.

Lassen Sie mich noch ein weiterse Beispiel für eine vorklinische Diagnose geben. Im Verlauf einer routinemäßigen radiesthetischen Kontrolluntersuchung lief der Bericht ein, daß bei meiner Frau ein ernster Befund von Mikrokokkus Catarrhalis festgestellt wurde und sie demnach eigentlich an einer akuten Erkrankung der oberen Atemwege leiden mußte. Dennoch fühlte sie sich wohl, ohne daß auch nur der Verdacht einer Erkältung vorlag, während ich selbst ständig Halsschmerzen und Husten hatte. Ob vielleicht die Bluttropfen verwechselt worden waren? Oder traf die Diagnose überhaupt nicht zu? Sechsunddreißig Stunden später begann meine Frau jedoch alle Symptome zu zeigen, die bei einer derartigen Infektion auftreten können. Die ursprünglich angezeigte Behandlungsweise hätte wahrscheinlich den Anfall von vornherein verhindert, wenn sie rechtzeitig damit begonnen hätte. Als sie die Mittel jetzt einnahm, wurde der akute Zustand schnellstens beseitigt.

Dieses frühzeitige Erkennen der ersten Vorstadien ist wahrscheinlich auch die Erklärung für eine weitere Schwierigkeit in der radiesthetischen Praxis, in der die radiesthetischen Befunde zuweilen einen ernsten und alarmierenden Zustand angeben, während klinisch nichts körperliches Belastendes diagnostiziert wird. Ein Beispiel dafür bot ein Fall, bei dem der radiesthetische Befund annehmen ließ, daß ein ernstes und kritisches Gehirnleiden vorläge, während die äußerst sorgfältige klinische Untersuchung nicht das geringste ergab. Man dürfte daher zunächst nicht geneigt sein, die radiesthetische Ablesung für voll zu nehmen. Trotzdem finde ich, sollte man nach dem bisher Erläuterten diesen Fall als zusätzliches Beispiel dafür nehmen, daß es sich hier um Feststellungen des ätherisch seelischen Zustandes handelt, der angibt, was sich in Zukunft körperlich ereignen wird, wenn man den ätherisch seelischen Zustand nicht ausheilt.

Zweitens ergibt sich hier zum ersten Mal in der Geschichte eine Möglichkeit, den Krankheiten zu Leibe zu rücken, die durch schädliche Bodenausdünstungen (Miasmen) entstanden sind, und die die Menschheit seit dem Sündenfall in Form verschiedener chronischer Krankheiten quälen und plagen, denn diese Miasmen sind tatsächlich der Hauptanlaß für alle chronischen Krankheiten.*

Da die Miasmen erblich sind, war es bisher unmöglich, mit ihnen fertig zu werden, weil der Erbgang seelisch und nicht physisch bedingt ist, obwohl in jedem Individuum die seelischen Miasmen physisch als eine Abweichung des Proteins auftreten. Dies ist auch der Grund, warum McDonaghs Ganzheitstheorie der Krankheit sowohl diagnostisch wie auch therapeutisch derartig auffällige Ergebnisse erzielte, falls sie radiesthetisch gesteuert und kontrolliert wurde.

Die Radiesthesie hat es nunmehr ermöglicht, diese seelischen Miasmen zu entdecken und zu behandeln, indem man ihre physische Manifestation im Protein verhindert, vorausgesetzt natürlich, daß der pathologische Zustand nicht hoffnungslos ist.

* s. 13. Kap.

Man kann gar nicht genug betonen, wie bedeutsam diese Heilmöglichkeit für die Menschheit wäre, falls sie sich auf breitester Basis verwirklichen ließe. Denn zum mindesten wäre es theoretisch möglich, schon im Kindesalter die Miasmen an der Wurzel zu entdecken und aufs gründlichtse zu behandeln und sie so vollständig zu beseitigen. Dadurch würde andererseits die seelische Kettenreaktion unterbrochen und eine krankheitsfreie Menschheit könnte sich entwickeln, soweit es sich wenigstens um ererbte Krankheitsdispositionen handelt.

Drittens könnte man offensichtlich diese Entdeckungen auch für nicht-medizinische Gebiete anwenden, wie man es tatsächlich bei der historischen Forschung versuchte. Ein Radiesthetiker arbeitete mit einem Historiker zusammen und erforschte mittels der F-und-A-Technik eine unaufgeklärte geschichtliche Periode, wobei anscheinend staunenswerte Ergebnisse erzielt wurden, falls die sehr günstige Beurteilung durch die kompetentesten Fachkreise ein Beweis sein kann.

Um diese Art Dinge zu erklären, muß man notgedrungen annehmen, daß die okkulte Überlieferung mit ihrer Behauptung recht hat, daß alle Ergebnisse als ‚Bilder‘ auf der seelischen Ebene aufgezeichnet werden, was etwa einer Art unvergänglicher Bandaufnahmen aller vergangenen Geschehnisse der Weltgeschichte gleichkäme. Traditionsgemäß soll diese Aufzeichnung in der Seelenwelt stattfinden, weshalb sie dem Radiesthetiker unter geeigneten Voraussetzungen zugänglich sein dürften.

Nebenbei möchte ich erwähnen, daß materielle Aufzeichnung in früheren Zeiten überflüssig waren, weil damals den Eingeweihten diese besondere Art der Aufzeichnung geläufig war. Erst als der Mensch der Materie zutiefst versklavt wurde und das Hellseherische dadurch verloren ging, wurden schriftliche Aufzeichnungen eine Selbstverständlichkeit – und damit begann das sogenannte historische Zeitalter der Menschheit.

Ich möchte außerdem darauf hinweisen, daß diese Methode oder Technik (falls die wesentlichen Vorbedingungen beachtet werden) über unbegrenzte Möglichkeiten auch auf anderen Forschungsgebieten verfügt, so beispielsweise der Landwirtschaft. Sie wurde jedoch bisher derartig vernachläßigt, daß, nach einem Ausspruch W. O. *Woods*, das Ergebnis, geradezu paradox ist. Denn die Gesetze, nach denen die Pendler und Rutengänger forschen, sind anderen Forschern bereits bekannt, die sich ihrerseits bemühen, sie zu beweisen, während die Pendler und Rutengänger durchaus die Möglichkeit besäßen, ihren Nachweis zu führen, dafür aber anscheinend heutzutage die Gesetze selbst nicht zu erkennen vermögen.'

Viertens sollte es jetzt möglich sein, sich eine Vorstellung von dem zu machen, was man unter der radiesthetischen Begabung versteht. Da es weder körperliche noch seelische Ausstrahlungen sind, wie ich bereits darlegte, fragt es sich, was es sonst sein könnte. Meines Erachtens dürfte es naheliegen, die seelischen Grundformen der Bildkräfte zu verstehen, von denen in den letzten beiden Kapiteln die Rede war. Demjenigen, der sich diese Auffassungen nicht ohne weiteres zu eigen machen kann, glaube ich durch einen Vergleich mit dem Fernsehen helfen zu können, das eine echte Analogie bildet. Denn, wie wir alle wissen, entsteht das Fernsehbild oder die Sendeform durch ein Abtastverfahren, genau wie die Erzeugung eines Bildes im Elektronenmikroskop. In ähnlicher Weise sollte man sich die Entstehung des radiesthetischen Befundes (das heißt des Bildes oder der Grundform) vorstellen und zwar durch eine Art seelisches Abtasten. Diese Grundform kann sich durch eine Zahlenreihe ergeben wie bei den Drownschen oder de la Warrschen ‚Zahlenverhältnissen' (rates) wobei entweder von einer in Linien oder in Graden angegebenen Norm ausgegangen wird – die übliche Mitteilungsform der meisten Pendler– oder aber von effektiven Grundformen, die den Zustand der Ganzheit oder Gesundheit des Menschen symbolisieren sollen.

Wem auch dies Schwierigkeiten macht, da es so gänzlich andersartig ist als die anatomische oder physiologische Darstellung des Menschen, möchte ich zum Verständnis auf die modernen Kunstrichtungen wie den Kubismus und Surrealismus hinweisen. Es kann sehr wohl vorkommen, daß ein surrealistisches Bild des Menschen tatsächlich ein unbeholfener Versuch ist, die seelische Grundform der Bildekräfte, die hinter dem physischen Leib verborgen sind, bildnerisch darzustellen. Auch die Formeln der modernen Chemie und besonders die bildhaften Symbole der chemischen Verbindungen verschiedenster Substanzen könnten uns für das Verständnis von Nutzen sein, wenn uns auch die Gleichung H_2O gleich Wasser so vertraut ist, daß uns hier gar nichts Merkwürdiges mehr auffällt.

Ich halte diesen Gedanken für wert, daß man mehr darüber nachdenkt, besonders da die Wissenschaft der Radiestesie nicht dadurch gefördert wurde, daß man sie mit den Ausdrücken der modernen Physik erklärte. Ich glaube, daß man gerade durch die zahlreichen diesbezüglichen Versuche das verdunkelt, was möglicherweise die wahre Erklärung sein dürfte. Auf jeden Fall brachten sie uns auf eine völlig falsche Fährte und haben kaum mehr als Verwirung gestiftet. Dies trifft meines Erachtens besonders für die Radioniker, sowie die Anhänger der Einsteinschen Einheitlichen Feldtheorie zu, wonach ein allgemein befürworteter Versuch unternommen wurde, alle radiesthetischen Phänomene durch Ausdrücke der modernen Physik zu erklären – was übrigens wenig Erfolg hatte.

Lassen Sie uns nunmehr auf die radiesthetische Begabung und ihren Funktionsmechanismus zurückkommen. Aus allem, was ich bisher erwähnte, geht klar hervor, daß die Leistungsfähigkeit und Zuverläßigkeit dieser Begabung, das heißt die Glaubwürdigkeit ihrer Befunde, unbedingt stichhaltig sein muß, falls sie als Instrument für die Erforschung des übersinnlichen Reiches in Frage kommen sollte, wie ich zu behaupten wagte. Durch welche Umstände und Faktoren ist dies jedoch gerechtfertigt?

Zunächst einmal durch die Begabung selbst: Für mich ist diese Begabung eine Gabe Gottes, genau wie jede andere, sei es auf sportlichem, musikalischem oder künstlerischem Gebiet. Bis zu einem gewissen Grad besitzen sie viele, doch nur wenige meistern sie wirklich. Allerdings kann diese natürliche Begabung – die durchschnittliche wie auch die außergewöhnliche – trainiert und weiterentwickelt werden. Dies geschieht durch direktes Training oder durch die Demonstrationen eines Experten oder auch durch das Studium der vielerlei Textbücher, die die verschiedenen Techniken beschreiben und erklären. Sobald man einen gewissen Grad der Geläufigkeit erreicht hat, hängt meines Erachtens die weitere Steigerung der Zuverlässigkeit von drei wesentlichen Faktoren ab:

1. Es ist wichtig, daß der Radiesthetiker bei vollem Bewußtsein arbeitet. Bei dem augenblicklichen Entwicklungsstand in der ganzen Welt wäre es verhängnivoll, wenn dabei irgendwelche Trance- oder halbbewußte Zustände auftreten würden: man muß unbedingt vollwach und wahrnehmungsfähig bleiben. Das schließt jede Art von Spiritismus oder in Trance versetzte Medien aus, denn auf der Suche nach der Wahrheit könnte dies nur von Unheil sein. Sobald man auf volles Bewußtsein verzichtet, bietet man den Geistern mehr oder minder die Möglichkeit, von ihnen besessen zu werden oder öffnet andererseits Irrtümern und Lügen Tor und Tür. Der Pendler oder Rutengänger *muß* daher während der ganzen Zeit unter der Kontrolle des vollen Bewußtsein arbeiten, obwohl seine radiesthetische Gabe im Unterbewußtsein funktioniert.

2. Man muß die richtigen Fragen stellen. Dies ist von überragender Bedeutung, da jede radiesthetische Betätigung – selbst das Aufspüren von Wasseradern – im wesentlichen auf der korrekten Fragestellung beruht. Wenn wir richtige Antworten haben wollen, müssen wir zunächst einmal richtige Fragen stellen, die einerseits – wie meistens beim Was-

seraufspüren – nicht formuliert und auch nicht ausgesprochen zu werden brauchen, aber andererseits – wie bei der F-und-A-Technik – genau spezifiziert und laut genannt werden müssen.

Um die richtigen Fragen stellen zu können, bedarf es echter Kenntnisse und Erfahrungen auf dem zu erforschenden Gebiet. Handelt es sich beispielsweise um Wasseraufspüren, so muß er unbedingt etwas von Geologie, Mineralogie und Hydrologie verstehen. Hinsichtlich landwirtschaftlicher Probleme sind handfeste Kenntnisse der Theorie und besonders der Praxis der Bodenbestellung notwendig, ergänzt durch Umweltforschung und Kenntnisse in Tierzucht, Saatenfolge und Bodenbeschaffenheit usw. Bei der Krankenheilung müssen gründliche medizinische Kenntnisse vorausgesetzt werden, wobei eine volle ärztliche Ausbildung von unschätzbarem Wert ist. Ich halte dies sogar für den Grund, warum ein qualifizierter Arzt bei radiesthetischer Begabung mit zusätzlichem Wissen und Aufgeschlossenheit für das rein Geistige bessere Ergebnisse erzielt als andere.

Es kommt auf die korrekte Anwendung des intellektuellen Wissens an, das eine Quelle von Tatsachen und Informationen sein sollte, aus der der Intellekt Material schöpfen kann, um damit die richtigen Fragen zu formulieren. Darüber hinaus muß man außerdem die Fähigkeit zum Reflektieren besitzen und in der Lage sein, jedes Problem mit der notwendigen Muße, Gedankenschärfe und sorgfältigem Abwägen bis in alle Einzelheiten auszuleuchten und präzis zu formulieren. Das Vorhandensein der radiesthetischen Begabung ist keine Entschuldigung für mangelnde Tatsachenkenntnisse oder intellektuelle Bequemlichkeit.

Nebenbei möchte ich bemerken, daß dies meines Erachtens die Erklärung dafür ist, warum es den verschiedenen Radiesthetikern so schwerfällt, auf ein bestimmtes Problem die gleiche Antwort zu finden. Da es keine zwei gleiche Menschen gibt, deren Denken genau gleich verläuft, stellen sie natürlich auch verschieden formulierte Fragen und erhalten darauf verschiedenartige Antworten. Denn wenn es möglich wäre, die gleichen Fragen zu stellen, würde man auch die gleichen Antworten bekommen.

Dies berücksichtigt jedoch nur die reflektierende Seite des Denkens, während Aristoteles vor zweitausenddreihundert Jahren den Gedankenablauf vorwiegend als etwas Schöpferisches bezeichnete, wobei das Reflektieren erst an zweiter Stelle kam. Diesen schöpferischen Gesichtspunkt haben wir heutzutage fas völlig vergessen, obwohl er gerade für das zur Diskussion stehende Gebiet von größter Bedeutung ist.

Canon *Shepherd* sagt folgendes in seinem Buch 'A Scientist of the Invisible' (Ein Wissenschaftler des Unsichtbaren), als er über Rudolf Steiners Einfluß auf das Denken spricht: ‚Er selbst (Steiner) fand im Denken auf Grund seiner unmittelbaren Erfahrung den Zugang zu der Erfassung der geistigen Welt. Er hatte durch die Entwicklung eines von den Sinnen befreiten Denkens das einzigartige Mittel entdeckt, durch das er seine Erfahrungen auf den verschiedenen Ebenen (Welten) der übersinnlichen Kenntnisse begreifen und miteinander verknüpfen konnte und außerdem auf jeder Ebene (Welt) *bewußtes rationales Urteilen* anzuwenden vermochte. Ferner hatte er durch die Entdeckung der neuen Kräfte und Möglichkeiten des Denkens als Hilfsmittel der Erkenntnis gleichzeitig eine Funktion wiedergefunden, die dem Menschen völlig verloren gegangen war. Er hatte festgestellt, daß sie in den schöpferischen Bildekräften des menschlichen Lebens – sowohl in der geistigen wie auch in der körperlichen Welt – wirksam waren, und daß diese schöpferischen Funktionen als etwas Selbständiges viel ursprünglicher waren, als wenn sie als Hilfsmittel des menschlichen Wissens auftreten.'

Ich möchte diese Dinge hier nicht weiter verfolgen, da das Thema zu umfassend ist und hier nur gestreift werden kann. Es erhellt jedoch durchaus die künftige Aufgabe, die darin besteht, die Kräfte des Denkens von der Versklavung durch die Sinneseindrücke zu befreien und sie zu direkter Wahrnehmung der übersinnlichen Wirklichkeit zu erziehen, also den Schritt vom materialistischen zum geistigen Denken zu vollziehen. Das ist genau das, was Steiner unter der ‚Spiritualisierung des Denkens'* verstand.

Hier noch eine weitere Stelle aus Canon Shepherds Buch: ‚Vor zweitausend Jahren weihte Christus den empfindsamen und aufgeschlossenen Menschen in den Glauben an die geistige Welt und die Wirklichkeit des geistigen Schicksals des Menschen ein und ermöglichte so die Entwicklung seines Ego-Bewußtsein, sowie die Entfaltung der Macht seiner Gedanken. Heutzutage würde er ihm die Zurückgewinnung klarer Erkenntnisse und des Verständnisses des wahren geistigen Erbes vermitteln, indem er seinem Denken den direkten Kontakt mit dem Geistigen erschlösse. Die Erlösung des menschlichen Denkens ist die Krönung der geistigen Einweihung des Menschen durch Jesus Christus.'

3. Dies bringt mich zu dem letzten Punkt: Wie läßt sich der an sich unvermeidliche Irrtum im menschlichen Denken umgehen? – ein Postulat, das gerade die Befreiung des Denkens so notwendig macht!

Lassen Sie mich ganz einfach gestehen, daß dies meiner Ansicht nach nur durch Christus und seine Erlöserkraft möglich ist, so wie sie sich uns in dem tiefen Mysterium von Golgatha offenbart.

Es mag seltsam sein, am Schluß einer Untersuchung, die sich bemüht, streng wissenschaftlich vorzugehen, eine solche Note anzuschlagen. Aber vielleicht erinnern Sie sich, daß ich bereits früher sagte, daß die Radiesthesie in ihrer modernen Form weitgehendst das Werk französischer Priester sei. Ich möchte diese Tatsache nicht als reinen Zufall ansehen, sondern halte sie für sehr bedeutsam. Diese Priester verfügten über zweierlei Positives: Sie bemühten sich, Christus zum Mittelpunkt ihres Lebens zu machen und hatten außerdem Zeit und Muße zum schöpferischen Denken – das

---

* Rudolf Steiner 'Die Spiritualisierung des Denkens', drei Steiner-Vorträge, Pfingsten 1920, Dornach (1. Thomas und Augustin; 2. Das Wesentliche des Thomismus; 3. Der Thomismus heutzutage. D. Übersetzer).

Ergebnis war die Radiesthesie, woraus wir eine Lehre ziehen sollten.

Das gesamte menschliche Denken ist seit dem Sündenfall dem Irrtum und der Lüge ausgeliefert. Wir können uns daher in diesem materialistischen Zeitalter nur durch den Geist der Wahrheit vor Trugschlüssen und destruktivem Denken bewahren. Ist jedoch die Wissenschaft identisch mit dem Forschen nach Wahrheit, so glaube ich wörtlich, daß Christus – der Weg, die Wahrheit und das Leben – eine wissenschaftliche Notwendigkeit ist, was auch für eine so bescheidene Wissenschaft wie die Radiesthesie zutrifft, so seltsam es auch klingen mag.

‚Sondern was töricht ist vor der Welt, das hat Gott erwählt, daß er die Weisen zu Schanden mache; und was schwach ist vor der Welt, das hat Gott erwählt, daß er zu Schanden mache, was stark ist.

Und das Unedle vor der Welt und das Verachtete hat Gott erwählt und das da nichts ist, daß er zunichte mache, was etwas ist.'

In den Augen der Welt ist die Radiesthesie etwa im Vergleich zur nuklearen oder Astro-Physik oder der Atomforschung etwas ganz Unbedeutendes, und trotzdem kann sie uns – wie ich mich zu zeigen bemühte – bei richtigem Verständnis das Tor zu den Mysterien der diesseitigen und jenseitigen Welt öffnen. Sie kann uns die Wahrheit enthüllen, soweit sie unser begrenzter Verstand erfassen kann, so daß ‚wieder einmal ein Zipfel des Schleiers gelüftet wurde', wie es heißt.

Das folgende Zitat ist aus Rudolf Steiners Buch ‚Wahrheit und Irrtum in der geistigen Forschung', das 1924 geschrieben wurde.

‚Wir stehen ungefähr in der äußeren Welt in jenem Zeitalter, wo man so verachtet das Spirituelle, wie in den alten Zeiten das Materielle von denjenigen verachtet wurde, denen das Spirituelle selbstverständlich war.

Wir müssen uns hineinleben in die Zeiten, wo wir wieder imstande ein werden, neben dem, was Astronomen, Astro-

physiker, was Zoologen und Biologen lehren, dasjenige aufzunehmen, was die spirituelle Erkenntnis an geistigen We-
sensinhalten gibt.

Diese Zeit ist gekommen. Dieser Zeit muß der Mensch
entgegenleben, wenn er seine Aufgaben lösen will, wenn er
wiederum zur religiösen Kunst, zur Heilkunde und so weiter
kommen will.

So wie in alten Zeiten der Spiritualismus geleuchtet hat
unter den Menschen, das Materielle aber verachtet worden
ist, und dann ein Zeitalter gekommen ist, wo man die materielle Erkenntnis aufgenommen hat, die dann groß geworden ist und die Spiritualität verdrängt hat – und so wie
man also in einem Irrtum in alten Zeiten mit dem Spirituellen allein gelebt und die äußere Welt verachtet hat, und
so, wie man in der Zeit, als man das Materielle schätzte,
irrtümlicherweise den Spiritualismus verachtet hat, so muß
jetzt eine Zeit kommen, wo man von der umfassenden und
wunderbaren Erkenntnis der äußeren Welt wiederum zu
einem neuen Mysterienwissen kommen muß ... Wir müssen
wiederum zu solcher Spiritualität kommen durch ein neues,
religiöses, vertieftes künstlerisches Gestalten, durch ein
neues, in das Menschenwesen eindringendes Geisteswissen,
durch Heilpraxis und so weiter.'

Ich bin zutiefst davon überzeugt, daß es auf Grund der
radiesthetischen Befähigung das Vorrecht der Radiesthesie
ist, ihren ganz speziellen und in mancher Hinsicht einzigartigen Beitrag zu der erneuerten Vereinigung von materieller und geistiger Wissenschaft zu liefern und ebenso zu der
Wiederherstellung der Einheit von Vorstellung und Wirklichkeit, von Fühlen und Denken, wie es die Aufgabe unserer Zeit verlangt.

Anmerkung: Angesichts der Tatsache, daß das Verständnis der
Bedeutung von ‚ätherisch' und ‚Ätherleib' allen, die nicht mit den
okkulten Ausdrücken vertraut sind, Schwierigkeiten bereiten
wird, verweise ich die Leser auf die klare und einleuchtende Darstellung von Dr. H. *Poppelbaum*, ‚Idee und Wirklichkeit des
Ätherleibes'.

FÜNFZEHNTES KAPITEL

DIE NEUE MEDIZINISCHE WISSENSCHAFT

Leser von *Bunyans* großer Allegorie ‚Pilgrim's Progress' (‚Die Pilgerfahrt', Bunyan lebte 1628–88. D. Übersetzer) werden sich daran erinnern, wie Christian nach vielerlei Schwierigkeiten und Wechselfällen im ‚Haus des Deuters' anlangte, wo man ihm Zeit ließ, über seine bisherige Pilgerfahrt nachzudenken, wodurch ihm vieles klar wurde, was ihm bisher auf der Wanderung dunkel geblieben war.

Ich habe das Gefühl, als ob auch wir auf unserer gemeinsamen Suche nach der Wahrheit an einem solchen Punkt angekommen sind. Natürlich ist dies keineswegs das Ende unserer Pilgerfahrt, im Gegenteil, in vieler Hinsicht fängt es hier erst an. Dieses Abschlußkapitel ist jedoch die geeignete Stelle, um noch einmal über die zurückgelegte Strecke nachzudenken, ihre Bedeutung richtig einzuschätzen um festzustellen, inwieweit unsere Kenntnisse vertieft wurden und unser Wissen und unsere Einsicht zunahm in bezug auf das Wesen übersinnlicher Bereiche, zu denen der Mensch nach Ernst Lehrs treffender Formulierug nicht ‚als Fremder' gelangt.

Lassen Sie uns also noch einmal die Lage überblicken. Angeregt durch den unaufhaltsamen wissenschaftlichen Fortschritt ist die moderne Medizin auf allen Gebieten auffallend vorangekommen. Die jüngsten Forschungen auf dem Gebiet der organischen Chemie haben zum Beispiel eine Unmenge neuer wirksamer Heilmittel geschaffen, durch die fast jeder Krankheitszustand beeinflußt werden kann, sogar die Geistes- und Gemütskrankheiten. Die neuen Techniken in der medizinischen Diagnose, einschließlich der radioaktiven Isotopen, versetzten uns in die Lage, nahezu jeden

Teil des Körpers zu untersuchen, und die neuesten Errungenschaften der nuklearen Physik wurden ausgenutzt, um die Kräfte der nuklearen Spaltung für die Heilung von Krankheiten zu verwenden. In der Chirurgie ist heutzutage praktisch jeder Teil des Körpers dem Messer des Meisters zugängig, so daß Operationen durchgeführt werden, die man selbst noch vor zehn Jahren für ausgeschlossen hielt.

Dennoch besteht in diesem sogenannten ‚Goldenen Zeitalter der Medizin' der furchbare Verdacht, daß sich keineswegs alles zum besten verhält. Denn anscheinend sehen wir uns einem verwirrenden Widerspruch gegenüber gestellt: Je mehr wir nach der Gesundheit trachten, desto weniger wird sie uns zuteil. Wir sprechen ständig über die Gesundheit und tauschen trotzdem die Krankheit dafür ein. Das geht so weit, daß wir tatsächlich die Krankheit meinen, wenn wir das Wort ‚Gesundheit' gebrauchen, wie zum Beispiel bei dem ‚National Health Service' (Brit. Nationaler Gesundheitsdienst).

Die Krankheit scheint in einer beinahe furchterregenden Weise ein Hydra mit ständig nachwachsenden Köpfen zu sein. Kaum haben wir eine Krankheit ausgemerzt, so tauschen wir eine andere dafür ein, wobei die neuen für gewöhlich noch schwieriger zu bekämpfen sind als die bisherigen.

So sind wir im wesentlichen Herr der ansteckenden Fieberkrankheiten geworden. Dafür aber werden wir heutzutage von Krankheiten geplagt, die das Zentral-Nervensystem angreifen, wie zum Beispiel die *Poliomyelitis* (Kinderlähmung) oder die *Systemerkrankungen,* so daß in England über fünfeinhalb Millionen Menschen, das heißt vierzehn Prozent der Bevölkerung, irgendwie an schwerem Rheuma oder Arthritis leiden.

Wir verringern die Säuglingssterblichkeit und werden dafür durch *Herzgefäßleiden* im mittleren Lebensabschnitt bedroht, ganz besonders aber von der tödlichen Kranzgefäßerkrankung. Daher sagte eine medizinische Autorität vor kurzem, ‚Es ist höchst bedauerlich für einen Menschen, in der Blüte seines Lebens und auf der Höhe seiner Schaffenskraft zu stehen und dann plötzlich durch eine Herzattacke oder einen Herzschlag getroffen zu werden.'

Wir haben das Auftreten der Tuberkulose gewaltig eingedämmt, dafür aber die immer häufigeren Krebskrankheiten eingetauscht, besonders in ihrer erschütterndsten Form, dem Lungenkrebs.

Obwohl wir die psychiatrische Behandlung in einem noch nie dagewesenen Umfang in Anspruch nehmen, haben wir doch ständig mehr Geistes- und Gemütskranke, so daß in England jeder zwanzigste davon betroffen wird.

Wir wurden allmählich der bakteriellen Ansteckungskrankheiten Herr, aber werden dafür durch neue und hartnäckige *Virusinfektionen* geplagt.

Es setzte eine Propagandaflutwelle für die moderne gesunde Ernährung ein, obwohl wir dabei ganz die Tatsache übersahen, daß unsere Nahrung noch nie so künstlich aufbereitet, so verfälscht, so mineral- und vitaminlos oder – um einen volkstümlichen Ausdruck zu gebrauchen – so vermanscht gewesen ist wie heutzutage. Die Frage dürfte tatsächlich berechtigt sein, ob eine direkte Verbindung zwischen der modernen Zivilisationsernährung und dem augenblicklich gewaltigen Ansteigen von Kriminalität und sittlicher Degeneration besteht, eine Verbindung, die nach Weston *Price** geradewegs auf schlechte und falsche Ernährung in der embryonalen Zeit zurückzuführen ist, und die sich durch richtige Ernährung wieder wettmachen ließe.

Noch nie verstanden wir soviel von der Krankheit und den pathologischen Bedingungen wie jetzt – und noch nie so wenig von Gesundheit und Vollwertigkeit.

Die moderne medizinische Wissenschaft befindet sich tatsächlich in einem Circulus vitiosus, dem sie erst dann entrinnen kann, wenn sie auf die rein materialistische Zielsetzung verzichtet.

---

* Siehe seinen umfangreichen Bericht über seine praktische Forschungsarbeit in: 'Nutrition and Physical Degeneration' (Ernährung und körperliche Degeneration).

Um aus dieser Sackgasse wieder herauszukommen, ist es notwendig, sich an den Gedanken zu gewöhnen, daß es tatsächlich gewisse Kräfte hinter den Manifestationen der Materie gibt. Es sind Kräfte, denen wir unter dem Sammelnamen der Vis Medicatrix Naturae durch die Jahrhunderte bis zu unserer Zeit allerorts in den mannigfaltigsten Formen und unter den verschiedensten Bezeichnungen nachgegangen sind, bis wir ihre wahre Natur durch Rudolf Steiners Begriff von den ätherischen, astralen und Ego-Bildekräften erklärt fanden.

Wir sahen, wie für den modernen Menschen und vor allem den Wissenschaftler die Schwierigkeit darin besteht, die Existenz dieser übersinnlichen Kräfte anzuerkennen, da es dazu einer neuen Denkweise bedarf, die Dr. Reich mit dem Ausdruck ‚funktionelles Denken' bezeichnete. Aber selbst wenn dem modernen Menschen diese Umstellung gelingt, so fehlt ihm dennoch das körperliche Sinneswerkzeug, mit dem er diese übersinnlichen Kräfte erfassen könnte, und deshalb glaubt er trotzdem, daß sie nicht vorhanden sind.

In dieser durchaus realen Schwierigkeit sahen wir, wie uns die radiesthetische Befähigung zu Hilfe kam und uns ganz neue Gebiete des Denkens und Handelns erschloß. Sie ermöglichte uns, uns die Gesundheit als eine zwischen den materiellen und übersinnlichen Kräften ausbalancierte Grundform vorzustellen, während wir uns die Krankheit als eine Gleichgewichtsstörung denken müssen, die entweder durch ein Übermaß oder einen Mangel (auf Grund von Blockierungen) oder durch die Verzerrung der beteiligten Kräfte entstand. Diese Gleichgewichtsstörungen sind sogar in Plus- und Minusgraden als Abweichungen von der Norm (das heißt der Gesundheit) meßbar.

Dies ist die Aufgabe der neuen ärztlichen Kunst und Wissenschaft der medizinischen Radiesthesie.

Durch sie haben wir zum erstenmal die Möglichkeit, tatsächlich medizinisch vorbeugend zu wirken. Denn dank ihrer können wir jetzt Abweichungen von der Norm bereits dann feststellen, wenn sie noch nicht körperlich in Erscheinung getreten und noch durchaus heilbar sind. Haben sie sich jedoch erst einmal zu der Grundform gewandelt, die wir unter dem Begriff der pathologischen Erkrankung kennen, ist eine Heilung häufig ausgeschlossen. Daraus ergäbe sich für die Praxis die Forderung, den Zustand der relativ harmonischen und normalen Ausgeglichenheit des Körpers als Ganzem auf allen Ebenen zu erhalten, wie ich es in meinem Buch ‚Health Abounding' (Das Füllhorn der Gesundheit) als die ideale Auffassung von der Aufgabe der Medizin bezeichnete.

Da dies jedoch gerade die eigentliche Sphäre der Radiesthesie ist, kann sie uns heutzutage von unschätzbarem Wert sein bei der Feststellung der Grundursache oder auch der verschiedenen Ursachen, die sich hinter sovielen unheilbaren und chronischen Krankheiten verbergen. Es handelt sich dabei um Ursachen, die sich durch keine anderen diagnostischen Mitteln erkennen lassen. Sie kann uns ferner zu der richtigen Behandlung verhelfen, die der Beseitigung dieser wesentlichen Ursachen dient. Ob sich dadurch auch der körperliche Normalzustand stets wieder herstellen läßt, ist eine andere Frage, da der pathologische Prozeß schon so weit fortgeschritten sein kann, daß eine Umkehr und Kontrolle der ätherischen Bildekräfte höchstens durch ein Wunder möglich wäre und nur noch die Chirurgie gewisse Erleichterungen zu verschaffen mag. Immerhin läßt sich nie mit Sicherheit sagen, wann dieser Punkt erreicht wurde, und deshalb lohnt es sich jederzeit, die Radiesthesie in Anspruch zu nehmen.

Für eine derartige Behandlung stehen, wie der Leser weiß, eine große Anzahl therapeutischer Möglichkeiten zur Verfügung, wie ich es in den vorhergehenden Kapiteln beschrieb, besonders in denjenigen, in denen es mir auf die ‚Einheit' (der materiellen und geistigen Kräfte. Der Übersetzer) ankam.* Alle bedienen sich übereinstimmend der

* Siehe Kapitel 8 und Kapitel 13

Vis Medicatrix Naturae, wenn auch mit verschiedenen Methoden, die insgesamt in der neuen Medizin ihren Platz fanden.

Dies bezieht sich besonders auf die *Homöopathie*. Nachdem der geniale Hahnemann der Welt diese großartige therapeutische Nahrung schenkte, spielt die Homöopathie seit zirka einhundertfünfig Jahren in der Medizin eine Art Aschenbrödelrolle. Zu keiner Zeit wurde sie allgemein anerkannt und heutzutage sogar noch weniger als früher. Dies beruht zum großen Teil darauf, daß man ihren speziellen Beitrag niemals richtig erkannt hat. Nunmehr dürfte es jedoch klar und deutlich sein, daß die Wirkung der homöopathischen Medizinen auf der spezifischen ‚Vital-Essenz' beruht – der Vis Medicatrix jedes einzelnen Heilmittels, das durch die Potenzierung (das heißt das Schütteln und Verdünnen) mehr oder weniger von dem materiellen Anteil befreit wurde.

Wenn jetzt mit Hilfe der Radiesthesie zusätzlich eine genauere Präzisierung und Kontrolle der Heilmittel und ihrer Potenzierung möglich ist, kann die Homöopathie zu einer ebensolchen Wissenschaft werden, wie es die medizinische Kunst bisher war. Dies vermag jedoch unter Umständen zu einer völligen Revolutionierung der gesamten medizinischen Therapeutik zu führen, was für die leidende Menschheit ein unschätzbarer Vorteil wäre, ganz besonders für diejenigen, die weit mehr unter den modernen Medizinen als unter ihrer Krankheit zu leiden haben.

Die moderne materialistische Medizin, deren Stärke die physische und die pathologische Seite ist, wird noch auf lange Zeit nicht zu entbehren sein, aber sie sollte mehr und mehr durch die radiesthetische Medizin ergänzt werden, die sich mit dem Reich der Bildkräfte beschäftigt, das heißt mit den ursächlichen Faktoren, die in allen Fällen hinter dem rein physischen zu suchen sind. In unserer heutigen Welt ergänzen und erklären sich beide gegenseitig und sind tatsächlich beide notwendig, angesichts des augenblicklichen schwindelerregenden Ausmaßes der erschreckenden Menge von Krankheiten im Boden, in der Pflanzenwelt, im Tierreich und unter den Menschen selber.

Falls die medizinische Radiesthesie ihre wahre vorbeugende Aufgabe ebenso durchzuführen vermag wie ihre Hauptfunktion: die Erhaltung der Gesundheit und Unversehrtheit, und andererseits die materialistische Medizin anerkennt, daß sie nur halbe Arbeit leistet und bisher das Wichtigste übersah, das gerade eine Erklärung für das Ganze liefert – nämlich, daß ,Krankheit', wie Dr. Bach sagte, ,ursprünglich nicht materiell bedingt ist' – wird die wahre Medizin der Zukunft nicht mehr nur eine Hoffnung sein, sondern eine Tatsache.

Diese wahre Medizin wird tatsächlich etwas Neues sein – jedenfalls für unsere Zeit. Die Menschen werden anerkennen, daß die Krankheit des Körpers im Grunde, wie Dr. *Bach* in seiner kleinen Schrift ,You suffer from Yourselves' (Ihr leidet an Euch selber) sagt, ,ein Endprodukt und ein letztes Stadium von etwas viel Tieferliegendem ist. Sie ist ganz und gar das Ergebnis eines Konflikts zwischen dem geistigen und dem sterblichen Selbst. Solange diese beiden in Harmonie auskommen, sind wir vollkommen gesund. Herrscht jedoch zwischen ihnen Uneinigkeit, so ergibt sich daraus das, was wir Krankheit nennen. Die Krankheit strebt daher einzig und allein eine Korrektur an ... denn sie ist ein Mittel, dessen sich unsere Seele bedient, um uns unsere Fehler vor Augen zu führen, sowie uns daran zu hindern, noch größere Irrtümer zu begehen und noch größeres Unheil anzurichten. Sie will uns dagegen auf den Pfad der Wahrheit und des Lichtes zurückführen, von dem wir nie hätten abweichen dürfen.'

Da ich meine wissenschaftlichen Streifzüge mit Dr. Bach und seinen Heilmitteln begann, möchte ich sie auch mit ihm beschließen, besonders da er in dem folgenden Zitat eine gute Zusammenfassung von dem Wesen und dem Wahrheitsgehalt der neuen medizinischen Wissenschaft gibt:

,Der Arzt der Zukunft wird sich nicht so sehr für Pathologie oder pathologische Anatomie interessieren, da sein Studium den Bedingungen der Gesundheit gilt. Die Prognose der Krankheit wird nicht länger von den physischen Anzeichen und Symptomen abhängen, sondern von der Fähigkeit des Patienten, seine Fehler wiedergutzumachen und eine neue Harmonie mit seinem geistigen Sein anzustreben.

Die Behandlung wird dem Patienten im wesentlichen viererlei vermitteln: ersten: *Frieden;* zweitens: *Hoffnung;* drittens: *Freude* und viertens: *Glauben.* Seine ganze Umgebung ist darauf abzustimmen. Man muß den Patienten mit einer Atmosphäre von Gesundheit und Vitalität umgeben und ihn so zur Genesung ermutigen und in ihm dadurch den Wunsch erwecken, ein Leben zu führen, das eine größere Übereinstimmung mit den Forderungen der Seele zeigt als bisher.

Außerdem wird man ihm diese vorzüglichen Medizinen verabreichen, die als ein Gottesgeschenk reich mit Heilkraft ausgestattet sind. Sie sollen dem Licht der Seele Zutritt verschaffen, damit der Patient von ihrer Heilwirkung durchtränkt wird.

Dank der Wirkung dieser Heilmittel sollen unsere inneren Schwingungen angeregt und die Zugänge zur Aufnahme unseres spirituellen Selbst geöffnet werden, um unser Wesen mit dieser besonderen, uns notwendigen Kraft zu durchtränken und um uns reinzuwaschen von den Fehlern, die uns Leid brachten ... Diese Heilmittel lassen uns genesen, indem sie sich nicht gegen die Krankheit richten, sondern unseren Körper mit den Schwingungen unserer Höheren Natur anreichern, in deren Gegenwart die Krankheit dahinschmilzt wie der Schnee in der Sonne.

Vollkommene Harmonie zwischen Seele, Geist und Körper heißt: Gesund sein!'

Dank der Steigerung der allgemeinen Bewußtseinsebene und des daraus resultierenden stärkeren Gewahrwerdens der übersinnlichen Welt werden wir erkennen, daß Gesundheit und Unversehrtheit geistige Kennzeichen sind. Deshalb wird sich unsere neue Lebenseinstellung voll und ganz nach jenen schöpferischen kosmischen Wahrheiten des Lebens und der Lebensweise richten, die wir bereits zu lange Zeit vernachläßigten, und die wir niemals hätten vergessen dürfen.

Weitere Werke aus dem Origo Verlag

Theodor Burang

TIBETISCHE HEILKUNDE

4. revidierte Auflage. 170 Seiten, kartoniert

DIE KUNST DES HEILENS IM FERNEN OSTEN

Heilverfahren und Heilmittel
2. Auflage. 168 Seiten, kartoniert

Dr. Kurt Trampler

ZIELGERICHTETE HEILKRAFT

Vom Wesen und Wirken geistiger Heilung
5. Auflage. 72 Seiten, kartoniert

Friedrich Weinreb

VOM SINN DES ERKRANKENS

Gesundsein und Krankwerden
2. Auflage. 96 Seiten, kartoniert

Charles Waldemar

JUNG UND GESUND DURCH YOGA

Atme dich gesund
6. Auflage. 198 Seiten, kartoniert

Stewart E. White

DAS UNEINGESCHRÄNKTE WELTALL

Eine «Alphysik» des universalen Bewußtseins
Vorwort von C. G. Jung
3. überarbeitete Auflage. 315 Seiten

Ajit Mookerjee

KUNDALINI

Die Erweckung der Inneren Energie
110 Seiten, 61 Abbildungen, 16 in Farbe, kartoniert

Bruno Goetz

DAS REICH OHNE RAUM

Eine Chronik wunderlicher Begebenheiten
Vorwort von Walter R. Corti. Kommentar von M.L. von Franz.
4. Auflage. 231 Seiten, kartoniert

Vimala Thakar

DIE KRAFT DER STILLE

Selbsterziehung zum meditativen Leben
2. Auflage. 80 Seiten, kartoniert

Sant Kirpal Singh

DAS MYSTERIUM DES TODES

2. überarbeitete Auflage. 131 Seiten, 1 Bildnis, kartoniert

MEDITATIONS-SUTRAS
DES MAHAYANA-BUDDHISMUS

Herausgegeben von Raoul von Muralt.
Vorwort von Lama Anagarika Govinda

Band 1: Diamant-Sutra. Vertrauenserweckung.
Dhyana für Anfänger
3. Auflage. 341 Seiten, kartoniert

Band 2: Die Lehre des Huang Po vom Universalbewußtsein.
Dialoge des Huang Po mit seinen Schülern.
Der Weg der blitzartigen Erleuchtung von Hui Hai.
3. Auflage. 183 Seiten, kartoniert

Band 3: Wei-Lang, Sutra des sechsten Patriarchen.
2. Auflage. 149 Seiten, kartoniert

Walpola Rahula

WAS DER BUDDHA LEHRT

Vorwort von Paul Demiéville
2. Auflage. 220 Seiten, 1 Tafel., Leinen

Shinran/Yuien

TAN-NI-SHO

Die Gunst des reinen Landes
Übersetzt und herausgegeben von Ryogi Okochi und Klaus
Otte. Mit einem Dialog zwischen den Übersetzern: Begegnung
zwischen Buddhismus und Christentum. Mit ausführlicher
Konkordanz der Hauptbegriffe des Jodo-Buddhismus.
178 Seiten, Leinen

LIU Hua-yang

DAS GROSSE WERK

Anweisungen zur taoistischen Meditation
Aus dem Chinesischen übertragen von Georg Zimmermann.
309 Seiten, Leinen